LINCHUANG YIJI JIANGYI

临床医技讲义

杨 梅 林 彬 赵南义 ◎ 主编

贵州科技出版社

图书在版编目（CIP）数据

临床医技讲义 / 杨梅，林彬，赵南义主编. -- 贵阳：贵州科技出版社，2016.9（2025.1重印）
ISBN 978 - 7 - 5532 - 0506 - 9

Ⅰ. ①临… Ⅱ. ①杨… ②林… ③赵… Ⅲ. ①临床医学 Ⅳ. ①R4

中国版本图书馆 CIP 数据核字（2016）第 217772 号

临床医技讲义

LINCHUANG YIJI JIANGYI

出版发行	贵州科技出版社	
地　　址	贵阳市观山湖区会展东路 SOHO 区 A 座（邮政编码：550081）	
网　　址	http://www.gzstph.com	
出 版 人	熊兴平	
经　　销	全国各地新华书店	
印　　刷	北京兰星球彩色印刷有限公司	
版　　次	2016 年 9 月第 1 版	
印　　次	2025 年 1 月第 7 次	
字　　数	470 千字	
印　　张	21	
开　　本	787 mm × 1092 mm　1/16	
书　　号	ISBN 978 - 7 - 5532 - 0506 - 9	
定　　价	95.00元	

天猫旗舰店：http://gzkjcbs.tmall.com

《临床医技讲义》
编写委员会

主　　任　黄礼明

副 主 任　谢　敏　李　霞　刘正奇

主　　编　杨　梅　林　彬　赵南义

编　　委　（以姓氏笔画为序）

方彦鹏　邓　婷　朱胜金　许　滔

杨　梅　杨通琴　张　航　林　彬

岳　鑫　周　洁　赵南义　夏志鸿

校　　对　郑　丹　黎海文　熊丽娟　温丽娜

意见反馈收集　医技教研室全体成员

（注：以上作者所在单位为贵阳中医学院第二临床医学院）

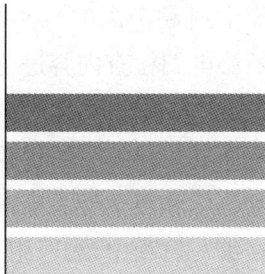

前　言

　　基础诊断医学中实验诊断、放射诊断、超声诊断及心电图检查是贵阳中医学院第二临床学院中西医结合等专业必修课《临床医技》中的主要教学内容,由于该教学内容涵盖面广,分布在不同教科书中,为了便于学生学习和翻阅,形成一套完整的知识体系,同时以适应我国高等医(药)学教育的改革和发展,根据贵阳中医学院第二临床学院提升课程内涵建设的要求,按贵阳中医学院第二临床学院的教学工作规划,为完善本教研室课程建设,我们编写了《临床医技讲义》这本书,以满足教学需求。

　　《临床医技讲义》是联系基础医学和临床医学的重要桥梁,是诊断学的重要补充。本课程的任务是引领中西医结合等医学生学会运用临床辅助检查的信息,准确地进行临床诊断、鉴别诊断、观察疗效、判断预后和预防疾病,掌握诊断方法,提高诊断水平,为学习临床专业课程奠定基础。

　　《临床医技讲义》包含实验诊断、放射诊断学、超声诊断学及心电图检查四部分。

　　(1)实验诊断:通过实验结果来诊断疾病的基础理论和方法,重点掌握常用检验项目的参考值及临床意义,熟悉和了解检验的原理及方法,使学生理解实验诊断对临床诊治的重要性,培养学生灵活运用基础知识及临床医学相关知识,合理选择检验项目及科学地诠释检验结果。

　　(2)放射诊断学:论述了放射的基础知识,放射阅读原则与诊断步骤及各系统放射学疾病诊断知识,是临床诊断学医学研究必备的一门学科,培养学生灵活运用,使其具备结合临床初步分析、诊断各系统常见病的能力。

　　(3)超声诊断学:是临床医学与电子计算机科学为一体的学科,重点学习超声物理基础,超声诊断知识,如腹部、妇产及心血管系统等的正常声像图及部分异常声像图,了解超声新技术的临床应用。

　　(4)心电图检查:利用心电图机将测量电极放置在人体的一定部位,把每一心动周期的心脏电活动变化描记成连续的曲线图形,培养学生通过心电图检查结果来诊断疾病,指导治疗,为学习临床专业课程奠定基础。

　　本书从贵阳中医学院本科生的知识结构的实际情况出发,强调"三基"(基本知识、基本理论、基本技能)教学,突出思想性、科学性、启发性和适用性。在编写过程中参考了《医学影像学》《超声医学》《实验诊断学》及《诊断学基础》等教材,对实验诊断、放射诊断、超声诊断及心电图检查内容进行整合,在继承的基础上进行创新,注重讲义的可读性和可接受性。

　　本书是由贵阳中医学院第二临床学院临床医技教研室花费了大量的时间、精力策划编写而成。在编写的过程中得到了院领导、教务处及科教部等职能部门的大力支持,参编的老师临床和教学经验丰富,以积极热情、严肃认真、高度负责的态度完成了本书的编写任务。在编写过程中,编写组按照教学以学生为中心,认真制订工作流程,针对编写过程中的疑惑和困难,讨论分析和总结改进。尽管我们已经做了很大努力,但因为时间仓促,加之我们的经验不足,难免书中存在缺点或错误,诚请使用本书的老师、同学及关心本书的专家提出宝贵的意见,以便我们持续改进,在下一步修订时完善。

　　本书组稿(按内容先后顺序)的具体分工如下。夏志鸿:前言、目录、实验诊断绪论;张航:实验诊断·血液学检查;朱胜金:实验诊断·排泄物、分泌物及体液检查;周洁:实验诊断·肝脏病常用的实验室检查;杨梅:实验诊断·常用肾脏功能实验室检测、临床常用生物化学检测;林彬:放射诊断学;岳馨:超声诊断学·超声成像(审核:赵南义);杨通琴:超声诊断学·超声诊断基础(审核:赵南义);方彦鹏:超声诊断学·常见疾病的超声诊断(审核:赵南义);邓婷:心电图检查(审核:许滔)。

《临床医技讲义》编写组
2016 年 6 月

目 录

第一篇　实验诊断

第二篇　放射诊断学

第三篇　超声诊断学

第四篇　心电图检查

第一篇 实验诊断

绪 论

一、实验诊断的概念

实验诊断(laboratory diagnosis)是医生的医嘱通过临床实验室分析所得到的信息,为预防、诊断、治疗和预后评价所用的医学临床活动。指临床实验室运用生物学、免疫学、化学、血液学、细胞学、病理学或其他检验学技术,对病人的血液、体液、分泌物、排泄物及组织细胞等进行检验,以获得病原体、病理变化及脏器功能状态等资料;医生通过对临床实验室分析所得到的数据、信息与临床医学的理论和实践相结合,进行综合分析,从而协助临床明确疾病诊断、分析病情、观察病情、观察疗效、制订防治措施和判断预后等均有重要意义,也为开展医学实验研究提供必需的技能和有益的数据资料。

二、实验诊断的主要内容和应用范围

实验诊断的主要内容包括:

(1)血液学检验。包括红细胞、白细胞、血小板等的常规检验。

(2)体液与排泄物检验。对尿、粪、浆膜腔积液、脑脊液等排泄物、分泌物、体液的常规检验。

(3)生化学检验。包括肝功能、肾功能、心功能、酶学、电解质、糖类等的常规检验。

实验诊断学的应用范围包括:①为疾病的诊断和鉴别诊断提供依据;②为疗效观察和预后判断提供依据;③为公共卫生和预防疾病提供资料;④为临床研究和基础研究提供手段;⑤为健康普查和健康咨询提供服务等。

三、实验诊断的现状及发展趋势

现代实验诊断的特点有:①微电子技术广泛应用,仪器自动化。如自动血细胞分析仪、自动生化分析仪、自动放射免疫分析仪、自动细菌培养和鉴定仪等,形成了全自动的检验体系。②实验方法趋于标准化、试剂多样化、标本微量化。检验方法逐渐国际标准化。各类实验室有各种高质量的试剂,根据检验的目的不同,选择不同的试剂,使结果更加准确。标本高微量化,并可进行多参数的系列检验等。③分子生物学技术迅速应用于临床实验诊断。

如流式细胞技术、聚合酶链反应、分子杂交、生物芯片、限制性片段长度多态性、DNA 序列分析等技术,使实验诊断的水平不断提高,尤其对分子诊断或基因诊断起决定性作用。④建立质量保证体系。通过实验室认可、实验室内质量控制、实验室间质量评价,使实验结果更为可靠。⑤循证医学在实验诊断学中应用等。

当前,随着我国高难新尖实验项目的研究和推广,检验内容更加完善,诊断水平不断提高,使临床医学检验成为发展迅速、应用高新精尖技术最为集中的学科之一,实验诊断工作者为早日真正把后基因时代的生物信息及时应用到诊断中来而不懈努力。高质量检测方法的建立、系统生物信息处理模式的引进、网络信息节点疾病诊断模式的建立是体外诊断的发展趋势。

四、实验诊断的临床应用和评价

1. 正确选择实验室检查项目

某些标本检测结果可以有不同的临床意义,有的可直接得到确定的诊断,有的具有辅助诊断价值,有的具有鉴别诊断意义,且临床检验项目繁多,因此,一定要在认真和详尽地进行询问病史和体格检查得到初步诊断的基础上,从疾病诊断的实际需要出发,有的放矢地选用诊断灵敏度高、针对性和特异性较强的项目进行检查,避免滥用,杜绝浪费。

为了安全、高效、低成本、更好地为疾病的诊断和鉴别诊断提供依据,实验项目的选择和结果分析应考虑:检测的目的是什么? 哪些项目最适合? 实验的特性(敏感性、特异性、准确性等)如何? 各种疾病中实验结果的频率分布怎样? 阳性结果确定诊断和阴性结果排除诊断的概率是多少? 检查对患者的利弊及安全性如何? 成本效应分析,安全性、经济性、实用性、价值如何?

2. 检验结果解释与临床的结合

实验诊断在临床工作中十分重要,但也有一定的局限性。检验结果多是静态的数据或现象,某些方法灵敏度有限、特异性强,机体反应性不尽相同,一些生理、病理情况十分复杂。所以,在解释检验结果时,必须密切结合病人的临床表现和其他检查资料进行具体分析,才能恰当地得出合理的结论,指导临床诊治工作。

五、标本的采集和处理

(一) 血液标本的采集和处理

1. 血液标本的种类

常用全血、血清、血浆 3 种,其中全血多用于血细胞成分检查;血清多用于大部分临床生化和免疫等检查;血浆多用于部分临床生化和凝血因子等检查。

2. 采血部位

根据检测需要,常选用静脉、动脉、毛细血管 3 个位置采血。

3.采血时间

（1）空腹采血。为避免饮食成分和白天的生理活动对检验结果的影响，同时尽量固定采血时间也便于对照实验结果，一般采用空腹采血，禁食 8～12 h，多为晨起早餐前。

（2）特定时间。一些特殊检查如葡萄糖耐量曲线、微丝蚴、疟原虫检查等，为特定时间采血。

（3）急诊。急诊病人根据病情，特殊处理。

4.**标本采集后的处理**

（1）抗凝剂。选择适合的抗凝剂，常用的抗凝剂有：草酸盐、枸橼酸钠、肝素、EDTA 二钠盐等。不同的检测项目，所需抗凝剂不同，抗凝剂与血液量的比例也不同。

（2）及时送检和检测。血液离体后，会产生一些变化，如血细胞继续代谢、部分葡萄糖分解为乳酸、CO_2 逸散、血液 pH 增高等，因此采集后需立即送检，保证检验结果的准确性。

（3）特殊标本。如血培养，采集后立即无菌操作注入血培养皿中，立即送检。

（二）其他标本的采集和处理

详见有关具体章节。

六、实验诊断的学习方法和要求

实验诊断教学课程安排在基础课程过渡到临床课程的中间阶段，这一阶段主要是掌握实验诊断中具有概念性、普遍性和实用性的内容，可在临床教学和继续教学阶段逐步去掌握。因而，现阶段要求大家掌握血、尿、粪常规检查及其他临床常用检验项目的目的、参考值和临床意义；熟悉各类检验项目的适应证和选用原则；熟悉标本的采集及处理，影响检验结果的注意事项；了解系列相关现代化自动分析仪；学会临床思维，运用实验结果，结合其他临床资料，综合分析，为临床所用。

（组稿：夏志鸿　校对：杨梅）

第一章
临床血液学检验

血液由血浆和血细胞两部分组成,通过循环系统与全身各个组织器官密切联系。当血液发生病理变化时常影响全身的组织器官,而组织器官的病变也可引起血液成分发生相应的病理变化。所以,血液检查不仅是诊断各种血液病的主要依据,而且对其他系统疾病的诊断和鉴别诊断也有重要意义。

第一节　血液一般检测

血液的一般检测也称血液常规检测,其项目包括红细胞计数、血红蛋白测定、红细胞平均值测定、红细胞形态、白细胞计数及其分类计数、血小板计数、血小板平均值测定和血小板形态检测等。

一、红细胞和血红蛋白的检测

(一)红细胞计数和血红蛋白测定

红细胞主要生理功能是从肺部携带氧运送到全身组织,同时将 CO_2 运送到肺排出体外。主要是通过所含的血红蛋白(Hb)完成。通过红细胞计数和血红蛋白测定,发现其变化而借以诊断有关疾病。

【参考值】

健康人群血红蛋白和红细胞参考值见表 1-1-1。

表 1-1-1　健康人群血红蛋白和红细胞参考值

人　群	参　考　值	
	血红蛋白	红细胞数
成年男性	120~160 g/L	$(4.0 \sim 5.5) \times 10^{12}/L$
成年女性	110~150 g/L	$(3.5 \sim 5.0) \times 10^{12}/L$
新生儿	180~190 g/L	$(6.0 \sim 7.0) \times 10^{12}/L$

【临床意义】

1. 红细胞和血红蛋白增多（hyperhemoglobinemia）

红细胞和血红蛋白增多指单位容积循环血液中红细胞数及血红蛋白量高于参考值上限。一般经多次检查成年男性红细胞 $>6.0 \times 10^{12}$/L、血红蛋白 >170 g/L，成年女性红细胞 $>5.5 \times 10^{12}$/L、血红蛋白 >160 g/L 时，即认为增多。

（1）相对性红细胞增多（relative erythrocytosis）。是因血浆容量减少，使红细胞容量相对增加，血液浓缩所致。见于大量出汗、连续呕吐、反复腹泻、大面积烧伤、糖尿病酮症酸中毒、尿崩症等。

（2）绝对性红细胞增多（absolute erythrocytosis）。可分为继发性和原发性两类，前者血中红细胞生成素增多，后者即真性红细胞增多症。

继发性：①生理性增多，见于新生儿、高山居民、登山运动员和重体力劳动者。②病理性增多，见于严重慢性心、肺疾患，如阻塞性肺气肿、肺源性心脏病、发绀型先天性心脏病等，皆因缺氧红细胞生成素代偿性增加所致；亦见于与红细胞生成素非代偿性增加有关的某些肿瘤及肾脏疾病，如肝细胞癌、卵巢癌、肾上腺皮质腺瘤、肾癌、肾胚胎瘤、多囊肾等。

原发性：真性红细胞增多症（polycythemia vera）是一种原因未明的以红细胞增多为主的骨髓增殖性疾病，其特点为红细胞持续性显著增多，可高达 $(7 \sim 10) \times 10^{12}$/L，血红蛋白达 $170 \sim 250$ g/L，全身总血容量增加，白细胞和血小板也有不同程度的增多。

2. 红细胞和血红蛋白减少（hypohemoglobinemia）

单位容积循环血液中红细胞数、血红蛋白量低于参考值低限，通常称为贫血（anemia）。临床上根据血红蛋白减低的程度将贫血分为四级。轻度：男性 <120 g/L；女性 <110 g/L，但高于 90 g/L。中度：$90 \sim 60$ g/L。重度：$60 \sim 30$ g/L。极重度：<30 g/L。

（1）生理性。孕妇在妊娠中后期，血浆容量明显增多，血液被稀释；6 个月至 2 岁婴幼儿生长发育迅速所致的造血原料相对不足；老年人骨髓造血容量逐渐减少，使造血功能减退，均可导致红细胞及血红蛋白减少，统称为生理性贫血（physiologicanemia）。

（2）病理性。分为三类。①红细胞生成减少：见于造血原料不足（如缺铁性贫血、巨幼细胞贫血）、造血功能障碍（如再生障碍性贫血、白血病等）、慢性系统性疾病（慢性感染、恶性肿瘤、慢性肾病等）。②红细胞破坏过多：各种溶血性贫血，如异常血红蛋白病、珠蛋白生成障碍性贫血、阵发性睡眠性血红蛋白尿、葡萄糖 - 6 - 磷酸脱氢酶缺乏症、免疫性溶血性贫血和脾功能亢进等。③红细胞丢失过多：如各种失血性贫血。

（二）红细胞异常形态检查

正常红细胞呈双凹圆盘形，血涂片上经瑞氏染色后，呈淡红色，圆形，无核，中心着色较淡，周边着色较深，直径 $6 \sim 9$ μm，平均 7.5 μm。在贫血和其他疾病等病理情况下，红细胞除有数量变化之外，往往伴有异常形态的变化（图 1 - 1 - 1），对辅助临床诊断有重要意义。

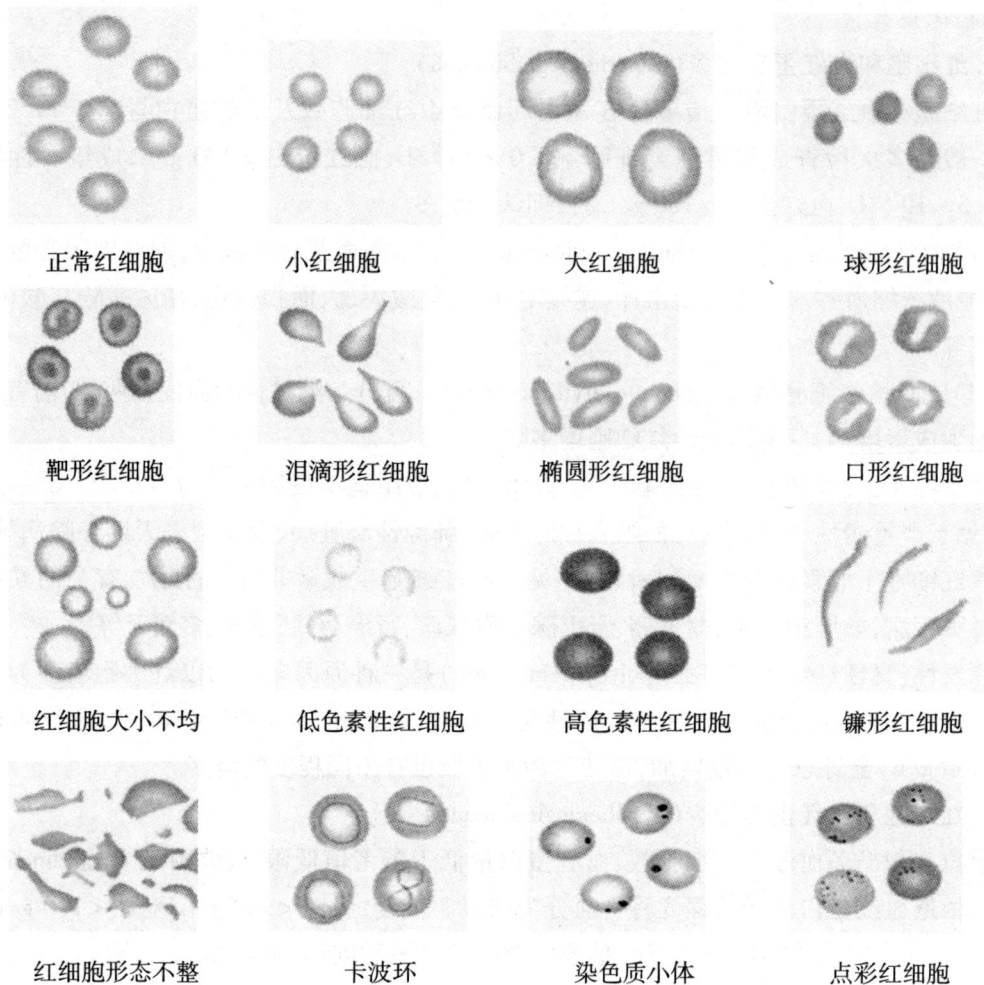

| 正常红细胞 | 小红细胞 | 大红细胞 | 球形红细胞 |

| 靶形红细胞 | 泪滴形红细胞 | 椭圆形红细胞 | 口形红细胞 |

| 红细胞大小不均 | 低色素性红细胞 | 高色素性红细胞 | 镰形红细胞 |

| 红细胞形态不整 | 卡波环 | 染色质小体 | 点彩红细胞 |

图 1 - 1 - 1 常见红细胞异常形态

1. 红细胞大小改变

（1）小红细胞（microcyte）。直径 <6 μm，血红蛋白合成不足，胞浆体积变小，中央淡染区扩大，见于小细胞低色素性贫血（microcytic hypochromic anemia），多为缺铁所致。遗传性球形红细胞增多症红细胞直径小，但血红蛋白充盈良好，中央淡染区多消失。

（2）大红细胞（macrocyte）。直径 >10 μm，见于溶血性贫血、急性失血性贫血及巨幼细胞贫血。

（3）巨红细胞（megalocyte）。直径 >15 μm，超巨红细胞直径 >20 μm，常见于巨幼细胞贫血，由于造血时缺乏维生素 B_{12} 或叶酸，使幼红细胞核内的 DNA 合成障碍，细胞不能按时分裂，待核脱后，其胞体已增大成为巨或超巨红细胞。

（4）红细胞大小不均（anisocytosis）。红细胞之间直径相差 1 倍以上，见于增生性贫血（hyperplastic anemia）。增生性贫血系溶血性贫血、失血性贫血等骨髓以外的病因导致的贫血,表现为周围血象中红细胞、血红蛋白减少,但骨髓象中血细胞系代偿性增生。

2. 红细胞形态改变

(1)球形红细胞(spherocyte)。主要见于遗传性球形红细胞增多症。

(2)椭圆形红细胞(elliptocyte)。主要见于遗传性椭圆形红细胞增多症。

(3)靶形红细胞(target cell)。主要特点为中心深染,其外围淡染,而细胞边缘又深染,状如枪靶。常见于珠蛋白生成障碍性贫血等血红蛋白病,也见于缺铁性贫血。

(4)口形红细胞(stomatocyte)。中心淡染区有一裂缝,状若鱼口,主要见于遗传性口形红细胞增多症,也见于 DIC 及乙醇中毒。

(5)镰形红细胞(sickle cell)。形如镰刀状,见于血红蛋白 S 病。

(6)泪滴形红细胞(teardrop cell)。为骨髓纤维化的特点。

(7)红细胞形态不整(裂细胞,schistocyte)。如呈泪滴状、梨形、梭形、三角形、棍棒形和新月形等,常见于微血管病性溶血性贫血,如 DIC、血栓性血小板减少性紫癜、恶性高血压等,严重烧伤病人亦可见。

3. 红细胞内的异常结构

(1)碱性点彩红细胞(basophilic stippling erythrocyte)的出现表示红细胞再生加速且紊乱,见于增生性贫血、骨髓纤维化等,铅等重金属中毒时也增多。

(2)有核红细胞(nucleated erythrocyte),即幼稚红细胞,存在于骨髓中,正常成人外周血不能见到,血涂片中出现此类细胞是一种病理现象,最常见于各种溶血性贫血及珠蛋白生成障碍性贫血,此时骨髓中红细胞系增生明显活跃,幼稚红细胞提前释放入血,亦可见于急、慢性白血病、骨髓纤维化及其他部位癌肿转移到骨髓。

(3)卡波(Cabot)环、染色质小体(Howell - Jolly 小体),见于溶血性贫血及巨幼细胞贫血等。

二、白细胞计数和分类计数

白细胞包括中性粒细胞(N)、嗜酸性粒细胞(E)、嗜碱性粒细胞(B)、淋巴细胞(L)和单核细胞(M)等 5 种。白细胞计数(white blood cell count,WBC count)是测定血液中各种白细胞的总数;而分类计数(differential count,DC)则是依据白细胞形态特征进行分类,求得各种类型白细胞的比值(百分数)。由于外周血中 5 种白细胞各有其生理功能,在不同病理情况下,可引起不同类型的白细胞发生数量或质量的变化。

【参考值】

1. 白细胞总数

成人:$(4 \sim 10) \times 10^9/L$;儿童:$(5 \sim 12) \times 10^9/L$;新生儿:$(15 \sim 20) \times 10^9/L$。

2. 分类计数

5 种白细胞百分数、绝对值及形态特点见表 1 - 1 - 2。

表 1 - 1 - 2　5 种白细胞的形态、百分数及绝对值

名称		形态	细胞核	细胞质	百分数（%）	绝对值 ×10⁹/L
中性粒细胞（N）	杆状核（st）		深紫红色，呈杆状弯曲	胞浆呈淡红色，含有很多淡紫色的嗜中性颗粒	0 ~ 5	0.04 ~ 0.5
	分叶核（sg）		深紫红色，分为 2 ~ 5 叶		50 ~ 70	2.0 ~ 7.0
嗜酸性（E）			深紫色，呈分叶状	胞浆呈淡红色，布满橙红色圆珠状颗粒	0.5 ~ 5	0.02 ~ 0.5
嗜碱性（B）			淡红色，结构不清，分叶不明显	胞浆或胞核上分布有大小不均、蓝黑色颗粒	0 ~ 1	<0.1
单核细胞（M）			呈肾形、马蹄形、不规则形	胞浆灰蓝色，含有细小弥散的紫红色颗粒	3 ~ 8	0.12 ~ 0.8
淋巴细胞（L）			圆形或椭圆形，染色质致密呈块状，着色深	胞浆透明淡蓝色，大淋巴细胞可见少量颗粒	20 ~ 40	0.8 ~ 4.0

【临床意义】

白细胞总数的增减，主要受中性粒细胞的影响。白细胞数高于 $10 \times 10^9/L$，称白细胞增多（leukocytosis）；低于 $4.0 \times 10^9/L$，称白细胞减少（leukopenia）。

1. 中性粒细胞（neutrophil，N）

（1）中性粒细胞增多（neutrophilia）。中性粒细胞生理性增多见于新生儿，妊娠末期、分娩时，剧烈运动、劳动后，饱餐、沐浴后及寒冷等情况下，均为一过性增多。引起中性粒细胞病理性增多的原因有很多，大致可归纳为反应性粒细胞增多和异常增生性粒细胞增多两大类。

1）反应性粒细胞增多（reactive granulocytosis）。是机体对各种病因刺激产生的应激反应，动员骨髓贮存池中的粒细胞释放或边缘池粒细胞进入血液循环，因此增多的粒细胞大多为成熟的分叶核粒细胞或较成熟的杆状核粒细胞。见于：

感染：化脓性感染（金黄色葡萄球菌、溶血性链球菌、肺炎链球菌等），尤其是化脓性球菌引起的局部感染或全身感染，为最常见的原因，如流行性脑脊髓膜炎、肺炎、阑尾炎等；还见于某些病毒感染，如乙型脑炎、狂犬病等；某些寄生虫感染，如急性血吸虫病、并殖吸虫病等。

严重组织损伤：如较大手术后 12 ~ 36 h、急性心肌梗死后 1 ~ 2 日内较常见。

急性大出血、溶血：在急性大出血后 1 ~ 2 h 内，周围血中血红蛋白的含量及红细胞数尚

未下降,而白细胞数及中性粒细胞却明显增多,特别是内出血时,白细胞可高达 $20 \times 10^9/L$。故白细胞增多可作为早期诊断内出血的参考指标。急性溶血时,红细胞大量破坏导致相对缺氧以及红细胞破坏的分解产物,刺激骨髓贮存池中的粒细胞释放使白细胞增多。

中毒:代谢性中毒、急性化学药物中毒、生物性中毒,如糖尿病酮症酸中毒、安眠药或有机磷农药中毒、毒蕈中毒等。

恶性肿瘤:各种恶性肿瘤的晚期,特别是消化道肿瘤(胃癌、肝癌)。

其他:如器官移植术后出现排异现象、类风湿关节炎、自身免疫性疾病、痛风、严重缺氧及应用某些药物如糖皮质激素等。

2)异常增生性粒细胞增多(abnormally hyperplastic granulocytosis)。为造血干细胞疾病,造血组织中粒细胞大量增生,释放至外周血中的主要是病理性粒细胞。见于急、慢性粒细胞性白血病,骨髓增殖性疾病如真性红细胞增多症、原发性血小板增多症和骨髓纤维化等。大多数白血病患者外周血中白细胞数量呈不同程度的增多,可达每微升数万甚至数十万。粒细胞性白血病时,中性粒细胞增多并伴外周血中细胞质量改变。

(2)中性粒细胞减少(neutropenia)。中性粒细胞绝对值低于 $2.0 \times 10^9/L$,称为粒细胞减少症(granulocytopenia);低于 $0.5 \times 10^9/L$ 时,称为粒细胞缺乏症(agranulocytosis)。引起中性粒细胞减少的原因有:

感染:病毒感染是最常见的原因,如流行性感冒(简称"流感")、麻疹、病毒性肝炎、水痘、风疹、巨细胞病毒感染等;革兰阴性杆菌感染也常见,如伤寒、副伤寒杆菌等;某些原虫感染,如疟疾、黑热病等。

血液病:如再生障碍性贫血、白细胞不增多性白血病、粒细胞缺乏症、骨髓纤维化、恶性组织细胞病及骨髓转移癌等。

药物及理化因素的作用:如氯霉素、抗肿瘤药物(塞替哌、白消安)、抗结核药物(利福平、氨硫脲)、抗甲状腺药物(甲巯咪唑、卡比马唑)、解热镇痛药、抗糖尿病药、磺胺药、X 线、放射性核素及化学物质如苯、铅、汞等。

自身免疫性疾病:如系统性红斑狼疮等。

单核 – 吞噬细胞系统功能亢进:如肝硬化、班替综合征、淋巴瘤等引起的脾脏肿大及其功能亢进。

(3)中性粒细胞核象变化(nuclear changes of neutrophils)。中性粒细胞的核象标志着它的发育阶段,能反映其新生至衰老的状况。简单而言是中性粒细胞的分叶状况,反映中性粒细胞的成熟程度。核象的变化可以反映某些疾病的病情和预后,其核象变化可分为核左移与核右移 2 种(图 1 – 1 – 2)。

细胞类型	未成熟中性粒细胞				过渡期	分叶核中性粒细胞			
	原粒	早幼粒	中幼粒	晚幼粒	杆状核	2叶	3叶	4叶	5叶

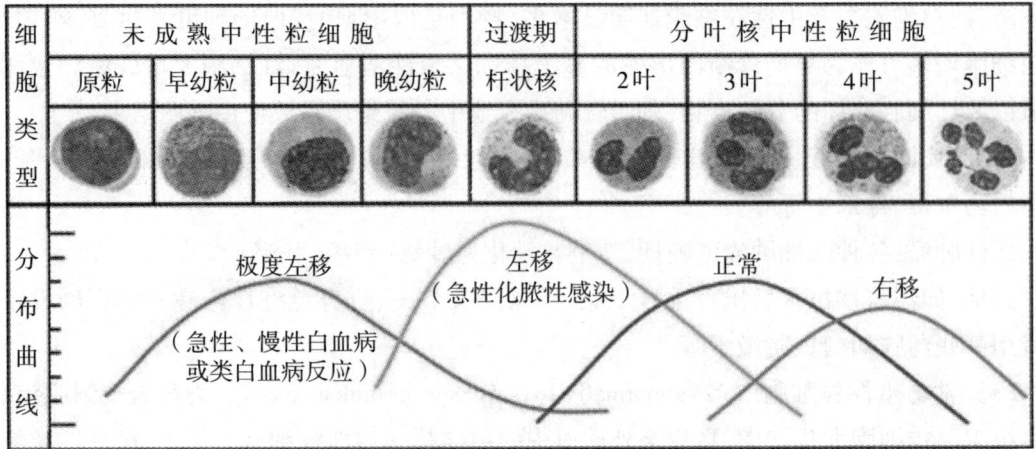

图1-1-2 中性粒细胞核象变化

1）核左移（nuclear left shift）。周围血中出现不分叶核粒细胞（包括杆状核粒细胞、晚幼粒、中幼粒或早幼粒细胞等）的百分率增高（>5%）时，称为核左移。常见于各种病原体所致的感染、大出血、大面积烧伤、大手术、恶性肿瘤晚期等，特别是急性化脓性感染。

核左移伴白细胞总数增高，称为再生性左移（regenerative left shift），表示机体反应性强，骨髓造血功能旺盛，能释放大量粒细胞至外周血。核左移程度与感染轻重及机体抗感染反应能力密切相关。仅有杆状核粒细胞增多（0.05~0.10）称轻度核左移，表示感染轻，机体抵抗力较强。如杆状核粒细胞0.10~0.25并伴有少数晚幼粒细胞甚至中幼粒细胞，称为中度核左移，表示感染严重。如杆状核粒细胞>0.25并出现更幼稚的粒细胞（早幼粒、原粒），称为重度核左移或类白血病反应，表示感染更为严重。

类白血病反应（leukemoid reaction），是指机体对某些刺激因素（感染、恶性肿瘤、急性中毒、外伤、休克、急性溶血或出血、大面积烧伤等）所产生的类似白血病表现的外周血象反应。周围血中白细胞数大多明显增高，并可有数量不等的幼稚细胞出现。类白血病反应需与白血病相鉴别，尤其是中性粒细胞型类白血病反应与慢性粒细胞白血病的鉴别。一般而言，类白血病反应多能查到原发疾病，血象中除白细胞数量和形态改变外，红细胞和血红蛋白无明显变化，血小板正常或增多；骨髓象变化不大，除增生活跃及核左移外，原始细胞及早期幼稚细胞增高不明显，无细胞畸形及核浆发育失衡，红细胞及巨核细胞系无明显异常；类白血病反应在原发病好转或解除后也迅速恢复正常，预后一般良好。

核左移而白细胞总数不增高甚至减少，称为退行性左移（regressive left shift）。再生障碍性贫血、粒细胞缺乏症出现这一情况提示骨髓造血功能减低，粒细胞生成和成熟受阻。严重感染时易出现退行性左移，表示机体反应性低下，病情极为严重。

2）核右移（nuclear right shift）。正常人周围血中的中性粒细胞以3叶者为主，若中性粒细胞核出现5叶或更多分叶，其百分率超过3%者，称为核右移。核右移常伴白细胞总数减少，为骨髓造血功能减退或缺乏造血物质所致，常见于巨幼细胞贫血、恶性贫血，也可见于应用抗代谢药物(阿糖胞苷、6－巯基嘌呤)之后。在炎症恢复期,出现一过性核右移是正常现象;若在疾病进行期突然发现核右移,表示预后不良。

(4)中性粒细胞的形态异常。①中性粒细胞的中毒性改变,大小不均(anisocytosis)、中毒颗粒(toxic granulation)、空泡变性(vacuolation)、杜勒小体(Dohle bodies)、核变性(degeneration of nucleus)等可单独或同时出现,常见于各种严重感染、中毒、恶性肿瘤及大面积烧伤等,空泡变性尤以败血症最常见。轻症时出现一些中毒颗粒,随着细胞受损程度的加重,中毒颗粒更加粗大且数量增多,常伴有空泡形成及核变性。因此,中毒性粒细胞出现的程度与中性粒细胞核左移的程度一样,均可反映病情的程度及预后的关系。②棒状小体(auer bodies),原幼细胞增多且在其胞质出现红色棒状小体,可拟诊为急性白血病。急性淋巴细胞白血病无此种小体,急性粒细胞、单核细胞白血病时,则可见。

2. **嗜酸性粒细胞(eosinophil,E)**

(1)嗜酸性粒细胞增多(eosinophilia)。见于:

变态反应性疾病:如支气管哮喘、药物过敏、食物过敏、过敏性间质性肾炎、热带嗜酸性粒细胞增多症,以及某些皮肤病,如荨麻疹、血管神经性水肿、剥脱性皮炎、湿疹、天疱疮、银屑病等。

寄生虫病:如钩虫病、蛔虫病、并殖吸虫病、血吸虫病、丝虫病等,血中嗜酸性粒细胞增多,常达0.10以上。

某些血液病:如慢性粒细胞白血病(嗜酸性粒细胞可达0.10以上)、嗜酸性粒细胞白血病(嗜酸性粒细胞可达0.90以上)、霍奇金病等。

其他:某些恶性肿瘤、传染病恢复期、肾上腺皮质功能减退症及高嗜酸性粒细胞综合征等。

(2)嗜酸性粒细胞减少(eosinopenia)。见于伤寒、副伤寒、应激状态(如严重烧伤、急性传染病的极期)、休克、库欣综合征等。

3. **嗜碱性粒细胞(basophil,B)**

嗜碱性粒细胞增多可见于过敏性疾病、慢性粒细胞白血病、嗜碱性粒细胞白血病、转移癌、骨髓纤维化、慢性溶血等。其减少一般无临床意义。

4. **淋巴细胞(lymphocyte,L)**

(1)淋巴细胞增多(lymphocytosis)。①感染性疾病,主要为病毒感染,如麻疹、风疹、水痘、流行性腮腺炎、传染性单核细胞增多症、病毒性肝炎、肾综合征出血热等;也可见于某些杆菌感染,如结核病、百日咳、布氏杆菌病。②某些血液病,如急性和慢性淋巴细胞白血病、淋巴瘤等。③急性传染病的恢复期。④移植排斥反应。

在再生障碍性贫血和粒细胞缺乏症时,由于中性粒细胞减少,淋巴细胞比例相对增高,但淋巴细胞的绝对值并不增高。

(2)淋巴细胞减少(lymphocytopenia)。主要见于应用糖皮质激素、烷化剂,接触放射线,免疫缺陷性疾病,以及抗淋巴细胞球蛋白的治疗等。

（3）异形淋巴细胞。在外周血中有时可见到一种形态变异的不典型淋巴细胞,称为异形淋巴细胞(abnormal lymphocyte)。根据细胞形态学特点分为三型:Ⅰ型(泡沫型)、Ⅱ型(不规则形)、Ⅲ型(幼稚型)。异形淋巴细胞主要是由T淋巴细胞受抗原刺激转化而来,少数为B淋巴细胞。正常人外周血中偶可见到,但不超过2%。其增多主要见于病毒感染性疾病,如传染性单核细胞增多症和肾病综合征出血热可高达0.10以上。此外,病毒性肝炎、风疹、某些细菌性感染、螺旋体病、立克次体疾病或过敏性疾病也可轻度增多。

5.单核细胞(monocyte,M)

单核细胞增多见于:①生理性,2周内婴儿可达0.15或更多;儿童平均为0.09。②某些感染,如感染性心内膜炎、活动性结核病、疟疾及急性感染的恢复期。③某些血液病,如单核细胞白血病、粒细胞缺乏症恢复期。

三、血小板检测

（一）血小板数(platelet count,PC或Plt)

【参考值】

$(100 \sim 300) \times 10^9/L$。

【临床意义】

血小板数低于$100 \times 10^9/L$,为血小板减少症(thrombocytopenia)。①生成障碍,如再生障碍性贫血、急性白血病、急性放射病、骨髓纤维化晚期。②破坏或消耗增多,如原发性血小板减少性紫癜、SLE、淋巴瘤、脾功能亢进、进行体外循环时、DIC、血栓性血小板减少性紫癜。③分布异常,如脾肿大(肝硬化、班替综合征)、血液被稀释(输入大量库存血或血浆)等。

血小板高于$400 \times 10^9/L$,为血小板增多症(thrombocythemia)。血小板反应性增多见于脾摘除术后、急性感染、急性溶血、急性大失血及某些癌症。原发性增多见于真性红细胞增多症、原发性血小板增多症、慢性粒细胞性白血病、骨髓纤维化早期等骨髓增殖性疾病。

（二）血小板平均容积和血小板分布宽度测定

血小板平均容积(mean platelet volume,MPV)代表单个血小板的平均容积;血小板分布宽度(platelet distribution width,PDW)表示血液中血小板大小的离散度。

【参考值】

MPV:7~11fl;PDW:15%~17%。

【临床意义】

MPV增加见于血小板破坏增加而骨髓代偿功能良好者。MPV减低见于骨髓造血功能不良、白血病等;MPV随血小板数而持续下降,是骨髓造血功能衰竭的指标。

PDW降低表明血小板的均一性高。PDW增高表明血小板大小差异大,见于急性髓系白血病、巨幼细胞贫血、慢性粒细胞白血病、脾切除、巨大血小板综合征、血栓性疾病等。

（三）外周血血小板形态

正常血小板胞体为圆形、椭圆形或不规则形,直径2~3μm。胞质淡蓝色或淡红色,中央含细小的嗜天青颗粒。功能正常的血小板在外周血涂片上常可聚集成团或成簇。

血小板明显大小不均,主要见于原发性血小板减少性紫癜、粒细胞白血病及某些反应性骨髓增生旺盛疾病。幼稚型血小板增多见于急性失血后;骨髓巨核细胞增生旺盛,外周血可见大量蓝色、巨大血小板;原发性血小板增多症,血小板聚集成团至整个油镜视野;再生障碍性贫血,血小板明显减少;血小板无力症则不出现血小板聚集成堆。

四、网织红细胞计数

网织红细胞(reticulocyte,Ret)是晚幼红细胞到成熟红细胞之间的未完全成熟的红细胞,由于胞浆中尚残存多少不等的核糖核酸等嗜碱性物质,在活体染色时,可被煌焦油液染成蓝色细颗粒状,颗粒间又有细丝状连缀而构成网状结构,故称为网织红细胞。

【参考值】

成人:0.005 ~ 0.015(0.5% ~ 1.5%),绝对值(24 ~ 84)× 10^9/L。

新生儿:0.03 ~ 0.06(3% ~ 6%)。

【临床意义】

1. 反映骨髓造血功能状态

网织红细胞增多,表示骨髓红细胞系增生旺盛。溶血性贫血、急性失血性贫血时网织红细胞显著增多;缺铁性贫血及巨幼细胞贫血时网织红细胞轻度增多,有时可在正常范围或减少。网织红细胞减少,表示骨髓造血功能减低,见于再生障碍性贫血、骨髓病性贫血(如白血病)等。

2. 贫血疗效观察

贫血病人,给予有关抗贫血药物后,网织红细胞增高说明治疗有效,反之,说明治疗无效。缺铁性贫血和巨幼细胞贫血病人在治疗前,网织红细胞仅轻度增高,给予铁剂或叶酸治疗,3 ~ 5 天后网织红细胞开始上升,7 ~ 10 天达高峰,一般增至 0.06 ~ 0.08,也可达 0.1 以上。治疗后 2 周左右网织红细胞逐渐下降,而红细胞及血红蛋白则逐渐增高,这一现象称为网织红细胞反应,可作为贫血治疗的疗效判断指标。

3. 观察病情变化

溶血性贫血及失血性贫血病人病程中,网织红细胞逐渐降低,表示溶血或出血已得到控制;反之,持续不减低,甚至增高者,表示病情未得到控制。

五、红细胞沉降率测定

红细胞沉降率(erythrocyte sedimentation rate,ESR),简称血沉,是指在一定条件下红细胞沉降的速度。

【原理】

正常情况下,因红细胞膜表面的唾液酸带有负电荷,红细胞相互排斥,彼此分散悬浮于血浆中,不易凝聚,下沉缓慢。使红细胞沉降加速的主要原因是红细胞聚集或呈叠连(许多红细胞互相以凹面相贴,形成一叠或串钱状红细胞),红细胞叠连起来,其总的外表面积与容积之比减小,因而摩擦力减小,下沉较快。影响红细胞聚集的因素主要存在于血浆中。血浆中带有正电荷的不对称的大分子物质纤维蛋白原是最有力的促红细胞聚集的物质,其次为 γ 球蛋白(尤其是巨球蛋白),再次为 α 及 β 球蛋白、免疫复合物等。正电荷可以中和红细胞表面的负电荷,促使红细胞聚集,致血沉加快。白蛋白则相反,具有抑制红细胞聚集的作用。此外,红细胞的数量、形状和大小等自身变化也可影响血沉。如血浆黏滞性不变,红细胞数量越多,受到的阻力越大,血沉越慢。反之,贫血则血沉加速。红细胞形态异常不利于红细胞串钱状形成,因此血沉加速不多。大红细胞因表面积相对减少,受到血浆的摩擦逆阻力相应减少,下沉较小红细胞为快。

【参考值】

魏氏法:成年男性 0~15 mm/h;成年女性 0~20 mm/h。

【临床意义】

1. 生理性增快

妇女月经期血沉略增快,可能与子宫内膜破损及出血有关;妊娠 3 个月以上直到分娩后 3 周内,其增快可能与生理性贫血、产伤等有关;60 岁以上的高龄者,可因血浆中纤维蛋白原含量逐渐增多而致血沉增快。

2. 病理性增快

(1)各种炎症。如细菌性急性炎症、风湿热和结核病活动期,因血中急性期反应物质增多,包括 C 反应蛋白、α2 巨球蛋白、纤维蛋白原及免疫球蛋白等增多而致血沉增快。当病情好转或稳定时,血沉也逐渐恢复正常。

(2)损伤及坏死。如较大的手术创伤常可引起血沉加速,一般 2~3 周内恢复正常。心肌梗死发病 24~48 h 后血沉增快,持续 1~3 周,心绞痛时血沉正常,故借此可以鉴别。

(3)恶性肿瘤。血沉常增快,与肿瘤分泌糖蛋白(属球蛋白)、肿瘤组织迅速坏死、继发感染及贫血等有关。经手术、放疗或化疗后,血沉可渐趋正常,复发或转移时又增快。良性肿瘤血沉多正常。

(4)各种原因导致的高球蛋白血症或低白蛋白血症。如多发性骨髓瘤、淋巴瘤、感染性心内膜炎、系统性红斑狼疮、肾炎、肾病综合征、肝硬化等。

(5)其他。贫血患者,血沉可轻度增快;动脉粥样硬化、糖尿病、黏液性水肿等患者,血沉亦见增快。

六、血细胞比容测定

【原理】

血细胞比容(hematocrit,HCT),又称血细胞压积(packed cell volume,PCV),是指血细胞在血液中所占容积的比值,系将一定量的抗凝全血,经规定速度和时间离心沉淀,下沉紧压的血细胞体积与全血体积之比。目前,多用血细胞分析仪仅用微量血进行测定。该数值的大小与红细胞数量、大小及血浆容量有关。

【参考值】

微量法：男 0.467±0.039；女 0.421±0.054。

温氏法：男 0.40~0.50；女 0.37~0.48。

【临床意义】

血细胞比容增加，见于真性红细胞增多症和各种原因所致血液浓缩，如脱水、大面积烧伤。测定血细胞比容可了解血液浓缩程度，作为计算补液量的参考。血细胞比容减少见于贫血和稀血症（hydraemia）。由于贫血的类型不同，红细胞数与血细胞比容的减少，两者并不一定完全平行。临床上可依据红细胞数、血红蛋白量及血细胞比容来计算几种红细胞的平均值，有助于贫血的形态分类。

七、红细胞有关参数的应用

（一）红细胞平均值测定

1. 红细胞平均体积（mean corpuscular volume，MCV）

即每个红细胞的平均体积，以飞升（fl）为单位。

2. 红细胞平均血红蛋白量（mean corpuscular hemoglobin，MCH）

即每个红细胞内所含血红蛋白的平均量，以皮克（pg）为单位。

3. 红细胞平均血红蛋白浓度（mean corpuscular hemoglobin concentration，MCHC）

即每升红细胞平均所含血红蛋白的克数。

目前，应用电子血细胞分析仪，可直接显示上述 3 个数值。

【参考值】

MCV 80~100fl；MCH 27~34pg；MCHC 320~360g/L（血细胞分析仪法）。

【临床意义】

根据上述 3 项红细胞平均值可进行贫血的形态学分类，见表 1-1-3。

表 1-1-3　贫血的形态学分类

类 型	MCV(fl)	MCH(pg)	MCHC(g/L)	原 因
正常细胞性贫血	80~100	27~34	320~360	再生障碍性贫血、急性失血、急性溶血、白血病等
大细胞性贫血	>100	>34	320~360	巨幼细胞性贫血、恶性贫血
单纯小细胞性贫血	<80	<27	320~360	慢性感染、炎症、尿毒症、肝病、恶性肿瘤等所致贫血
小细胞低色素性贫血	<80	<27	<320	缺铁性贫血、珠蛋白生成障碍性贫血、铁粒幼细胞性贫血

（二）红细胞体积分布宽度测定

红细胞体积分布宽度（red blood cell volume distribution width, RDW）是反映红细胞体积（大小）变异性（离散程度）的参数。由血细胞分析仪测量获得，多数仪器用所测红细胞体积大小的变异系数（RDW-CV）来表示。红细胞体积正常，大小均一，RDW 正常；红细胞体积、大小不均一，RDW 增高。

【参考值】

RDW – CV：11.5% ~ 14.5%。

【临床意义】

主要用于贫血的形态学分类，有助于某些贫血的诊断和鉴别诊断。如缺铁性贫血患者 RDW 增高，珠蛋白生成障碍性贫血患者多数正常。根据 MCV、RDW 两项参数对贫血进行新的分类（表 1 – 1 – 4）。

表 1 – 1 – 4　根据 MCV、RDW 的贫血形态学分类

贫血类型	MCV	RDW	原 因
大细胞均一性贫血	升高	正常	部分再生障碍性贫血
大细胞非均一性贫血	升高	升高	巨幼细胞贫血、骨髓增生异常综合征
正常细胞均一性贫血	正常	正常	急性失血性贫血
正常细胞非均一性贫血	正常	升高	再生障碍性贫血、阵发性睡眠性血红蛋白尿、G-6-PD 缺乏症等
小细胞均一性贫血	减少	正常	珠蛋白生成障碍性贫血、球形细胞增多症
小细胞非均一性贫血	减少	升高	缺铁性贫血

八、血细胞直方图

血细胞分析仪已广泛应用于临床，不仅能检测更多的实验参数，而且能提供以血细胞的体积（大小）为横坐标（X 轴）、以细胞的相对数量（某些细胞出现的频率）为纵坐标（Y 轴）的曲线图，即血细胞直方图。常用的有白细胞、红细胞、血小板 3 种细胞直方图。

（一）白细胞体积分布直方图

根据白细胞体积大小区分为 3 个群，在图上表现为 3 个峰（区）。①第一群是小细胞区（35 ~ 90 fl），主要为淋巴细胞，包括成熟淋巴细胞、异形淋巴细胞。②第二群是中间细胞（90 ~ 160 fl），包括单核细胞、原始细胞、幼稚细胞及嗜酸、嗜碱性粒细胞。③第三群是大细胞区（160 ~ 450 fl），包括中性分叶核、杆状核和晚幼粒细胞。

从图形变化可估计血液中白细胞群体的变化，如淋巴细胞减少使第一峰明显降低，单核细胞或嗜酸、嗜碱性粒细胞增多使第二峰明显增大，中性粒细胞增多使第三峰明显增大；但因不同细胞体积之间可有交叉，同一群中可有多种细胞存在，这种变化的细胞图形并无特异性。因此，白细胞体积分布直方图的变化只是粗略判断细胞比例的变化或有无明显的异常

细胞出现,提示需要进一步做血涂片显微镜检查,进行细胞分类计数及形态观察。

(二)红细胞体积分布直方图

在典型的红细胞体积分布直方图上,有 2 个细胞群体:①红细胞主群,从 50 fl 偏上开始,有一个近似两侧对称、基底较为狭窄的正态分布曲线,又称"主峰"。②小细胞群,位于主峰右侧,分布在 130～185 fl 区域,又称"足趾部",它是一些二聚体、三聚体、多聚体细胞等的反映,常忽略不计。

分析直方图图形时,要注意主峰的位置、峰的基底宽度、峰顶的形状及有无双峰现象等,这些变化与红细胞的其他参数结合分析,对某些贫血的诊断和鉴别诊断有重要价值。缺铁性贫血时,主峰曲线的波峰左移,波峰基底增宽,显示为小细胞非均一性贫血特征。珠蛋白生成障碍性贫血时,波峰左移,基底变窄,呈小细胞均一性贫血。铁粒幼细胞贫血时,小细胞低色素性红细胞与正常红细胞同时存在,波峰左移,峰底增宽,呈双峰。巨幼细胞贫血时,波峰右移,峰底增宽,呈大细胞非均一性。

(三)血小板体积分布直方图

直方图体积分布范围为 2～20 fl。血小板直方图可反映血小板数(Plt)、血小板平均容积(MPV)、血小板分布宽度(PDW)和血小板比容(PCV)等参数。

第二节　骨髓细胞学检查

骨髓是人体的主要造血器官,研究骨髓细胞数量和形态的变化,有助于了解骨髓造血功能及病理变化。血细胞质和量的异常是血液病的重要病理变化,与其他很多疾病也有密切关系,故其形态变化对血液病及其他一些疾病的诊断和治疗有十分重要的意义。

一、骨髓细胞学检查的临床意义

1. 诊断造血系统疾病

诊断造血系统疾病最有价值。①对各型白血病、巨幼细胞贫血、再生障碍性贫血、多发性骨髓瘤、原发性血小板减少性紫癜、典型的缺铁性贫血等具有决定性诊断意义。②对增生性贫血(hyperplastic anemia),如溶血性贫血、粒细胞缺乏症、骨髓增生异常综合征(MDS)、骨髓增生性疾病、类白血病反应等,具有辅助诊断价值。在疾病的治疗过程中,动态观察骨髓变化,也有利于分析疗效和预后。

2. 诊断其他系统疾病

骨髓细胞学检查对某些感染,如疟疾、黑热病、感染性心内膜炎、伤寒,某些代谢疾病,如戈谢(Gaucher)病、尼曼－匹克(Niemann Pick)病,某些骨髓转移癌(瘤)等,因在骨髓涂片中能查到相应的病原体或特殊细胞而得以确诊。

3. 鉴别诊断作用

凡临床遇到原因不明的发热、恶病质;原因不明的肝、脾、淋巴结肿大,骨痛、关节痛等;

周围血出现幼稚细胞、可疑细胞以及血细胞的单项或多项原因不明的减少、增多时,均可做骨髓细胞学检查,有助于鉴别是否由造血系统疾病引起。

明显出血倾向者,特别是 A 型血友病患者,不宜做此项检查。

二、血细胞的起源、发育体系及发育规律

(一)血细胞的起源及发育体系

目前认为,所有血细胞均起源于全能干细胞,此干细胞具有高度自我复制能力,并可多向分化为淋巴细胞系干细胞和骨髓系干细胞。骨髓系干细胞在造血微环境及造血刺激因子的调控下而分化为红系、粒－单核系、嗜酸粒系、嗜碱粒系和巨核系祖细胞,再经过有控制的分裂增殖、发育,逐渐成熟而自成体系。淋巴系干细胞则分化出 T 淋巴细胞和 B 淋巴细胞系(表 1 – 1 – 5)。

表 1 – 1 – 5　造血干细胞的分化及增殖

全能干细胞	骨髓系干细胞	红系祖细胞→原红细胞→早幼红细胞→中幼红细胞→晚幼红细胞→网织红细胞→红细胞	
		粒/单核系祖细胞	原粒细胞→早幼粒细胞→中性中幼粒细胞→中性晚幼粒细胞→中性杆状核粒细胞→中性分叶核粒细胞
			原单核细胞→幼单核细胞→单核细胞→巨噬细胞(组织细胞)
		嗜酸性粒祖细胞→原粒细胞→早幼粒细胞→嗜酸性中幼粒细胞→嗜酸性晚幼粒细胞→嗜酸性杆状核粒细胞→嗜酸性分叶核粒细胞	
		嗜碱性粒祖细胞→原粒细胞→早幼粒细胞→嗜碱性中幼粒细胞→嗜碱性晚幼粒细胞→嗜碱性杆状核粒细胞→嗜碱性分叶核粒细胞	
		巨核系祖细胞→原巨核细胞→幼巨核细胞→颗粒型巨核细胞→产血小板型巨核细胞→血小板	
	淋巴系干细胞	T 淋巴系祖细胞→T 原淋巴细胞→T 幼淋巴细胞→T 淋巴细胞	
		B 淋巴系祖细胞→B 原淋巴细胞→B 幼淋巴细胞→B 淋巴细胞→原免疫细胞→原浆细胞→幼浆细胞→浆细胞	

各系血细胞的发育主要受特定造血刺激因子的调控,如促红细胞生成素、粒－单核系集落刺激因子、巨核细胞集落刺激因子、促血小板生成素等;还受多种造血抑制因子的负调控,从而保证骨髓各系血细胞发育的相对平衡。

(二)血细胞的发育规律

骨髓中血细胞由原始、幼稚发育至成熟阶段,其形态变化具有一定的规律性,掌握这些规律有助于正确地辨认各种血细胞。

1. 细胞大小、外形

(1)大小。从原始到成熟,胞体由大逐渐变小;只有巨核细胞相反,越成熟胞体越大。

(2)外形。红细胞系始终呈圆形;粒细胞及淋巴细胞系圆形或椭圆形;单核细胞系由圆形或椭圆形变为不规则形;巨核细胞系由圆形变为明显不规则形。

2．胞核变化

（1）大小。由大→小→脱核（如红细胞系），巨核细胞系相反。

（2）形态。整圆→不圆→分叶（如粒细胞系）。

（3）染色质的颜色。淡红→紫红→深红。

（4）结构。细丝状→粗网状→块状。

3．核仁

（1）大小。由大变小。

（2）数目。多→少→消失。

4．胞浆

（1）量。由少变多。

（2）颜色。深蓝→淡蓝→淡红。

（3）颗粒。从无到有，由非特异性颗粒到出现特异性颗粒（红细胞系例外）。

病理情况下细胞发育紊乱，可不符合上述演变规律。如胞核发育明显落后于胞浆（见于巨幼红细胞贫血），核尚大而染色质浓集，核成熟但有核仁等（见于白血病），这些异常现象有助于对病理性细胞的识别及鉴别诊断。

三、骨髓血细胞检查结果分析

（一）骨髓增生程度（marrow hyperplastic degree）

骨髓内有核细胞的多少，反映了骨髓的增生情况。通常于骨髓涂片的中段选择几个细胞分布均匀的视野检查。增生程度一般可依据成熟红细胞和有核细胞的比例判定，据此比例，将骨髓增生程度分为5级（表1-1-6）。

表1-1-6　骨髓增生程度的分级

增生程度	成熟红细胞:有核细胞（平均比值）	有核细胞占全部细胞百分比（%）	常见疾病
极度活跃	1:1	> 50	各型白血病,特别是慢性粒细胞白血病
明显活跃	10:1	10~50	增生性贫血、白血病、骨髓增殖性疾病
活跃	20:1	1~10	正常骨髓、某些贫血
减低	50:1	0.5~1	非重型再生障碍性贫血、粒细胞减少或缺乏症
极度减低	200:1	< 0.5	重型再生障碍性贫血、骨髓坏死

（二）粒细胞系与有核红细胞的比值

粒细胞系各阶段细胞总和与各阶段幼红细胞总和之比，称为粒红比值（granulocyte/ erythroid ratio，G/E）。正常人的粒红比值为2:1~4:1。

1. 粒红比值正常

(1)正常骨髓象。

(2)骨髓病变未累及粒细胞、红细胞两系,如原发性血小板减少性紫癜。

(3)粒细胞、红细胞两系平行增多或减少,前者如红白血病,后者如再生障碍性贫血。

2. 粒细胞、红细胞比例增高

(1)粒细胞系增生。如化脓性感染、粒细胞性白血病。

(2)幼红细胞严重减少。如纯红细胞再生障碍性贫血。

3. 粒细胞、红细胞比值降低或倒置

(1)幼红细胞增生。如各种增生性贫血、巨幼细胞贫血、真性或继发性红细胞增多症。

(2)粒细胞系减少。如粒细胞缺乏症。

(三)分析结果时的注意事项

(1)血液形态学发生异常应与临床资料结合,进行综合分析。

(2)骨髓象和血象应进行对照加以判断。有些疾病的骨髓象相似,但血象则有区别,如溶血性贫血和失血性贫血;某些疾病血象无明显区别,而骨髓象明显不同,如某些类型的急性白血病与再生障碍性贫血。因此,骨髓细胞学检查须同血片检查综合起来分析才有诊断意义。

(3)有些血液病在早期时细胞形态学的特征不明显,难以明确诊断,应根据需要适当进行复查,在动态观察中才能明确诊断。

第三节　血型鉴定与交叉配血试验

血型(blood group)是人体的一种遗传性状。狭义地说血型是指红细胞表面抗原的差异,广义而言还包括白细胞(HLA 抗原系统)、血小板(HPA 抗原系统)所特有的抗原和各种组织细胞、血浆蛋白质抗原成分的差异。由若干个相互关联的抗原抗体组成的血型体系,称为血型系统。血型在临床医学、人类学、遗传学、法医学、考古学,尤其是在输血、器官移植、造血干细胞移植等相关领域发挥着重要作用。到 1983 年,人类红细胞血型已达 20 多个系统,内含 400 多种抗原,其中最重要的是 ABO 血型系统,其次为 Rh 血型系统。

一、ABO 血型系统

(一)ABO 血型系统的抗原和抗体

根据红细胞表面存在的抗原(凝集原)和血清中存在的抗体(凝集素),ABO 血型系统分为四型,即 A、B、O 及 AB 型。红细胞表面存在 A 抗原者为 A 型,其血清中有抗 B 抗体;红细胞表面存在 B 抗原者为 B 型,其血清中有抗 A 抗体;红细胞表面存在 A、B 两种抗原者为 AB 型,其血清中无抗 A 抗体及抗 B 抗体;红细胞表面不存在抗原者为 O 型,其血清中有抗 A 抗体及抗 B 抗体。

ABO 血型系统重要的亚型是 A 抗原亚型。A 型中主要的亚型为 A_1 和 A_2,A_1 亚型的红

细胞上有 A_1 和 A 抗原,其血清中含有抗 B 抗体;A_2 亚型的红细胞上只有 A 抗原,其血清中除含抗 B 抗体外,还可有少量的抗 A_1 抗体($1\% \sim 2\%$)。AB 型分为 A_1B 及 A_2B 两种主要亚型。A_1B 的红细胞上有 A_1、A 和 B 抗原,血清中无任何抗体;A_2B 的红细胞上有 A 和 B 抗原,血清中多无任何抗体,但在约 25% 的 A_2B 型人中含有抗 A_1 抗体。已知 A_1 抗原与抗 A_1 抗体之间呈特异性凝集反应,注意不同亚型之间的输血可能引起输血反应。

(二)ABO 血型系统的血型鉴定

为防止误漏,鉴定血型时应进行下列联合试验。只有被检者红细胞上的抗原鉴定和血清中的抗体鉴定所得结果完全相符时才能肯定其血型类型(表 1 - 1 - 7)。

表 1 - 1 - 7　ABO 血型系统经定型结果

受检红细胞 + 标准血清			受检血清 + 标准红细胞			定型
抗 A 血清	抗 B 血清	抗 AB 血清 (O 型血清)	A 型 红细胞	B 型 红细胞	O 型 红细胞	(ABO 血型)
+	–	+	–	+	–	A
–	+	+	+	–	–	B
–	–	–	+	+	–	O
+	+	+	–	–	–	AB

注:"+"表示凝集(阳性反应),"–"表示不凝集(阴性反应)。

(三)临床意义

输血前必须准确鉴定供血者与受血者的血型,选择同型人的血液,并经交叉配血试验,证明完全相配合时才可输用。血型不合的输血导致输入的红细胞迅速破坏,并威胁生命。不同亚型之间的输血也有可能引起输血反应。非同型血者输入 O 型血仍有可能发生溶血反应,O 型血并非"万能血",仍应坚持输同型血。AB 型病人接受非同型血可能引起溶血反应。为防止输血反应,必须坚持输同型血。

新生儿溶血症是母婴血型不合所致,大多数见于 O 型血母亲孕育 A 型或 B 型血的胎儿。ABO 系统血型不合的妊娠于第一胎时就可发生新生儿溶血病。

ABO 血型与器官移植特别是皮肤和肾移植关系密切,还可用于亲缘鉴定。

二、Rh 血型系统

1940 年,Landsteiner 和 Wiener 用恒河猴(Macaca rhesus)的红细胞免疫家兔所得的血清(抗体)能与 85% 白人红细胞起凝集反应,由此证明人的红细胞与恒河猴的红细胞具有相同的抗原,取"Rhesus"一词的头两个字母而定名为 Rh 血型。

(一)Rh 血型系统的抗原和抗体

本系统的抗原主要有 C、c、D、d、E、e 等 6 种,其中以 D 抗原的抗原性最强。通常将红细胞上含有 D 抗原者称为 Rh 阳性,而红细胞上缺乏 D 抗原者称为 Rh 阴性。抗体有抗 D、抗

E、抗 C、抗 c、抗 e 抗体等 5 种,其中以抗 D 抗体最常见。Rh 抗体绝大多数都是通过输血或妊娠过程中所产生的免疫性抗体。大多数 Rh 血型不合的输血反应和新生儿溶血症都是由 D 抗体引起。我国人口中,Rh 阴性者甚为少见,汉族中阴性率 <1%,而维吾尔族 Rh 阴性率为 4.97%、乌孜别克族为 8.76%、塔塔尔族为 15.78%。

(二)Rh 血型系统的血型鉴定原则

(1)在日常医疗工作中,用抗 D 血清测定即可,按此分为 Rh 阳性及阴性两类报告方式。

(2)抗 D 血清有完全抗体和不完全抗体之分,前者可用生理盐水法做血型测定,后者则需用胶体介质法、菠萝蛋白酶(木瓜酶)法或抗人球蛋白法检查。

(3)为准确地判断结果,需做已知阳性对照(即用已知 Rh 阳性红细胞与抗血清做试验)和已知阴性对照(用已知 Rh 阴性红细胞与抗血清做试验)。

(三)临床意义

Rh 系统一般不存在天然抗体,故在第一次输血时,往往不会发生 Rh 血型不合。Rh 阴性病人输入 Rh 阳性血液后便可刺激病人产生免疫性抗体,当第二次再接受 Rh 阳性血液时,即可发生溶血性输血反应。Rh 阴性母亲孕育 Rh 阳性胎儿,第一胎多不发生溶血反应,但再次妊娠常发生新生儿溶血症;若孕妇曾输过 Rh 阳性血液,则第一胎时即可发生新生儿溶血症。在有的少数民族中,Rh 阴性发生率较高,应予以重视。

三、白细胞抗原系统

人类白细胞抗原(human leukocyte antigen,HLA)是一种膜抗原,存在于淋巴细胞、单核细胞、粒细胞、血小板、原纤维细胞,以及胎盘、肾、脾、肺、肝、心、精子、皮肤等组织细胞上,又称为组织相容性抗原。HLA 系统的遗传受控于第 6 号染色体短臂上紧密连锁的基因组,是一个复杂的多态性遗传系统。目前,已发现 HLA 系统有 140 多种特异性抗原,通过不同的组合,人类可有上亿种不同组合的白细胞抗原型。HLA 配型与提高器官移植存活率有非常密切的关系。近年发现 HLA-D 特别是 HLA-DR 的配合对提高移植物的成活率尤为重要。HLA 还可作为遗传标志,用来研究种族差异和人群迁移,以及与疾病的相关性,法医上用来鉴定亲子关系等。

四、血小板抗原及抗体

血小板特有的抗原主要有 HPA-1(Zw)和 HPA-2(Ko)系统,这两类抗原与免疫性血小板减少性紫癜有关。此外,还有 HPA-3、HPA-4、HPA-5 系统。血小板抗体有同种抗体和自身抗体。血小板同种抗体是由输血、输血小板、妊娠等同种免疫而产生,这些抗体可以造成输血后血小板减少或缩短输入血小板的存活时间,或在输血后 1 周左右发生紫癜,称输血后紫癜。多数原发性血小板减少性紫癜是由血小板自身抗体所造成,患者血清中可检出其抗体。这种抗体多为 IgG,可以通过胎盘使新生儿发生一过性免疫性血小板减少症。

五、交叉配血试验

强调同型输血,但即使是同型,也须事先做好交叉配血,这是安全输血的根本保证。进行交叉配血试验可以检出 ABO 血型系统的不规则抗原,发现 ABO 血型系统以外的配血不合,防止因血型定错所导致的输血事故。

交叉配血(cross matching)包括主试验和副试验。①主试验,受血者血清 + 供血者红细胞悬液。②副试验,供血者血清 + 受血者红细胞悬液。两者合称为交叉配血。

主、副试验均无凝集反应(配血完全相适合),可输血。当主试验有凝集,其血绝对不可输用;若主试验无凝集,副试验出现凝集,如病情紧急又无同型血可用而凝集又较弱时,可输少量(不超过 200 ml)。对于 ABO 血型系统的配血,一般只做盐水介质法;对于有反复输血史、曾有新生儿溶血症史、经产妇或自身免疫性疾病的人,则应加做胶体介质配血或间接抗人球蛋白配血,以防不完全抗体引起输血反应。

(组稿:张航　校对:温丽娜)

第二章
排泄物、分泌物及体液检测

第一节 尿液检测

尿液的生成是血液经过肾小球滤过、肾小管和集合管重吸收和排泌。尿液的组成和性状反映机体的代谢状况,同时又受机体各系统功能状态的影响,其中最重要的是泌尿系统。因此,尿液变化既可反映泌尿系统疾病,又对其他系统疾病的诊断、预后有重要意义。

1. 协助泌尿系统疾病的诊断和疗效观察

泌尿系统的炎症、结核、结石、肿瘤、肾衰竭及肾脏移植排斥反应时,可引起尿液变化,治疗好转后尿液相应指标也随之改善。因此,尿液检测是诊断泌尿系统疾病及疗效判断的首选项目。

2. 协助其他系统疾病的诊断

如糖尿病尿糖检查、急性胰腺炎尿淀粉酶检查、黄疸尿三胆检查、多发性骨髓瘤尿本 − 周蛋白检查等,均有助于相应疾病的诊断。

3. 用药的监护

某些药物如氨基糖苷类抗生素、多黏菌素 B、磺胺类药物等,可致肾损害,因此用药前及用药过程中需检测尿液变化,以确保用药安全。

一、标本采集与保存

1. 随机尿

门、急诊尿常规检查,清洁容器随时留取 10 ~ 20 ml,半小时之内送检。

2. 首次尿

尿常规检查一般以清晨首次尿为好,成年女性留尿时,应避开月经期,以免阴道分泌物混入。用清洁干燥容器留取中段尿,应在半小时之内送检。

3. 清洁中段尿

尿细菌培养时用肥皂水或碘伏清洗外阴或阴茎头后,留取中段尿 10 ~ 20 ml 至无菌容器中,立即送检,2 h 内接种。

4. 24 h 尿

24 h 尿用于尿蛋白、尿肌酐、电解质等定量检查,应适当加入防腐剂(如甲醛、盐酸等)。

二、一般性状检查

(一)尿量

正常人尿量为 24 h 1000 ~ 2000 ml,平均 1500 ml/24 h,尿量多少与饮水量和其他途径的排出量等有关;病理情况与肾脏损害及内分泌疾病等有关。

1. 尿量增多

24 h 尿量超过 2500 ml,为多尿(polyuria)。生理性尿量增多见于水摄入过多或进食有利尿作用的食物(如咖啡、茶)等。病理性尿量增多可见于内分泌疾病如糖尿病、尿崩症,浓缩障碍的肾脏疾病如慢性肾盂肾炎、慢性肾间质肾炎、急性肾衰竭多尿期等。

2. 尿量减少

尿量少于 400 ml/24 h 或 17 ml/h,为少尿(oliguria);尿量少于 100 ml/24 h,为无尿(anuria)。少尿或无尿见于:

(1)肾前性。各种原因引起的肾灌注不足,如休克、心力衰竭(简称"心衰")、脱水等。

(2)肾性。各种肾实质损伤,如急性肾小球肾炎、急性肾衰竭少尿期、慢性肾衰竭等。

(3)肾后性。各种原因引起的尿路梗阻或排尿功能障碍(如结石、尿路狭窄、肿瘤等)。

(二)尿液外观

正常新鲜尿液呈淡黄色至深黄色,清晰透明,尿液颜色可受食物、尿色素、药物等影响。病理性尿液外观改变见于以下情况。

1. 血尿(hematuria)

尿内有一定量的红细胞,称为血尿。外观呈淡红色、洗肉水样或混有血凝块,称为肉眼血尿。血尿多见于泌尿系统、炎症结石、结核、肿瘤、外伤等,也可见于出血性疾病(如血友病、血小板减少性紫癜)。

2. 血红蛋白尿及肌红蛋白尿

尿液呈浓茶色或酱油色。血红蛋白尿(hemoglobinuria)多见于严重的血管内溶血(如蚕豆病、血型不合的输血反应、阵发性睡眠性血红蛋白尿等)。血红蛋白尿时,尿液隐血试验为阳性而镜检无红细胞。肌红蛋白尿(myoglobinuria)生理情况偶见于正常人剧烈运动后,病理情况常见于挤压综合征、缺血性肌坏死等。

3. 脓尿和菌尿

新鲜尿液呈白色混浊或云雾状,加热或加酸均不能使混浊消失。脓尿(pyuria)和菌尿(bacteriuria)是由于尿内含有大量细菌、脓细胞或炎性渗出物所致,见于泌尿系统感染如膀胱炎、肾盂肾炎等。

4.乳糜尿

尿中混有淋巴液而呈乳白色,称为乳糜尿(chyluria);若同时混有血液则为乳糜血尿(hematochyluria)。乳糜尿及乳糜血尿可见于丝虫病及肾周围淋巴管梗阻。

5.脂肪尿(lipiduria)

脂肪尿为尿中出现脂肪小滴,用乙醚等抽提乳糜微粒、脂肪小滴,可使尿液变清。脂肪尿可见于脂肪挤压损伤、骨折和肾病综合征等。

6.胆红素尿和尿胆原尿

胆红素尿(bilirubinuria)尿液深黄,振荡后出现黄色泡沫且不易消失,尿内含有结合胆红素,常见于阻塞性黄疸和肝细胞性黄疸。肠道内产生的尿胆原被肠道重吸收后经门静脉进入肝脏,其中一部分从尿中排出。尿胆原尿(urobilinogenuria)为尿中尿胆原增加,常见于溶血性黄疸和肝细胞性黄疸。

(三)气味

正常尿液的气味来自尿中挥发性酸。尿液长时间放置后,尿素分解可产生氨臭味。慢性膀胱炎及尿潴留者,新鲜尿液即有氨味。有机磷杀虫剂中毒者,尿液可有蒜臭味。糖尿病酮症酸中毒者,尿有烂苹果味。

(四)酸碱度

正常人尿液呈弱酸性,pH 5.0~7.0,平均为 6.5。尿 pH 降低,见于蛋白质摄入量多、代谢性酸中毒、高热、痛风及口服维生素 C 等酸性药物。尿 pH 增高,见于代谢性碱中毒、肾小管性酸中毒、应用碳酸氢钠等碱性药物。

(五)尿比密

尿比密(specific gravity of urine,SG)是指在 4 ℃条件下,尿液与同体积纯水的重量之比。尿比密受尿中可溶性物质的量及尿量的影响。正常人尿比密 1.015~1.025,晨尿一般大于 1.020,婴幼儿尿比密偏低。尿比密增高,见于急性肾小球肾炎、肾病综合征、糖尿病、血容量不足等。尿比密降低,可见于大量饮水、慢性肾小球肾炎、肾小管间质疾病、急性肾衰竭、慢性肾衰竭等。肾实质严重损害的终末期,尿比密固定于 1.010 左右,称为等张尿(isotonicurine,isosthenuria)。尿崩症时尿比密下降严重,常小于 1.003。

三、化学检查

(一)尿蛋白

肾小球毛细血管正常滤过一定数量、一定分子量的蛋白质;肾小管重吸收一定范围。正常人尿蛋白定性试验阴性,定量试验 20~80 mg/24h。尿蛋白定性试验阳性或定量试验超过 150 mg/24h 时,称蛋白尿(proteinuria)。

1.生理性蛋白尿(physiological proteinuria)

因剧烈运动、发热、精神紧张、交感神经兴奋等引起血流动力学改变,导致肾小球毛细血管壁通透性增加而出现的蛋白尿。泌尿系统无器质性病变,尿内暂时出现蛋白质,程度较轻,定性检查不超过(+),定量检查不超过 250 mg/24h,持续时间短,诱因解除后消失。

2. **病理性蛋白尿**(pathological proteinuria)

病因较多,多为持续性蛋白尿。

(1)肾小球性蛋白尿(glomerular proteinuria)。是最常见的一种蛋白尿,为各种原因导致肾小球滤过膜受损,血浆蛋白滤出,超过肾小管重吸收能力所致的蛋白尿。根据病变滤过膜损伤程度及蛋白尿的组分分为两种。选择性蛋白尿(selective proteinuria)以白蛋白为主,并有少量的小分子量蛋白(如 β_2-MG 等),免疫球蛋白/白蛋白 < 0.1,提示肾小球损害较轻,常见于微小病变型肾病。非选择性蛋白尿(non-selective proteinuria),尿中有各种分子量蛋白,免疫球蛋白/白蛋白 > 0.5,提示肾小球滤过膜损伤严重,见于原发性及继发性肾小球疾病。

(2)肾小管性蛋白尿(tubular proteinuria)。由于近曲小管对低分子量蛋白质的重吸收减少所致。常见于肾盂肾炎、间质性肾炎、中毒性肾病、重金属(如汞、镉、铋)中毒、药物(如庆大霉素、多黏菌素 B)损害及肾移植术后。

(3)混合性蛋白尿(mixed proteinuria)。肾脏疾病导致肾小球和肾小管均受损所引起的蛋白尿。见于慢性肾小球肾炎后期累及肾小管、间质性肾炎后期累及肾小球及可同时累及肾小球和肾小管的全身性疾病(如糖尿病、系统性红斑狼疮等)。

(4)溢出性蛋白尿(overflow proteinuria)。肾小球滤过与重吸收功能正常,血浆中出现异常增多的低分子量蛋白质,如血管内溶血时的血红蛋白尿、挤压综合征时的肌红蛋白尿和多发性骨髓瘤时轻链尿等,可从肾小球滤出,超过肾小管的重吸收能力而从尿液排出。见于多发性骨髓瘤、大面积心肌梗死、挤压综合征、急性血管内溶血等。

(5)组织性蛋白尿(histic proteinuria)。由肾组织被破坏或肾小管分泌蛋白增多所致,多为低分子量蛋白尿,以 Tamm-Horsfall 糖蛋白为主要成分。见于肾盂肾炎、尿路肿瘤等。

(6)假性蛋白尿(false proteinuria)。也称为偶然性蛋白尿。肾以下泌尿道出血、大量脓液、黏液甚至阴道分泌物掺入尿液,尿蛋白定性试验可阳性。

(二)尿糖

正常人尿中可有微量葡萄糖(0.56 ~ 5.0 mmol/24h),定性试验为阴性。当肾糖阈降低或血糖升高超过肾糖阈(8.89 mmol/L)时,尿糖定性试验为阳性,称为糖尿,一般指葡萄糖尿(glucosuria)。

1. **血糖增高性糖尿**

血糖浓度受内分泌激素调节,胰岛素使血糖降低,生长激素、胰高血糖素、糖皮质激素等使血糖升高。血糖增高性糖尿见于:①糖尿病,最多见,因胰岛素分泌量相对或绝对不足引起血糖升高。②内分泌疾病,如肢端肥大症、库欣综合征、嗜铬细胞瘤等。③应激性糖尿,如脑出血、颅脑外伤时,皮质醇等分泌过多或延脑血糖中枢受刺激,出现的暂时性血糖升高和糖尿。④其他,如肝硬化、胰腺炎、胰腺癌等。生理性情况下,见于进食大量碳水化合物或静脉注射大量葡萄糖后一过性血糖升高,导致一过性尿糖阳性。

2. 血糖正常性糖尿

由于肾小管对葡萄糖重吸收能力降低,肾阈值下降引起的糖尿,又称肾性糖尿(renal glycosuria)。常见于慢性肾炎、间质性肾炎、肾病综合征和家族性糖尿等。

3. 暂时性糖尿

非病理因素引起的一过性糖尿,见于饮食性糖尿、应激性糖尿、新生儿糖尿、妊娠性糖尿和药物性糖尿。妊娠时,由于细胞外液容量增加,肾小球滤过增加,近曲小管的重吸收功能相对降低,可使肾糖阈值下降而出现肾小管性糖尿。

4. 其他糖尿

进食过多果糖、乳糖、半乳糖及一些戊糖等,或体内代谢失调使血中浓度升高,可出现相应的糖尿。

5. 假性糖尿

具有还原性的物质如维生素 C、尿酸、葡萄糖醛酸,或一些随尿液排出的药物如链霉素、异烟肼、阿司匹林、黄连、大黄等,可使班氏定性试验出现假阳性。

(三)酮体

酮体(ketone bodies,KET)是 β - 羟丁酸、乙酰乙酸和丙酮的总称。三者是体内脂肪代谢的中间产物。当体内糖分解代谢不足时,脂肪分解活跃产生大量酮体,超过肝外组织利用速度,使血酮升高,从尿中排出形成酮尿(ketonuria)。

正常人定性检测为阴性。糖尿病酮症酸中毒时常呈强阳性,妊娠剧吐、高热、过分节食、肝硬化等因脂肪分解增强也可出现酮尿。

(四)尿胆红素与尿胆原

肝脏疾病及胆道梗阻时,血中结合胆红素升高,经过肾小球滤过后从尿中排出为尿胆红素。在胆红素肠肝循环中小部分尿胆原从肾小球滤出,即为尿中尿胆原,尿胆原与空气接触变成尿胆素。尿胆红素、尿胆原和尿胆素,共称"尿三胆"。

尿胆红素增高,见于肝细胞性黄疸及胆汁淤积性黄疸。尿胆原增高,肝细胞性黄疸时,轻中度增高;溶血性黄疸时明显增高。尿胆原减少,见于胆汁淤积性黄疸。

四、显微镜检查

尿沉渣检测是对尿液离心沉淀物中有形成分的检测,主要检测细胞、管型和结晶等。不染色的尿沉渣检查法为新鲜混匀的尿液 10 ml 离心,玻片法检查。细胞检查 10 个高倍视野(high power field ,HP),计数 10 个视野所见到的最低数和最高数。以白细胞为例,+ 为 5 ~ 10个/HP、+ + 为 10 ~ 15 个/HP、+ + + 为 15 ~ 20 个/HP、+ + + + 表示 >20 个/HP。管型用高倍镜检查,但计数按低倍镜观察 20 个视野,算出 1 个视野的平均值,记录结果。

（一）细胞

尿内可见多种细胞（图1-2-1）。

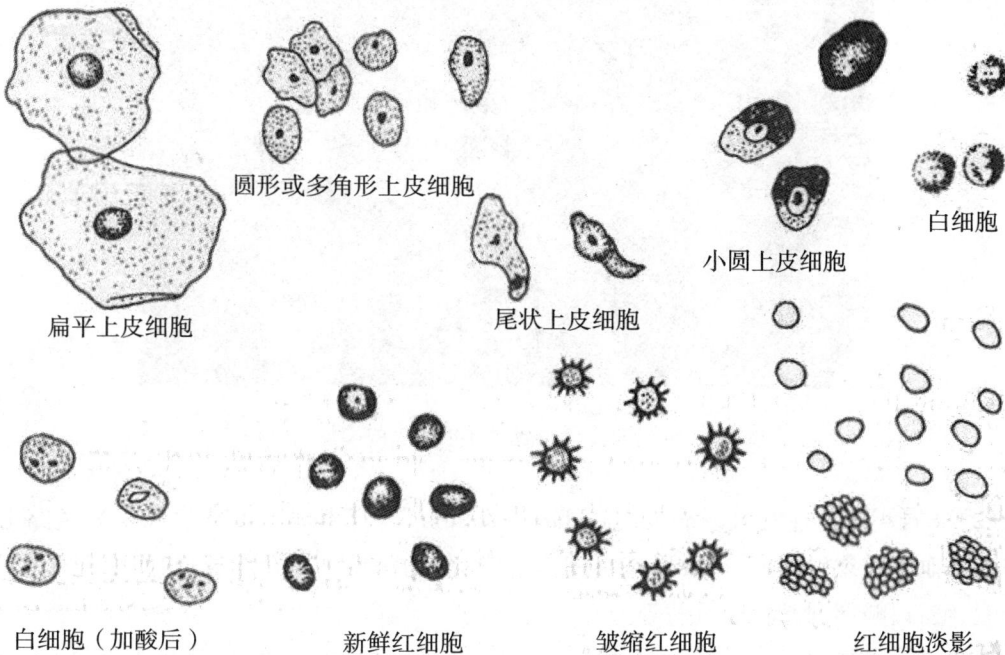

图1-2-1　尿内常见的各种细胞

1. 红细胞

尿沉渣中红细胞为浅黄色双凹圆盘状；碱性尿中红细胞边缘不规则；高渗尿中红细胞呈表面带刺的桑葚状；低渗尿中红细胞吸水胀大，可有血红蛋白逸出，呈大小不等的空环形，称红细胞淡影（blood shadow）。红细胞形态多用相差显微镜观察。

正常尿中无红细胞，若每个高倍视野均有1～2个红细胞，即为异常。尿沉渣镜检红细胞＞3个/HP，尿外观无血色者，称为镜下血尿（microscopic hematuria）。尿沉渣镜检红细胞＞3个/HP，尿呈血色改变，称为肉眼血尿（gross hematuria）。

（1）肾小球源性血尿（gross hematuria）。红细胞通过病变的肾小球滤过膜时受到挤压，其后又受到各段肾小管中不同pH值和渗透压变化的影响，使红细胞大小不一、形态异常及血红蛋白含量变化，红细胞呈多形性变化（图1-2-2）。特别是尿红细胞呈面包圈样，并出现细胞膜向外或内突起为棘细胞。肾小球源性血尿多形性红细胞大于计数的80%，见于各类肾小球疾病如急、慢性肾小球肾炎。

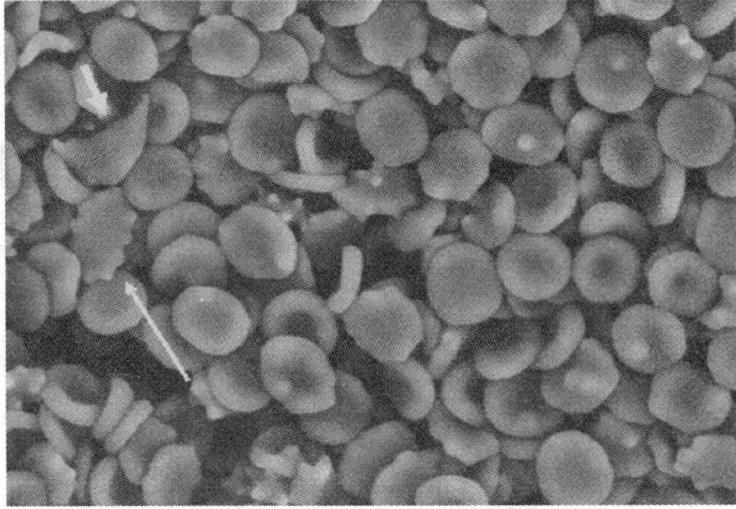

图 1-2-2　电子显微镜下尿沉渣中的变形红细胞

（2）非肾小球源性血尿（non glomerular hematuria）。肾小球以下部位和泌尿通路上的，多因毛细血管破裂引起出血，故形态可完全正常，呈均一性。非肾小球性血尿，见于泌尿系统炎症、结石、畸形、肿瘤、血液病等。

2. 白细胞和脓细胞

新鲜尿中白细胞外形完整，无明显的退行性改变，胞核清楚，常分散存在，浆内颗粒清晰可见。尿中以中性粒细胞较多见，也可见到少量淋巴细胞和单核细胞。脓细胞外形不规则，结构模糊，胞质内充满粗大颗粒，核不清楚，细胞常聚集成团，为炎症过程中破坏或死亡的中性粒细胞。成人离心尿沉渣白细胞 0~5 个/HP。如每高倍视野 >5 个，为白细胞或脓细胞增多，多见于泌尿系统感染，如肾盂肾炎、肾结核、膀胱炎或尿道炎等。成年女性患生殖系统炎症时，因有阴道分泌物混入尿内，除有成团脓细胞外，还可见多量扁平上皮细胞。

3. 上皮细胞

（1）肾小管上皮细胞。来自远曲小管和近曲肾小管。尿中出现此细胞常提示肾小管病变，见于急性肾小管坏死、急性间质性肾炎、肾移植急性排异反应等。

（2）移行上皮细胞。①表层移行上皮细胞（大圆上皮细胞），主要来自膀胱上皮表层、尿道和阴道上皮中层。②中层移行上皮细胞（尾形上皮细胞），主要来自肾盂，有时来自输尿管。

正常尿中无或偶见移行上皮细胞，增多见于泌尿系统炎症；大圆上皮细胞见于膀胱炎，尾形上皮细胞见于肾盂肾炎、输尿管炎。

（3）扁平上皮细胞。来自尿道及阴道表层上皮，见于尿道炎。女性患者如有大量扁平上皮细胞伴成堆中性粒细胞，可能为白带污染。

（二）管型

管型（cast）是蛋白质、细胞或碎片在肾小管、集合管中凝固而成的圆柱形蛋白聚体。管型的形成条件:①蛋白尿存在;②肾小管具有浓缩和酸化尿液的功能;③具有可交替使用的肾单位,处于休息状态的肾单位尿液淤滞,有足够的时间形成管型。尿内常见各种管型形态如图 1－2－3。

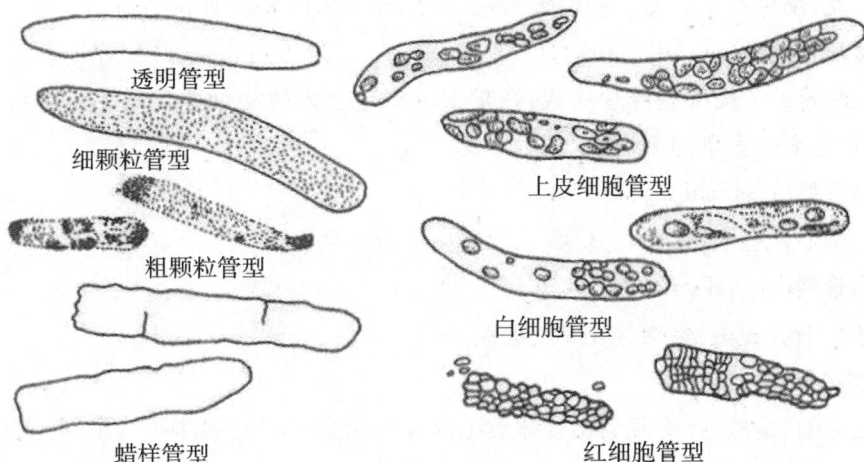

图 1－2－3　尿沉渣中常见管型

1. 透明管型(hyaline cast)

为无色透明、内部结构均匀的圆柱状体,两端钝圆,偶尔含有少量颗粒。由于折光性低,需在暗视野下观察。正常人低倍镜下见不到或偶见。在运动、重体力劳动、心力衰竭、发热时可见少量;在肾病综合征、慢性肾炎等时明显增多。

2. 颗粒管型(granular cast)

为肾实质病变崩解的细胞碎片、血浆蛋白及其他有形物凝聚于糖蛋白基质上而成,颗粒常超过 1/3 管型体积,分为粗颗粒管型和细颗粒管型。粗颗粒管型见于慢性肾炎、肾盂肾炎或药物中毒等引起的肾小管损伤。大量细颗粒管型见于慢性肾炎或急性肾小球肾炎后期。少量细颗粒管型可见于正常人。

3. 细胞管型(cellular cast)

管型基质中含有细胞,细胞所占体积超过管型体积的 1/3,称为细胞管型。按其所含细胞可分为:

(1)肾小管上皮细胞管型(renal tubular epithelium cast)。各种原因所致的肾小管损伤时出现,见于急性肾小管坏死、急性间质性肾炎、肾病综合征、慢性肾小球肾炎及重金属中毒(镉、汞、铋)等。

(2)红细胞管型(erythrocyte cast)。常与肾小球性血尿同时存在,常见于肾小球疾病,如急性或慢性肾小球肾炎、狼疮性肾炎等。

(3)白细胞管型(leucocyte cast)。常见于肾盂肾炎、间质性肾炎等。

4. 脂肪管型(fatty cast)

管型基质中含有脂肪小球,常见于肾病综合征、慢性肾小球肾炎急性发作及其他中毒性肾病。

5. 蜡样管型(waxy cast)

由颗粒管型、细胞管型在肾小管中长期停留变性后形成。蜡样管型多提示有严重的肾小管变性坏死,预后不良。见于慢性肾衰竭、慢性肾小球肾炎晚期等。

6. 肾衰竭管型(renal failure cast)

由坏死脱落的上皮细胞碎片构成,在扩大的集合管内凝集而成。常见于急性肾衰竭多尿期,慢性肾衰竭时大量出现,提示预后不良。

7. 细菌管型(bacterial cast)

管型基质中含有大量细菌、真菌,见于感染性肾疾病。

8. 结晶管型(crystal cast)

管型基质中含盐类、药物等化学物质结晶。

(三)结晶体(crystal)

尿液较浓缩、偏酸性,冷藏后出现盐类结晶无临床意义。结晶体频繁出现于新鲜尿中并伴有较多红细胞应怀疑肾结石的可能。易在碱性尿中出现的结晶体有磷酸钙、碳酸钙和尿酸钙晶体等。易在酸性尿中出现的结晶体有尿酸、草酸钙、胆红素、酪氨酸、亮氨酸、胱氨酸、胆固醇、磺胺等。

(四)病原体

按无菌操作取清洁中段尿进行细菌定量培养、尿涂片镜检找细菌或形态染色鉴定。清洁中段尿定量,细菌培养$\geq 10^5/ml$,为阳性;$< 10^4/ml$ 为污染;$10^4 \sim 10^5/ml$ 应结合临床判断。直接涂片每个油镜视野见 1 个以上细菌,为阳性。病原体检查阳性,有助于泌尿系统感染(如肾盂肾炎、膀胱炎等)的诊断。

五、尿液的其他检查

1. 尿红细胞形态检查

用相差显微镜观察尿红细胞形态来区分血尿来源。肾小球源性血尿,是红细胞通过有病理改变的肾小球基膜时,受到挤压损伤,其后在肾小管中受到不同的 pH 和渗透压变化的影响,呈多形性改变(如大小不一、形态异常、血红蛋白含量不一等,如皱缩细胞、大型红细胞、红细胞畸形、淡影细胞等);非肾小球源性血尿,是肾小球以下部位和泌尿通路上的出血,不存在通过肾小球基膜裂孔,红细胞未受到影响,因此形态可基本正常,呈均一性。其中:肾小球源性血尿,多形性改变 >80% ,见于各类肾小球疾病;非肾小球源性血尿,尿中红细胞呈均一型,多形性改变 <50% 见于尿路系统炎症、结石、肿瘤等。

2. 尿蛋白电泳

尿蛋白电泳也称尿蛋白 SDS 盘状电泳。尿蛋白定性实验阳性进行 SDS 盘状电泳,并与已知分子量的标准蛋白质一起电泳,通过对照比较,可以判断蛋白尿组分的性质与分子量范围,可以进行蛋白尿选择性和非选择性分析。

【临床意义】

（1）以肾小管损害为主的疾病,如急性肾盂肾炎、肾小管性酸中毒、慢性间质性肾炎早期等常出现小分子量蛋白,主要电泳区带在白蛋白及白蛋白以下。

（2）以肾小球损害为主的疾病,如各类原发性、继发性肾小球肾炎、肾病综合征等,常出现中分子蛋白及大分子蛋白,主要电泳区带在白蛋白附近及以上。

（3）整个肾单位受损,如慢性肾炎晚期、严重间质性肾炎累及肾小球,以及各种病因引起的慢性肾衰竭等,常出现混合性蛋白尿。

3. 尿微量白蛋白

正常人尿中有少量白蛋白存在,尿白蛋白排出率为 5～30 mg/24 h,超过 30 mg/24 h,为微量白蛋白尿(micro albuminuria)。尿微量白蛋白测定有利于早期糖尿病肾病的诊断。尿微量白蛋白升高也可见于肾小球疾病、狼疮性肾炎、肾小管间质性疾病等。此外,高血压、肥胖、高脂血症、剧烈运动与饮酒也可致微量白蛋白尿。

4. 1 h 细胞排泄率

准确收集患者 3 h 的全部尿液,立即进行细胞计数,所得细胞数按 1 h 折算。

【参考值】

白细胞:男性 $<7\times10^4/h$,女性 $<14\times10^4/h$。

红细胞:男性 $<3\times10^4/h$,女性 $<4\times10^4/h$。

【临床意义】

（1）急、慢性肾炎红细胞增加。

（2）泌尿系统感染,如急性肾盂肾炎及急性膀胱炎,白细胞增加。

5. 本 – 周氏蛋白(BJP)

免疫球蛋白的轻链,能自由通过肾小球滤过膜,当浓度增高超过肾小管重吸收的极限时,可自尿液中排出。在 pH4.9±0.1 条件下,加热至 40～60 ℃ 时可发生凝固,温度升到 90～100 ℃ 时可溶解,再下降到 40～60 ℃ 时又可发生凝固,故又称凝溶蛋白。BJP 阳性多见于多发性骨髓瘤等单克隆免疫球蛋白血症的患者。

6. 尿补体 C3、免疫球蛋白

正常情况肾小球基底膜为精细滤器,血浆蛋白质分子量 <6 万、半径 <3.5 nm 才能通过,免疫球蛋白、C3 均大于此值,故尿液内均不出现。微小病变型肾炎及肾小管疾病,尿液内 C3 及 IgM、IgG 多为阴性;尿液内 C3 及 IgM、IgG 阳性,提示非选择性蛋白尿。尿 IgM 增高,提示肾小球膜损害严重、治疗效果及预后差。

六、尿液自动化仪器检测

尿液自动化分析仪是检测尿液的自动化仪器,具有操作简单、快速、检出灵敏度高、重复性好等优点。常用的有干化学尿分析仪和尿沉渣自动分析仪(表 1–2–1)。

表1-2-1　泌尿系统常见疾病的尿液检查特点

颜色	尿比密	蛋白定性	红细胞	白细胞	管型	蛋白尿性质	疾病
黄色/洗肉水样	1.020~1.030	+~++	变形/量多	少量	透明管型/细颗粒管型/红细胞管型	肾小球性	急性肾小球肾炎
黄色	1.020~1.040	+++~++++	少量	少量	脂肪管型/颗粒管型	肾小球性	肾病综合征
淡黄色	1.010~1.020	+~+++	变形/量多	少量	颗粒管型/偶见蜡样或脂肪管型	肾小球性,后期为混合性	慢性肾小球肾炎
淡黄色	1.010~1.020	++~+++	少量或多量	多量	白细胞管型	肾小管性	急性肾盂肾炎
淡黄色	1.010~1.020	+~++	少量	多量	白细胞管型/粗颗粒管型	肾小管性,后期为混合性	慢性肾盂肾炎
淡黄色或血色	1.010~1.020	-~+	少量或多量	多量	无	无	急性膀胱炎

1.干化学尿分析仪

干化学尿分析仪是用干化学法检测尿中某些成分的自动化仪器,可同时检测尿液酸碱度、蛋白、葡萄糖、酮体、隐血、胆红素、尿胆原、尿比密、白细胞、维生素等项目。但因影响干化学尿自动分析仪检测结果的因素较多,易出现假阴性或假阳性的结果,因此本法一般仅用作初诊病人或健康体检的筛选试验。

2.尿沉渣自动分析仪

综合应用流式细胞技术和电阻抗法,定量检测非离心尿中的有形成分。主要检测红细胞、白细胞、细菌、上皮细胞、管型、酵母菌、精子、结晶等,并做定量报告。

第二节　粪便检查

粪便是食物在消化道内经消化的最终产物。粪便检查有助于了解消化道有无感染、出血、肿瘤,以及胃肠、肝、胆、胰腺等器官的功能状况。

一、标本采集

(1)留取新鲜标本,盛于干燥洁净的容器内,不可混有尿液、消毒液或其他物质。细菌学检查时应盛于加盖无菌容器内立即送检。

(2)一般检查留取指头大小新鲜粪便即可,孵化血吸虫毛蚴应留取全部粪便。

(3)采集标本时,应挑取脓血及黏液部分涂片检查。外观无异常的粪便应从表面、深部、粪端多点取样检查。

（4）检查阿米巴滋养体,应于排便后迅速取样,立即送检,并注意保温。

（5）检查蛲虫卵需用软黏透明纸拭子,在清晨排便前由肛周皱襞拭取标本立即镜检。

（6）隐血试验,应嘱患者于收集标本前3天起禁食动物性食物。

（7）无粪便又必须检测时,可经肛门指诊采集粪便标本。

二、检测项目

（一）一般性状检查

用肉眼观察粪便标本,根据粪便性状常能做出初步判断。

1. 量

正常人大多每日排便1次,重量为100～300 g,随进食量、食物种类及消化器官功能状态而异。若食物以细粮及肉类为主者,粪质细腻而量少;进食粗粮而纤维含量又较多者,则粪便量较多。当胃肠、胰腺有病变或其功能紊乱时,则粪便次数及粪量可增多,也可减少。

2. 颜色与性状

正常成人的粪便因含粪胆素而呈黄褐色有形软便,婴儿粪便可呈黄色或金黄色糊状便。因饮食、药物或病理原因影响而发生粪便颜色和性状改变。

（1）水样便或粥状稀便。由肠蠕动亢进或肠黏膜分泌过多引起,见于各种感染性和非感染性腹泻,如急性胃肠炎、甲状腺功能亢进症（简称"甲亢"）等。大量黄绿色稀汁样便并含有膜状物时,见于伪膜性肠炎。大量稀水样粪便,可见于艾滋病患者伴发肠道隐孢子虫感染。红豆汤样便,见于出血坏死性肠炎。

（2）柏油样便（tarry stool）。为黑色稀薄、黏稠、发亮的粪便,形似柏油。见于各种原因引起的上消化道出血。应与某些食物或药物引起的黑便鉴别。食用含铁食物（动物血、肝）或药物可使粪便呈黑色且隐血试验阳性;服用活性炭、铋剂后,也可出现黑便,但隐血试验阴性。

（3）黏液脓性及黏液脓血便。提示下消化道有病变,如痢疾、溃疡性结肠炎、结肠或直肠癌等。黏液、脓或血的多少,取决于炎症的类型及程度。黏液稀便见于肠壁受刺激或发炎时,如肠炎、急性血吸虫病等。阿米巴痢疾以血为主,呈暗红色稀果酱样;细菌性痢疾则以黏液及脓为主,脓中带血。

（4）鲜血便。见于下消化道出血,如痔疮、肛裂、直肠息肉及直肠癌等。鲜血于排便后滴落,常见于痔疮。鲜血附着于粪便表面,常见于其他疾病引起的下消化道出血。

（5）米泔水样便。粪便呈白色淘米水样,可含大量脱落肠黏膜。见于霍乱。

（6）白陶土样便。粪便呈灰白色。见于各种原因引起的阻塞性黄疸,也可见于服钡餐后、服硅酸铝后。

（7）细条样或扁平带状便。因直肠或肛门狭窄所致,多见于直肠癌。

（8）冻状便。呈黏冻状、膜状或纽带状。见于肠易激综合征,也可见于慢性痢疾。

（9）乳凝块。乳儿粪便中有黄白色乳凝块,或呈蛋花汤样便,常见于婴儿消化不良、婴儿腹泻。

3. 气味

正常粪便因含蛋白质分解产物,如吲哚、粪臭素、硫醇、硫化氢等,而含有臭味,肉食者味重,素食者味轻。慢性肠炎、胰腺疾病、直肠癌溃烂时粪便有恶臭。阿米巴痢疾粪便有血腥臭味。碳水化合物及脂肪消化或吸收不良时,粪便呈酸臭味。

4. 寄生虫体

蛔虫、蛲虫及绦虫节片等较大虫体,肉眼即可分辨;钩虫虫体常需将粪便冲洗过筛后,方可看到。服驱虫剂后排便,应检查粪便中有无虫体。驱绦虫后,应仔细寻找粪便中有无头节。

5. 结石

粪便中最常见且最重要的是胆石,其他还可见胰石、胃石和粪石等。结石常见于应用排石药物或碎石术后。

（二）显微镜检查

洁净玻片上加生理盐水,选择粪便的不正常部分,或挑取不同部位的粪便做直接涂片检查。在涂片中如发现疑似包囊,则加碘液或其他染色液检查。显微镜下观察粪便中有形成分,有助于消化系统各种疾病的诊断。

1. 细胞

粪便内常见细胞如图 1 - 2 - 4。

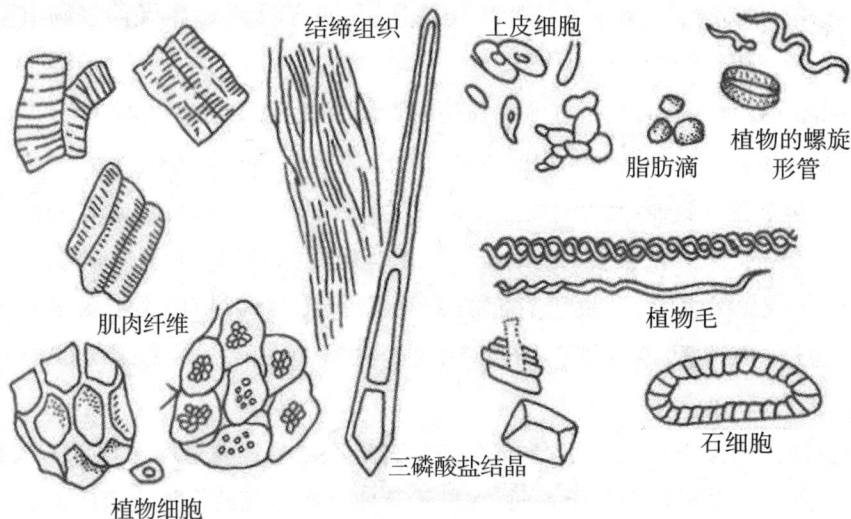

图 1 - 2 - 4　粪便内细胞及食物残渣

（1）白细胞。正常粪便中不见或偶见白细胞。白细胞增多见于肠道炎症,数量多少与炎症轻重及部位有关。小肠炎症时白细胞数量一般少于 15 个/HP;结肠炎症如细菌性痢疾时,可见大量白细胞及成堆的脓细胞;过敏性肠炎、肠道寄生虫病(阿米巴痢疾或钩虫病)时,可见较多嗜酸性粒细胞。

（2）红细胞。正常粪便中无红细胞。下消化道炎症（如细菌性痢疾、阿米巴痢疾、溃疡性结肠炎）、外伤、肿瘤及其他出血性疾病时，可见红细胞。细菌性痢疾时红细胞少于白细胞，常分散存在，形态多正常。阿米巴痢疾时粪便中以红细胞为主，成堆存在，并有破碎现象。

（3）巨噬细胞。为比中性粒细胞大的单核细胞，内有吞噬颗粒或细胞碎屑。粪便中出现巨噬细胞，常见于细菌性痢疾、急性出血性坏死性肠炎，偶见于溃疡性结肠炎。

（4）肠黏膜上皮细胞。正常粪便中不易发现。结肠炎、假膜性肠炎、坏死性肠炎等上皮细胞增多。

（5）肿瘤细胞。乙状结肠癌、直肠癌患者的血性粪便涂片染色，可发现成堆的癌细胞，但形态多不典型。

2. 食物残渣

正常粪便中的食物残渣为已消化的无定形细小颗粒，仅可偶见淀粉颗粒和脂肪小滴等。

（1）淀粉颗粒。为大小不等的圆形或椭圆形颗粒。腹泻者粪便中可见到淀粉颗粒，慢性胰腺炎、胰腺功能不全时增多。

（2）脂肪小滴。可呈大小不等球状颗粒，碘染色为橘红色、红色。若显微镜下脂肪球个数多于 60 个/HP，表明为脂肪泻（steatorrhea）。急性或慢性胰腺炎、胰头癌、消化不良综合征、肠蠕动亢进、腹泻等，粪便脂肪小滴增多。

（3）结缔组织。胃蛋白酶缺乏时，粪便中出现较多结缔组织。

（4）植物细胞及纤维。肠蠕动亢进、腹泻时，植物细胞、肌肉及植物纤维增多。

3. 寄生虫和寄生虫卵

粪便检查是诊断肠道寄生虫病常用的病原学检测法。蠕虫的虫卵、幼虫、成虫或节片，原虫的滋养体、包囊、卵囊或孢子囊等，从粪便中能见到相应的病原体。常见人体寄生虫虫卵如图 1 - 2 - 5。

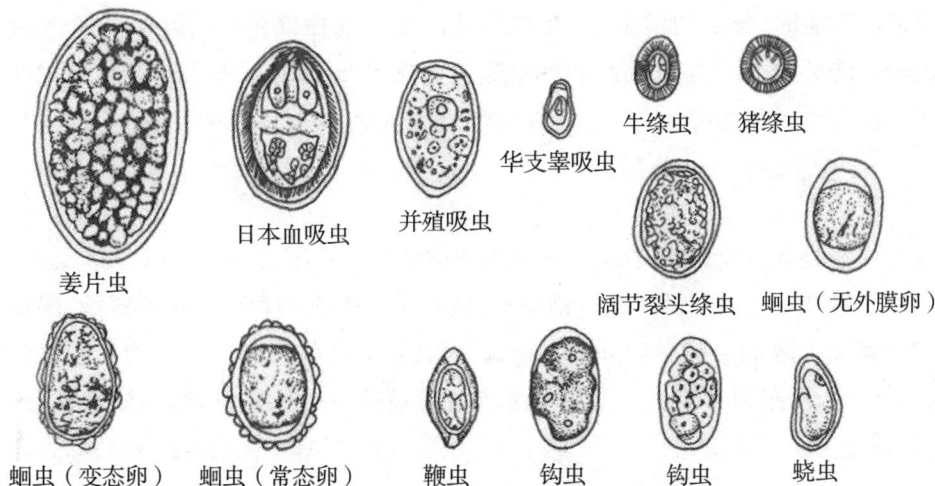

图 1 - 2 - 5　常见人体寄生虫虫卵

（三）化学检查

隐血试验:消化道少量出血时,红细胞被消化而分解破坏,由于肉眼及显微镜下均不能发现,故称为隐血(Occult blood)。镜检不能发现,而必须用化学方法检测,称为隐血试验(Occult blood test,OBT)。常用检查方法有化学法和免疫法。化学法实验前3天应禁食铁剂、动物血、肉、肝脏及富含叶绿素食物,以免出现假阳性反应。牙龈出血、鼻出血、月经血等,均可导致阳性反应。免疫法采用抗人血红蛋白抗体,因此本试验不受动物血红蛋白干扰,试验前不需禁食肉类。

正常人隐血试验为阴性。消化道出血时,如消化性溃疡、消化道恶性肿瘤、肠结核、钩虫病等,本试验可呈阳性。上消化道出血时化学法比免疫法阳性率高;下消化道出血时免疫法比化学法灵敏度高。隐血试验对鉴别消化道疾病出血有一定意义,消化性溃疡呈间断阳性,阳性率40%~70%,消化道恶性肿瘤(如胃癌、结肠癌)持续阳性,阳性率可达95%。

（四）细菌学检查

检查肠道致病菌的主要方法为粪便直接涂片镜检和细菌培养。正常粪便中细菌极多,约占粪便净重的1/3。正常菌群主要是大肠埃希菌、厌氧菌和肠球菌,还可见产气杆菌、变形杆菌、铜绿假单胞菌。正常菌群消失或比例失调,可由大量应用抗生素引起。

疑为霍乱弧菌,应做悬滴试验,可见鱼群穿梭样运动的弧菌;疑为肠结核,可行粪便抗酸染色涂片查找分枝杆菌,若能进行粪便培养则更有助于确诊;怀疑为假膜性肠炎(pseudo membranous enteritis)时,粪便涂片镜检可见革兰阴性杆菌减少或消失,而念珠菌、葡萄球菌或厌氧性难辨芽孢梭菌增多。

第三节　痰液检测

痰液(sputum)是肺泡、支气管和气管所产生的分泌物。正常人痰液很少,只有当呼吸道黏膜和肺泡受刺激时,分泌物增多,可有痰液咳出。痰液检查对某些呼吸系统疾病如肺结核、肺吸虫病、肺肿瘤、支气管扩张症及慢性支气管炎等的诊断、疗效观察和预后判断有一定价值。

一、标本采集

痰液的一般检查应收集新鲜痰,留痰前应先漱口,然后用力咳出气管深部痰液,注意避免混入唾液及鼻咽分泌物。做细胞学检测时,应收集上午9~10时的新鲜痰液,尽量送检含血的病理性痰液。做24 h痰量和分层检查时,病人须将痰收集于广口瓶内。昏迷患者可于清理口腔后,用负压吸引法吸痰。采用纤维支气管镜检查,可直接从病灶处采集标本,质量最佳。

二、一般性状检查

1. 量

以 24 h 为准,正常人无痰或仅有少量泡沫痰。呼吸道病变时痰量可增多,见于肺炎、慢性支气管炎等;大量痰液见于支气管扩张症、肺脓肿、肺结核等。肺脓肿或脓胸破溃进入支气管腔时,痰量突然增加并呈脓性。

2. 颜色

正常为无色或灰白色。红色或棕红色痰提示痰液中含有血液或血红蛋白,见于肺癌、肺结核、支气管扩张等;粉红色泡沫样痰见于急性肺水肿;铁锈色痰见于肺炎,是由于血红蛋白变性所致;黄痰见于呼吸道化脓性感染,如肺炎、支气管扩张症、肺脓肿等;黄绿色痰见于铜绿假单胞菌感染;咖啡色痰见于阿米巴肺脓肿。

3. 性状

(1)黏液性痰。灰白色黏稠痰,见于肺炎早期、支气管炎和支气管哮喘等。

(2)浆液性痰。稀薄而有泡沫,见于肺瘀血、肺水肿。因液体由毛细血管渗入肺泡所致。

(3)脓性痰。痰液黄色混浊,见于呼吸系统化脓性感染,如支气管扩张症、肺脓肿及脓胸向肺组织溃破等。痰液静置后分为 3 层,上层为泡沫,中层为黏液,下层为脓细胞及坏死组织。

(4)血性痰。痰中混有血丝或血块,见于肺结核、支气管扩张、肺癌、肺吸虫病等。

4. 气味

正常痰液无特殊气味。痰液带有血腥气味,见于各种原因所致的呼吸道出血,如肺结核、肺癌等。肺脓肿、支气管扩张症痰液有恶臭,往往有厌氧菌感染。

5. 异物

某些病理过程,常导致痰中出现一些异物。

(1)支气管管型(bronchial cast)。是由纤维蛋白、黏液等在支气管内形成的灰白色树枝状体。如混有血红蛋白则呈红色或红棕色。在新咳出的痰内常呈卷曲状、球形或呈块状,如将其浮于盐水中则迅速展开成树枝状,见于纤维蛋白性支气管炎、肺炎和累及支气管的白喉。

(2)Dittrich 痰栓(Dittrich's plugs)。是肺组织坏死的崩解产物,形似干酪或豆腐渣样,多见于肺坏疽、肺结核患者。取 Dittrich 痰栓小块用作涂片,检查结核分枝杆菌阳性率较高。

(3)肺钙石(lung calculus)。可能为肺结核干酪样物质钙化形成,亦可由侵入肺内的异物钙化产生。

(4)库施曼螺旋体(Curschmann spiral)。由小支气管分泌的黏液形成。为淡黄色或灰白色富有弹性的丝状物,常卷曲成团,展开后呈螺旋状。常与夏科 - 莱登结晶、嗜酸性粒细胞同时出现。可见于支气管哮喘和某些慢性支气管炎。

三、显微镜检查

1.直接涂片检测

直接涂片镜下观察有形成分的种类、数量及形态变化。

(1)白细胞。痰中中性粒细胞(或脓细胞)增多,见于呼吸道感染;嗜酸性粒细胞增多,见于支气管哮喘、肺吸虫病等;淋巴细胞增多,见于肺结核。

(2)红细胞。呼吸道疾病及出血性疾病引起的气管、支气管和肺出血,痰中可见多量红细胞。

(3)上皮细胞。鳞状上皮细胞来自口腔,增多见于咽炎、急性喉炎;柱状上皮细胞增多,见于支气管炎、支气管哮喘等。

(4)肺泡巨噬细胞(pulmonary alveolar macrophage)。吞噬含铁血黄素的巨噬细胞,称含铁血黄素细胞,又称心力衰竭细胞,见于心力衰竭引起的肺瘀血。吞噬炭粒者,称为炭末细胞,见于吸入大量烟尘者及炭末沉着症。

(5)硫黄样颗粒(sulfur granule)。是放线菌的菌丝团,呈淡黄色或灰白色,形似硫黄,粗枝大叶,约粟粒大小,压片镜检可见密集的菌丝,状若菊花,通常见于肺放线菌病。

(6)寄生虫及虫卵。肺吸虫病痰中可查见肺吸虫卵;痰中找到溶组织阿米巴滋养体,可诊断阿米巴肺脓肿或阿米巴肝脓肿破溃入肺;肺棘球蚴病病人痰中可发现棘球蚴。

2.染色涂片

(1)脱落细胞检测。常用巴氏染色、苏木精-伊红染色法染色。主要用于癌细胞检查。肺癌病人痰中可有脱落的癌细胞,连续多次检查,有助于肺癌诊断。

(2)细菌学检测。一般细菌检测可用革兰染色,结核杆菌感染用抗酸染色。

四、病原体培养

呼吸道感染性疾病应进行细菌、真菌和支原体的培养。痰细菌培养应争取在应用抗生素之前进行。

五、临床应用

1.肺部感染性疾病

根据痰液性状可提示某些呼吸道感染性疾病。黄痰提示呼吸道化脓性感染(如肺炎、肺脓肿等);黄绿色痰见于铜绿假单胞菌感染。取痰液涂片革兰染色,可大致识别细菌感染种类。细菌培养可鉴定菌种,并通过药物敏感试验,指导临床用药。

2.开放性肺结核

痰涂片抗酸染色发现分枝杆菌,则可诊断为开放性肺结核,不仅可指导治疗,还有助于控制传染源。集菌法进行结核杆菌培养可了解结核杆菌的生长繁殖能力,还可做药物敏感试验和菌型鉴定。

第一篇

实 验 诊 断

3. 肺癌

痰脱落细胞检查方法简单,无痛苦,易被病人接受,阳性是确诊肺癌的组织学依据,也是当前诊断肺癌的主要方法之一。纤维支气管镜直接吸取支气管分泌物做细胞学检查,或将冲洗液沉淀涂片检查也有助于诊断。

4. 肺部寄生虫病

如肺吸虫、阿米巴肺脓肿等的诊断。

第四节　浆膜腔积液检测

人体的胸腔、腹腔、心包腔,统称为浆膜腔。生理状态下腔内有少量液体起润滑作用,一般不易采集到。病理状态下浆膜腔内过多液体潴留,称为浆膜腔积液(serous membrane fluid)。检测浆膜腔积液的性质有助于疾病的诊断和治疗。

一、分类和发病机制

1. 漏出液

漏出液(transudate)为非炎性积液。形成的主要原因有:①血浆胶体渗透压降低,常见于肝硬化、肾病综合征、重度营养不良等;②毛细血管内流体静脉压升高,常见于慢性充血性心力衰竭、静脉栓塞;③淋巴管阻塞,常见于肿瘤压迫或丝虫病等,此时积液可以是乳糜样的。

2. 渗出液

渗出液(exudate)为炎性积液。由炎症导致血管通透性增加,以致血液中大分子物质及各种细胞成分渗出血管壁而形成。渗出液形成的主要原因有:①感染性,各种病原体(如化脓性细菌、分枝杆菌、病毒或支原体等)感染引起的浆膜腔积液;②非感染性,如外伤、化学性刺激(血液、尿素、胰液、胆汁和胃液),此外,风湿性疾病、恶性肿瘤也可引起血管通透性增加而表现为渗出液。

二、标本采集

无菌操作穿刺积液部位取得标本。为防止细胞变性、出现凝块或细菌破坏溶解等,应及时送检。标本分为 2 份,1 份加 3.8% 枸橼酸钠抗凝;1 份不加抗凝剂,以观察能否自凝。

三、一般性状检查

1. 颜色

漏出液多为淡黄色。渗出液的颜色因病因不同而不同,如红色血性积液见于恶性肿瘤、结核性胸(腹)膜炎、出血性疾病、风湿性疾病、外伤等;淡黄色脓液见于化脓性细菌感染;绿色见于铜绿假单胞菌感染;乳白色乳糜液由胸导管或淋巴管阻塞引起。

2. 透明度

漏出液多清晰透明;渗出液因含有大量细胞和细菌而混浊。

3. 比重

漏出液比重多 < 1.015 ;渗出液含有较多蛋白质及细胞,比重多 >1.018。

4. 凝固性

漏出液因纤维蛋白原含量少不易凝固;渗出液因含有纤维蛋白原及组织裂解产物等,常自行凝固或有凝块。

四、化学检查

1. 黏蛋白定性试验(Rivalta 试验)

浆膜上皮细胞受炎症刺激分泌黏蛋白量增加,黏蛋白是一种酸性糖蛋白,在酸性条件下可析出而产生白色沉淀。渗出液中含多量黏蛋白,呈阳性反应;漏出液黏蛋白含量很少,多为阴性反应。

2. 蛋白定量试验

总蛋白定量是鉴别渗出液和漏出液最有价值的试验。漏出液蛋白总量常 <25 g/L,而渗出液的蛋白总量常在 30 g/L 以上。蛋白质如在 25 ~ 30 g/L, 则需结合蛋白电泳检查确定其性质。

3. 葡萄糖测定

漏出液中葡萄糖含量与血糖相似;渗出液中葡萄糖含量,常因细菌分解或炎症细胞的酵解而减少。化脓性浆膜腔积液中,葡萄糖含量明显减少甚至无糖。结核性渗出液、癌性浆膜腔积液及类风湿性浆膜腔积液,糖含量也减少。

4. 乳酸测定

浆膜腔积液中乳酸略高于血乳酸。感染性疾病时,因浆膜腔中细菌分解葡萄糖为乳酸,而使积液乳酸含量增高。乳酸测定有助于渗出液与漏出液的鉴别。当乳酸含量超过 10 mmol/L时,高度提示细菌感染。心功能不全、风湿性疾病及恶性肿瘤引起的积液,乳酸含量可轻度增高。

5. 乳酸脱氢酶(LDH)

化脓性胸膜炎 LDH 活性显著升高,癌性积液中度增高,结核性积液略升高。

五、显微镜检查

1. 白细胞计数

漏出液细胞数较少,白细胞数常 <100×10^6/L;渗出液白细胞数常 >500×10^6/L。

2. 细胞分类

漏出液中细胞主要为淋巴细胞和间皮细胞。

渗出液因病因不同而表现为细胞增多的种类不同。以中性粒细胞为主,见于化脓性感染及结核性积液的早期。以淋巴细胞为主,多见于慢性炎症,如结核性、梅毒性和系统性红斑狼疮引起的积液。嗜酸性粒细胞增多,常见于过敏性疾病和寄生虫病所致的积液。以间皮细胞及组织细胞增多为主,提示浆膜受刺激或受损。狼疮性浆膜炎积液中偶可见狼疮细胞。以红细胞为主,多见于恶性肿瘤和结核。

3. 脱落细胞检测

怀疑原发性或继发性恶性肿瘤时,应在浆膜腔积液中查找癌细胞,此为诊断恶性肿瘤的有力证据。

4. 寄生虫检测

阿米巴病的浆膜腔积液中,可以找到阿米巴滋养体。乳糜液离心沉淀后检查有无微丝蚴。

六、细菌学检查

经无菌操作离心沉淀,取沉淀物涂片镜检,查找病原菌,必要时可进行细菌培养、药物敏感试验以供临床用药参考。

七、漏出液与渗出液的鉴别要点

漏出液与渗出液的鉴别要点,见表 1 - 2 - 2。

表 1 - 2 - 2　漏出液与渗出液的鉴别要点

项　目	漏出液	渗出液
病因	非炎性	炎症、肿瘤或理化刺激
外观	淡黄、浆液性	不定,黄色、脓性、血性、乳糜性
透明度	透明或微混浊	多混浊
比重	<1.015	>1.018
凝固性	不自凝	能自凝
黏蛋白定性	阴性	阳性
蛋白质定量	<25 g/L	>30 g/L
葡萄糖定量	与血糖接近	常低于血糖水平
细胞计数	$<100 \times 10^6/L$	$>500 \times 10^6/L$
细胞分类	以淋巴细胞、间皮细胞为主	根据不同病因分别以中性粒细胞、淋巴细胞为主
细菌学检查	阴性	可找到致病菌
细胞学检查	阴性	可找到肿瘤细胞

第五节　脑脊液检查

脑脊液(cerebrospinal fluid,CSF)是存在于脑室和蛛网膜下腔的一种无色透明液体,由脑室系统脉络丛产生。正常成人脑脊液容量为90~150 ml,新生儿为10~60 ml。

脑脊液主要功能包括:①保护大脑和脊髓避免震荡损伤;②调节颅内压力;③参与大脑、脊髓的新陈代谢;④调节神经系统碱储量,维持酸碱平衡等。

生理状态下,血液和脑脊液之间存在血脑屏障,对物质的通过具有选择性。中枢神经系统炎症、水肿、出血、肿瘤、外伤、缺血和阻塞等都可以引起血脑屏障通透性增高,使得脑脊液性状、成分及颅内压发生改变。因此,脑脊液检查对神经系统疾病的诊断、病情观察及预后判断均有重要意义。

一、适应证及标本采集

(1)适应证。①有脑膜刺激征需明确诊断者。②疑有颅内出血者。③疑有中枢神经系统恶性肿瘤者。④有剧烈头痛、抽搐、瘫痪及昏迷等表现而原因未明者。⑤中枢神经系统手术前的常规检查。⑥中枢神经系统疾病需椎管内给药者。

(2)标本采集。一般通过腰椎穿刺术获得脑脊液标本,特殊情况下可采用小脑延髓池或脑室穿刺术。穿刺后先做压力测定,然后将脑脊液分别收集于3个无菌试管中,每管1~2 ml。第一管做细菌学培养,第二管做化学和免疫学检查,第三管做一般性状检查和显微镜检查。如疑有恶性肿瘤,应另留一管做脱落细胞检查。收集脑脊液后应立即送检,一般不能超过1 h,以免放置过久细胞破坏、葡萄糖分解、病原菌破坏或溶解等影响检查结果。

二、检验项目

(一)一般性状检查

1.颜色

正常脑脊液为无色透明液体。病理情况下脑脊液颜色改变如下:

(1)红色。主要见于穿刺损伤、蛛网膜下腔或脑室出血。穿刺损伤者第一管为血性,以后两管颜色逐渐变清,离心后上清液无色透明,红细胞沉于管底。蛛网膜下腔或脑室出血三管呈均匀血性,离心后上清液为淡红色或黄色。

(2)黄色。又称黄变症(xanthochromia),见于陈旧性蛛网膜下腔出血、脊髓肿瘤压迫引起的蛛网膜下腔梗阻。因脑脊液浓缩、血红蛋白破坏、蛋白量异常增高等引起脑脊液呈现黄色。此外,也见于血清中胆红素明显升高。

(3)米汤样。由白(脓)细胞增多引起,可见于各种化脓性细菌感染引起的脑膜炎。

(4)微绿色。见于铜绿假单胞菌、肺炎链球菌等感染引起的脑膜炎。

(5)褐色或黑色。见于侵犯脑膜的中枢神经系统黑色素瘤。

2. 透明度

正常脑脊液清亮透明。病毒性脑膜炎、流行性乙型脑炎等,由于脑脊液中细胞轻度增加,脑脊液清亮透明或微浊。结核性脑膜炎时脑脊液细胞数中度增加,呈毛玻璃样。化脓性脑膜炎时脑脊液中细胞数明显增加,呈脓样混浊。

3. 凝固物

正常脑脊液不形成薄膜及凝块。当纤维蛋白原及细胞数增加时,可使脑脊液中出现凝固物。脑脊液静置 1～2 h 即可出现凝块或沉淀物,见于急性化脓性脑膜炎;脑脊液静置 12～24 h后,表面薄膜形成,见于结核性脑膜炎,取此薄膜涂片检查结核杆菌阳性率高。脑脊液呈黄色胶冻状,见于脊髓肿瘤引起的蛛网膜下腔阻塞。

4. 压力

正常成人卧位时脑脊液压力为 80～180 mmH_2O 或 40～50 滴/分,随呼吸波动在 10 mmH_2O 之内;儿童压力为 40～100 mmH_2O。若压力超过 200 mmH_2O,为脑脊液压力增高,见于颅内占位性病变、颅内感染、急性脑卒中(脑出血)等。若脑脊液低于 70 mmH_2O,为脑脊液压力减低,主要见于蛛网膜下腔阻塞、脱水、休克、脑脊液瘘等。

(二)化学检查

1. 蛋白质测定

在生理状态下,由于血脑屏障的作用,脑脊液中蛋白含量甚微,约为血浆蛋白含量的 0.5%。病理情况下可致脑脊液中蛋白质含量增加。测定脑脊液蛋白质有助于神经系统疾病的诊断。

【参考值】

蛋白定性试验(Pandy 试验)阴性。

蛋白定量试验(腰池):成人 0.15～0.45 g/L,儿童 0.2～0.4 g/L。

【临床意义】

脑脊液中蛋白含量增加的原因有:①血脑屏障通透性增加,常见于颅内感染,如化脓性脑膜炎时蛋白显著增加,结核性脑膜炎时中度增加,病毒性脑膜炎时轻度增加;其他还见于颅内出血(蛛网膜下腔出血和脑出血等)、内分泌或代谢性疾病(尿毒症及脱水等)。②脑脊液循环障碍,如脑部肿瘤或蛛网膜下腔梗阻(脊髓肿瘤等)。③鞘内免疫球蛋白合成增加及血脑屏障通透性增加:如吉兰－巴雷综合征(Guillain-Barre syndrome)、多发性硬化、神经梅毒等。

2. 葡萄糖测定

【参考值】

2.5～4.5 mmol/L(腰池)。

【临床意义】

脑脊液中葡萄糖含量取决于血糖高低,其含量约为血糖的 60%。脑脊液中葡萄糖含量降低主要由于病原菌或破坏的细胞释出葡萄糖分解酶,使糖无氧酵解增加,或血糖向脑脊液转送障碍,导致脑脊液中糖降低。常见于化脓性脑膜炎,脑脊液中葡萄糖含量可显著减少或缺如;结核性脑膜炎葡萄糖减少不如化脓性显著;病毒性脑膜炎葡萄糖含量多正常。

3.氯化物测定

【参考值】

120~130 mmol/L(腰池)。

【临床意义】

正常脑脊液中蛋白质含量较少,为了维持脑脊液和血液渗透压平衡,脑脊液中氯化物含量较血浆高约20%。当脑脊液中蛋白含量高时,氯化物含量则减少。此外,脑脊液氯化物浓度还受血氯浓度、血 pH、血脑屏障通透性影响。细菌性脑膜炎时,尤其结核性脑膜炎脑脊液中氯化物可降至102 mmol/L 以下,化脓性脑膜炎氯化物减少不如结核性脑膜炎明显。其他中枢神经系统疾病,如病毒性脑膜炎、脑脓肿时氯化物多正常。严重呕吐、腹泻、脱水等造成血氯降低时,脑脊液中氯化物亦可减少。

4.酶学测定

正常脑脊液中含有多种酶,但含量低于血清,绝大多数酶不能通过血脑屏障。当炎症、肿瘤、脑血管疾病时,由于脑细胞内酶的溢出或血脑屏障通透性增加,脑脊液中酶活性增高。

(1)乳酸脱氢酶(LDH)及其同工酶测定。

【参考值】

成人 3~40 U/L。

【临床意义】

鉴别细菌性脑膜炎与病毒性脑膜炎:细菌性脑膜炎脑脊液中的 LDH 活性多增高,同工酶以 LDH_4、LDH_5 为主;病毒性脑膜炎 LDH 活性多正常,同工酶以 LDH_1、LDH_2 为主。

鉴别颅脑外伤与脑血管疾病:颅脑外伤红细胞完整,脑脊液中 LDH 活性正常;脑血管疾病 LDH 活性多明显增高。

中枢神经系统恶性肿瘤与脱髓鞘病进展期,脑脊液中 LDH 活性增高,而缓解期下降。

(2)肌酸激酶(CK)测定。脑脊液中同工酶全部是 CK-BB。

【参考值】

0.94 ± 0.26 U/L(比色法)。

【临床意义】

化脓性脑膜炎 CK-BB 明显增高,其次为结核性脑膜炎、出血性脑血管病及颅脑肿瘤,病毒性脑膜炎 CK-BB 正常或轻度增高。

(3)天门冬氨酸氨基转移酶(AST)测定。

【参考值】

5~20 U/L。

【临床意义】

同肌酸激酶测定。

(4)溶菌酶(LZM)测定。正常人脑脊液中含量极低。患结核性脑膜炎时,脑脊液中LZM活性增高显著,可达正常值的30倍;化脓性脑膜炎、病毒性脑膜炎也可升高。

(5)腺苷脱氨酶(ADA)测定。

【参考值】

$0 \sim 8$ U/L。

【临床意义】

患结核性脑膜炎时,ADA 显著增高,用于本病的诊断和脑膜炎的鉴别诊断。

(三)显微镜检查

1. 细胞计数

【参考值】

正常脑脊液中无红细胞,仅有少量白细胞,成人$(0 \sim 8) \times 10^6/L$;儿童$(0 \sim 15) \times 10^6/L$。

2. 细胞分类

在高倍镜下分别计数单个核细胞(淋巴细胞及单核细胞)和多核细胞。

【参考值】

淋巴细胞:成人 $40\% \sim 80\%$,新生儿 $5\% \sim 35\%$。

单核细胞:成人 $15\% \sim 45\%$,新生儿 $50\% \sim 90\%$。

中性粒细胞:成人 $0 \sim 6\%$,新生儿 $0 \sim 8\%$。

【临床意义】

脑脊液中细胞增多见于:

(1)感染性脑膜炎。化脓性脑膜炎细胞数增加显著,白细胞总数常超过 $1000 \times 10^6/L$,以中性粒细胞为主。结核性脑膜炎细胞中度增加,多不超过 $500 \times 10^6/L$,中性粒细胞、淋巴细胞及浆细胞同时存在是本病的特征。新型隐球菌性脑膜炎细胞数中度增加,以淋巴细胞为主。病毒性脑炎细胞数轻度增加,以淋巴细胞为主。

(2)脑寄生虫病。脑脊液中细胞数升高,以嗜酸性粒细胞为主。

(3)脑膜白血病。脑脊液细胞数可正常或稍高,以淋巴细胞为主,可见白血病细胞。

(4)脑室、蛛网膜下腔出血。脑脊液内可见多量红细胞。

(四)细菌学检查

用直接涂片法或离心沉淀后取沉淀物制成薄涂片。临床怀疑流行性脑脊髓膜炎或化脓性脑脊髓膜炎时,做革兰染色后镜检;如疑为结核性脑膜炎,应做抗酸染色镜检;如疑为新型隐球菌性脑膜炎,则在涂片上加墨汁染色,可见未染色的厚荚膜。必要时亦可用培养或动物接种法检查。

(五)免疫学检查

1. 免疫球蛋白检测

感染时免疫球蛋白合成量可明显增加,脑脊液中也可增加。

【参考值】

IgG 0.01～0.04 g/L；IgA 0.001～0.006 g/L；IgM 0.000 11～0.000 22 g/L。

【临床意义】

IgG 增加见于多发性硬化、结核性脑膜炎和梅毒性脑膜炎等。IgA 增加见于各种脑膜炎及脑血管疾病。正常脑脊液中无 IgM，若出现 IgM，提示近期中枢神经系统感染（如急性化脓性脑膜炎、急性病毒性脑膜炎）及多发性硬化。

2. 结核性脑膜炎

用 ELISA 法检测结核性脑膜炎疑似患者血清及脑脊液中抗结核杆菌的特异性 IgG 抗体。若脑脊液中抗体水平高于自身血清，提示结核性脑膜炎。用聚合酶链反应（PCR）可检出脑脊液中微量结核杆菌，敏感性最高，但易出现假阳性。

3. 乙型脑炎

用荧光素标记的特异性抗体，检测细胞内乙型脑炎（简称"乙脑"）病毒抗原，有助于乙脑的早期诊断，但阳性率不高。

4. 单克隆抗体技术检测脑脊液中癌细胞

脑脊液常规细胞学检查因癌细胞形态难以确定或假阴性时，采用单克隆抗体技术检测脑脊液中癌细胞，有助于癌性脑病的早期诊断及判定癌性细胞的组织来源。

（六）脑脊液蛋白电泳测定

【参考值】

前白蛋白 0.02～0.07；白蛋白 0.56～0.76；α_1 球蛋白 0.02～0.07；α_2 球蛋白 0.04～0.12；β 球蛋白 0.08～0.18；γ 球蛋白 0.03～0.12。

【临床意义】

（1）前白蛋白增加。见于脑积水、脑萎缩及中枢神经系统变性疾病。

（2）白蛋白增加。见于脑血管病变、椎管阻塞及颅脑肿瘤等。

（3）α_1 和 α_2 球蛋白增加。见于急性化脓性脑膜炎、结核性脑膜炎急性期、脊髓灰质炎等。

（4）β 球蛋白增加。见于动脉硬化、脑血栓等脂肪代谢障碍性疾病；若同时伴有 α_1 球蛋白明显减少或消失，多见于中枢神经系统退行性病变，如小脑萎缩或脊髓变性等。

（5）γ 球蛋白增加。γ 球蛋白增加而总蛋白量正常，见于多发性硬化和神经梅毒；两者同时增高，见于慢性炎症和脑实质恶性肿瘤；寡克隆蛋白带出现是神经系统内部能合成 IgG 的标志，对多发性硬化的诊断有重要价值，也可见于急性感染性多发性神经炎、视神经炎。

（七）髓鞘碱性蛋白测定

髓鞘碱性蛋白（myelin basic protein，MBP）是中枢神经系统髓鞘的重要组成蛋白，约占髓鞘蛋白质总量的 30%。MBP 可反映中枢神经系统有无实质性损害，是髓鞘脱失的重要指标。外伤和神经系统疾病时，因神经组织细胞破坏及血脑屏障通透性增加导致脑脊液 MBP 增加。脑脊液 MBP 检测对判断多发性硬化的病情严重程度、病程、预后和指导治疗有重要意义。此外,重度新生儿缺氧缺血性脑病、脑积水患者,脑脊液 MBP 也显著增高。

(八)Tau 蛋白测定

【参考值】

诊断阿尔茨海默病的临界值为 375 ng/L。

【临床意义】

Tau 蛋白是含量最高的微管相关蛋白。从早期到晚期阿尔茨海默病患者,脑脊液 Tau 蛋白水平均增高,是诊断阿尔茨海默病的重要生物学标志物。

(九)常见脑、脑膜疾病的脑脊液特点

常见脑、脑膜疾病的脑脊液特点见表 1 - 2 - 3。

表 1 - 2 - 3　常见脑、脑膜疾病的脑脊液鉴别要点

疾病	外观	蛋白质定性	蛋白质定量（g/L）	细胞数及分类（×10⁶/L）	葡萄糖（mmol/L）	氯化物（mmol/L）	细菌
正常	无色透明	−	0.15～0.45	0～8,多为淋巴细胞	2.5～4.5	120～130	−
化脓性脑膜炎	混浊,脓性,静置后有凝块	++～++++	显著增加	显著增加,中性粒细胞为主	明显减少或消失	稍低	+
结核性脑膜炎	微混,毛玻璃样,静置后有薄膜形成	++	增加	增加,早期以中性粒细胞为主,后期以淋巴细胞为主	减少	明显减少	抗酸杆菌
病毒性脑炎或脑膜炎	清晰或混浊	+	轻度增加	增加,早期中性粒细胞增多,后期以淋巴细胞为主	正常	正常	−
脑脓肿	无色或黄色,微混	+	轻度增加	稍增加,以淋巴细胞为主	正常	正常	−/+
脑肿瘤	无色或黄色	±～+	轻度增加	正常,或稍增加,以淋巴细胞为主	正常	正常	−
蛛网膜下腔出血	血性为主	+～++	轻度增加	增加,以红细胞为主	正常	正常	−

第六节　生殖系统体液检测

一、阴道分泌物检测

阴道分泌物(vaginal discharge)是女性生殖系统分泌的液体,主要是由宫颈腺体和前庭

大腺分泌,部分由子宫内膜和阴道黏膜分泌。阴道分泌物检测主要用于诊断女性生殖系统炎症、肿瘤及判断雌激素水平等。

1. 标本采集

一般于阴道检查时用生理盐水浸湿的棉拭子,自阴道深部、后穹隆或宫颈管口等处采集分泌物,用生理盐水直接涂片,或用95%乙醇固定后,检查阴道清洁度、肿瘤细胞和病原生物等。

2. 一般性状检查

(1)外观。正常阴道分泌物为白色、无味、稀糊状,其量多少与雌激素水平高低和生殖器官是否感染有关。

(2)酸碱度。正常 pH 为 4.0~4.5。阴道分泌物 pH 增高见于阴道炎,由于病原微生物消耗糖原,阴道杆菌酵解糖原减少,导致 pH 增高;也见于幼女和绝经期女性。

3. 阴道清洁度

采用阴道分泌物生理盐水直接涂片后高倍镜检查,根据所含白细胞(或脓细胞)、上皮细胞、杆菌、球菌的多少分成 Ⅰ~Ⅳ度(表 1-2-4)。

表 1-2-4　阴道清洁度分度

清洁度	杆菌	球菌	上皮细胞	白细胞	临床意义
Ⅰ	多	无或少见	大量	0~5 个/HP	正常
Ⅱ	中等	少量	中等	5~15 个/HP	基本正常
Ⅲ	少量	多	少量	15~30 个/HP	提示阴道炎
Ⅳ	无	大量	少量	>30 个/HP	较重阴道炎

4. 病原学检查

可直接涂片检查。阴道分泌物中常见的病原体有滴虫、真菌及性传播疾病病原体等。阴道滴虫呈梨形,比白细胞大 2 倍,顶端有鞭毛。阴道真菌在显微镜下见卵圆形孢子,找到阴道真菌提示真菌性阴道炎。

5. 宫颈(阴道)脱落细胞学检查

子宫颈癌是妇科常见恶性肿瘤,发病率仅次于乳腺癌。脱落细胞绝大多数来自于子宫颈及阴道上皮细胞。宫颈(阴道)脱落细胞学检查传统采用刮片法、刷取法或吸取法制片,近年采用液基细胞学检测制备细胞学涂片。阴道分泌物涂片常用 hematoxylin-eosin (HE)和 Papanicolaou 染色检查,临床上主要用于诊断妇科恶性肿瘤、判断预后及了解卵巢的功能。

二、精液检测

精液(semen)是男性生殖系统的分泌物,由精子和精浆组成。睾丸曲细精管内的生精细胞在促性腺激素的作用下,最后发育成为成熟的精子。精浆是精子生存的介质和能量来源,能保障精子的存活和生理运动功能正常。

（一）标本采集

采样前至少禁欲 3 天,但不超过 7 天。用清洁干燥广口塑料或玻璃小瓶收集精液,采样后立即送检,温度 20～40 ℃。因精子生成的日间变化较大,不能单凭一次检测结果做出诊断。如出现一次异常检测结果,应间隔 7～14 天后再采集标本检测。

（二）一般性状检查

1. 量

正常一次排精量为 3～5 ml,一次射精量与射精频度有关。精液量过多或过少是不育的原因之一。已数日未射精而精液量少于 1.5 ml 者,称为精液减少(oligospermia)。精液减少不利于精子通过阴道进入子宫和输卵管,但不能肯定为男性不育症的原因。精液量减少至 1～2 滴,甚至排不出,称为无精液症(aspermia)。常见于生殖系统结核、淋病和非特异性炎症等。一次射精的精液量超过 8 ml,称为精液过多(polyspermia)。精液过多可导致精子数量相对减少而影响生育,常由于垂体促性腺激素分泌亢进、雄激素水平增高所致,也可见于长时间禁欲者。

2. 颜色和透明度

正常精液呈灰白色或乳白色,不透明,久未射精者可呈淡黄色,液化后为半透明样。精液呈鲜红色或暗红色,常见于生殖系统炎症、结核、肿瘤等,也可见于生殖系统损伤等。脓性精液呈黄色或棕色,常见于精囊炎、前列腺炎等。

3. 黏稠度和液化时间

刚射出的精液具有高度的黏稠性,呈胶冻样。30 min 后自行液化。精液黏稠度减低似米汤样,可见于先天性精囊缺如、精囊液流出受阻。液化时间延长或不液化常见于前列腺炎,因分泌纤溶酶减少所致。精液不液化,可抑制精子的活动力而影响生育。

4. 酸碱度

正常精液呈弱碱性,pH 7.2～8.0。精液可中和阴道的酸性分泌物,以维持精子的活动力。pH 降低常见于输精管阻塞、先天性精囊缺如、慢性附睾炎等,可降低精子活动力,不利于生育。

（三）显微镜检查

先于显微镜下观察有无精子。若无精子,将精液离心后再检查,若仍无精子,则称为无精子症(azoospermia);若仅见少量精子,称为精子缺乏(spermacrasia)。无精子症和精子缺乏是男性不育的主要原因,常见于睾丸结核、淋病、先天性睾丸下降不全等,也可见于输精管结扎术 6 周后。若精液中有精子则可以继续进行显微镜检查。

1. 精子活动率和活动力

（1）精子活动率(sperm activate rate)。精子活动率(即存活率)检验是在显微镜下观察 100 个精子,计数有活动力精子的百分率。正常人活动精子在排精 30～40 min 活动率为 80%～90%,至少应 >60%,如果不活动精子 >50%,应进行伊红体外活体染色检查,以鉴别其死活。

（2）精子活动力（sperm motility）。精子活动力是精子向前运动的能力，即活动精子的质量。精子活动分级如下：①活动力良好，精子运动活泼有力，呈直线向前游动；②活动力较好，活动尚可，但游动方向不定，有时有回旋；③活动力不良，精子运动迟缓，原地打转或抖动；④无活力（死精子），精子完全无活动力，加温后仍不活动。

精子活动力不良为男性不育症的主要原因之一，常见于精索静脉曲张、生殖系统感染及应用某些抗代谢药物、抗疟药、雌激素等。

2. 精子计数

正常人精子计数为 $(60 \sim 150) \times 10^9/L$，受孕的最低限为精子计数 $20 \times 10^9/L$，1 次射精总数 4 亿～6 亿。连续 3 次精子计数的结果均低于 $20 \times 10^9/L$ 称为少精子症（oligospermia），常见于精索静脉曲张、先天性或后天性睾丸疾病、理化因素损伤、输精管或精囊缺陷及内分泌疾病等。

3. 精子形态

正常精子外形似蝌蚪，由头部、体部和尾部组成，长 $50 \sim 60~\mu m$。凡是精子头部、体部和尾部任何部位出现变化，都认为是异常精子（abnormal sperm）。精液中异常形态精子 > 20% 为异常。精索静脉曲张、睾丸及附睾功能异常、生殖系统感染、应用某些化学药物、放射线损伤等，可引起异常形态精子增多。

4. 细胞学检查

正常精液中，可有少量白细胞、上皮细胞和极少量红细胞。一般每高倍视野中白细胞 < 5 个。白细胞增多见于前列腺炎、精囊炎、附睾炎等。红细胞增多见于睾丸肿瘤、前列腺癌等，此时精液中还可见肿瘤细胞。

（四）病原生物学检查

男性生殖系统任何部位的感染，均可从精液中检测到病原微生物。精液中常见的病原微生物有葡萄球菌、链球菌、淋病奈瑟菌、类白喉杆菌、解脲支原体等。精液中细菌毒素严重影响精子的生成和精子的活动力，导致男性不育。

（五）其他检查

检查精液化学成分和免疫学指标的变化，可以了解睾丸及附属性腺分泌功能，对男性不育症的诊断、治疗均有重要意义。

三、前列腺液检测

前列腺液是精液的重要组成成分，占精液的 15%～30%。前列腺液检测，主要用于前列腺炎及前列腺增生、结石、结核和肿瘤的辅助诊断，也可用于性病的检测。

1. 标本采集

临床医生做前列腺按摩术后，采集标本于清洁玻片上送检。

2. 一般性状检查

正常成人经一次前列腺按摩可采集的前列腺液为数滴至 2 ml，呈淡乳白色、半透明的稀薄液体,pH 6.3~6.5。黄色脓性或混浊的前列腺液,见于前列腺炎;血性前列腺液,见于精囊炎、前列腺癌、前列腺结核和结石等。

3. 显微镜检查

在滴有前列腺液的载玻片上,非染色涂片直接高倍镜下观察白细胞、红细胞、卵磷脂小体,其次为上皮细胞、精子、淀粉样小体等。

(1)卵磷脂小体。为大小不一、圆形或卵圆形、有折光性的卵磷脂小体,均匀分布满视野。前列腺炎时,卵磷脂小体常减少、分布不均。炎症严重时,因巨噬细胞大量吞噬脂类,卵磷脂小体可消失。

(2)细胞。正常前列腺液中,平均每高倍视野红细胞<5个、白细胞<10个、上皮细胞少见。前列腺炎时,白细胞增多,成堆出现,甚至出现大量脓细胞;还可见大量上皮细胞、前列腺颗粒细胞。红细胞增多,常见于精囊炎、前列腺化脓性炎症、前列腺癌等病变,但应排除前列腺按摩过重导致的出血。

(3)淀粉样小体。为类圆形、微黄或褐色小体,约为白细胞的10倍。中心常含钙盐沉淀物。老年人较多出现,无临床意义。淀粉样小体如与胆固醇结合,可形成前列腺结石。

(4)精子。在按摩前列腺时,精囊受到挤压而排出精子,无临床意义。

(5)滴虫。正常阴性,在滴虫性前列腺炎时可检查到。

4. 病原生物学检查

直接涂片进行染色以检查病原生物。前列腺、精囊腺感染时,检查出的致病菌以葡萄球菌最常见,其次是链球菌、大肠埃希菌和淋病奈瑟菌。抗酸染色有助于前列腺结核的诊断。如已确诊者,不宜进行前列腺按摩,以免引起感染扩散。直接涂片染色检查阳性率低,必要时可做细菌培养。

(组稿:朱胜金　校对:郑丹)

第三章
肝脏病常用的实验室检查

肝脏是人体的重要器官,有丰富的血窦及双重血液供应,肝动脉血以及门静脉血均进入肝血窦。肝脏是人体内最大的腺体,有1500余种功能,主要包括:①物质代谢功能,在蛋白质、糖、脂类、核酸、维生素、激素、胆红素以及铁、铜等金属物质的代谢中发挥最重要作用;②合成多种酶;③排泄功能,对胆红素、胆汁和某些染料的排泄;④解毒功能,通过氧化、还原、水解和结合等过程,对有害物质进行解毒及排除;⑤合成凝血因子及纤溶因子;⑥激素的灭活和排泄。其中,最主要的是物质代谢功能。

在病变情况下,肝脏功能可以出现不同程度的损害,因而进行肝功能检查,有助于肝、胆疾病的诊断、病情观察、预后估计、指导临床安全用药,以及大手术前常规检查。肝脏常用的实验室检查包括蛋白质代谢、胆红素试验、血清酶学检查、肿瘤标志物及肝炎病毒抗原和抗体的检查。

第一节　蛋白质代谢功能的检查

肝脏是蛋白质代谢的主要器官,参与蛋白质的合成与分解代谢。通过血清蛋白含量检测及蛋白组分的分析(蛋白电泳),凝血因子含量及血氨浓度检验,借以了解肝细胞有无损伤及其损伤程度。

一、血清总蛋白(TP)、白蛋白(Alb)、球蛋白(Glb)和A/G比值测定

肝脏是蛋白质代谢的主要器官,如白蛋白、脂蛋白、糖蛋白、αGlb、βGlb等均是由肝细胞合成的,当肝功能受损时,这些蛋白减少。即90%以上的血清总蛋白(total protein,TP)和全部的血清白蛋白(albumin,Alb)是由肝脏合成的,当肝实质受损时,蛋白合成能力下降,血清总蛋白和白蛋白减少。多种凝血因子、抗凝因子、纤溶因子和各种转铁蛋白也是肝脏合成,当肝功能受损时,其合成减少,临床出现相应疾病。如凝血因子减少,临床出现皮肤黏膜出血倾向。γGlb是免疫球蛋白,单核－吞噬细胞系统的库普弗(Kupffer)细胞受到刺激,γGlb

产生增多。

通过检测血浆蛋白含量及其组分分析、凝血因子测定等，可以了解肝细胞有无损伤及其损害的程度。

【参考值】

血清总蛋白（双缩脲法）：60～80 g/L；白蛋白（溴甲酚绿法）：40～55 g/L；球蛋白：20～30 g/L；A/G 比值：（1.5～2.5）：1。

【临床意义】

血清总蛋白（TP）包括白蛋白（Alb）和球蛋白（Glb），其水平主要反映肝脏合成蛋白功能和肾病造成的蛋白丢失情况。TP 量因 Alb、Glb 含量改变而改变，一般随 Alb 减少而减少，随 Glb 增高而增高。由于肝脏具有很大的代偿能力，而且 Alb 半衰期较长（15～19 天），因此只有当肝脏病变到一定程度和在一定病程后才能出现血清总蛋白的改变，急性或局灶性肝脏损害、肝脏疾病早期，TP、Alb、Glb、A/G 多正常。

因此，测定血清总蛋白及其各种蛋白质的含量或比例，可以了解肝脏在蛋白质代谢方面的功能，检测慢性肝损伤及其病情程度，并反映肝实质细胞的储备功能。

1. 血清总蛋白及白蛋白增高

血清总蛋白 >80 g/L 为高蛋白血症，主要由于血清水分减少，使单位容积总蛋白浓度增加，而全身总蛋白量并未增加，如各种原因导致的血液浓缩、肾上腺皮质功能减退等。

2. 血清总蛋白及白蛋白降低

Alb 含量的高低与有功能的肝细胞数量及肝病的治疗效果成正比。若血清总蛋白 <60 g/L 或白蛋白 <25 g/L，称为低蛋白血症（hypoproteinemia），病人易出现严重浮肿、胸水、腹水。临床上常见于：①蛋白质合成减少，如亚急性重型肝炎、重度慢性肝炎、肝硬化、肝癌；②营养不良，蛋白质摄入不足或消化吸收不良；③蛋白丢失过多，如肾病综合征、蛋白丢失性肠病、严重烧伤等；④消耗增加，如重症结核、甲亢及恶性肿瘤等；⑤血液稀释，如水钠潴留或静脉补充过多的晶体溶液。

3. 血清总蛋白及球蛋白增高

血清总蛋白 >80 g/L 或球蛋白 >35 g/L，分别称为高蛋白血症（hyperproteinemia）或高球蛋白血症（hyperglobulinemia）。血清总蛋白增高主要是因球蛋白增高，其中又以 γ 球蛋白增高为主。常见于：①慢性肝脏疾病，如慢性肝炎、肝硬化、慢性酒精性肝病等；②M 球蛋白血症，如多发性骨髓瘤、原发性巨球蛋白血症等；③自身免疫性疾病，如系统性红斑狼疮、类风湿关节炎等；④慢性炎症，如结核病、疟疾、麻风病及慢性血吸虫病等。

4. 血清球蛋白浓度降低

主要见于 γ 球蛋白缺乏症、原发性低球蛋白血症，也见于长期使用糖皮质激素或其他免疫抑制剂的患者。

5. A/G 倒置

见于严重肝功能损伤及 M 球蛋白血症，如重度慢性肝炎、肝硬化、原发性肝癌、多发性骨髓瘤、原发性巨球蛋白血症等。

二、血清蛋白电泳

【原理】

在碱性环境中,血清蛋白均带负电荷,由于各种蛋白质的分子量不同,所带负电荷数不同,在电场中的泳动方向及速度也就不同。分子量小、带负电荷多者向正极泳动速度快;分子量大、带负电荷少者向正极泳动速度慢。电泳后,从正极开始,依次为白蛋白、α_1Glb、α_2Glb、βGlb 及 γGlb。

【参考值】

醋酸纤维膜电泳法:

Alb   0.61 ~ 0.71(61% ~ 71%);

α_1Glb   0.03 ~ 0.04(3% ~ 4%);

α_2Glb   0.06 ~ 0.10(6% ~ 10%);

βGlb   0.07 ~ 0.11(7% ~ 11%);

γGlb   0.09 ~ 0.18(9% ~ 18%)。

【临床意义】

1. 肝脏疾病

肝细胞受损时,血清蛋白电泳的共同特征是:Alb、α_1Glb、α_2Glb、βGlb 减少,γGlb 增加,其增减的幅度与肝实质损伤的范围和程度平行。γGlb 增加是受损的肝细胞作为自身抗原刺激机体免疫系统所致。

(1)肝炎。急性或轻度肝炎时,蛋白电泳可无变化;慢性肝炎或病情加重,则表现为Alb、α_1Glb、α_2Glb、βGlb 减少,γGlb 增加。球蛋白增加的程度与肝炎严重程度成正比。γGlb 长时间持续上升,是急性肝炎转为慢性肝炎并向肝硬化发展的先兆。

(2)肝硬化。白蛋白中度或高度减少,Alb、α_1Glb、α_2Glb、βGlb 也有降低倾向,而 γGlb 则增加显著。

(3)肝癌常与肝硬化合并发生,故蛋白电泳结果与肝硬化相似,但 α_1Glb、α_2Glb 常有增高,偶可在白蛋白与 α 球蛋白之间出现一条甲胎蛋白区带。

2. 其他疾病

(1)肾病综合征、糖尿病肾病时,由于血脂增高,可致 α_2Glb、βGlb 增高,同时白蛋白及 γGlb 可降低。

(2)浆细胞病,如多发性骨髓瘤、原发性巨球蛋白血症等 γGlb 明显增高,常表现为 γGlb 中单一免疫球蛋白增高,同时白蛋白可轻度降低(图 1 – 3 – 1)。

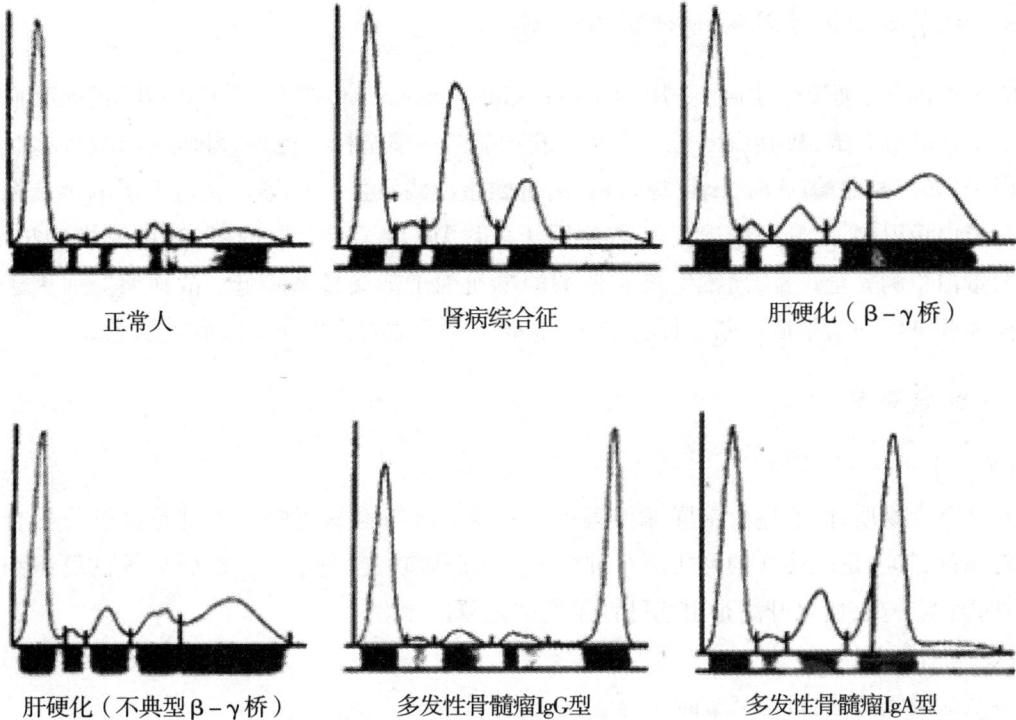

正常人　　　　　　　　肾病综合征　　　　　　　肝硬化（β-γ桥）

肝硬化（不典型β-γ桥）　　　多发性骨髓瘤IgG型　　　　多发性骨髓瘤IgA型

图1-3-1　血清蛋白电泳扫描图

三、血清前白蛋白（PAB）测定

【原理】

前白蛋白（prealbumin,PAB）由肝细胞合成,分子量小,比白蛋白还小,是一种载体蛋白,能与甲状腺素结合,又叫甲状腺素结合前白蛋白,并能运输维生素 A。

电泳时在白蛋白前方呈现一条染色很浅的区带。前白蛋白半衰期仅2天,故它反映肝细胞损害比白蛋白早,其血清浓度明显受营养状况及肝功能改变的影响。

【参考值】

放射免疫扩散法:成人280～360 mg/L；1～3 岁168～281 mg/L；1 岁100 mg/L。

【临床意义】

本指标主要有助于肝脏疾病的早期诊断。

1. 降低

见于:①肝脏疾患,如肝炎、肝硬化、肝癌及胆汁淤积性黄疸,尤其对早期肝炎、急性重型肝炎有特殊诊断价值;②营养不良、慢性感染、晚期恶性肿瘤、肾脏疾患丢失蛋白等。

2. 增高

见于 Hodgkin 病。

四、血浆凝血因子及凝血抑制因子测定

除组织因子、血管假性血友病因子(von Willebrand factor,vWF)及 Ca^{2+} 外,其他凝血因子几乎都在肝脏合成,故凝血因子亦为衡量肝功能的一项指标。此外,肝脏还合成许多凝血抑制因子,如抗凝血酶(AT)、α_2巨球蛋白、α_1抗胰蛋白酶及蛋白 C 等。凝血因子的半衰期比血清白蛋白短得多,尤其是维生素 K 依赖因子(Ⅱ、Ⅶ、Ⅸ、Ⅹ),因此在肝功能受损的早期,血清白蛋白检测完全正常,而维生素 K 依赖的凝血因子却又显著降低。故血浆凝血因子测定可作为肝脏疾病的早期诊断指标,并对术前准备时评估有无出血危险有重要意义。

五、血氨测定

【原理】

氨是有毒物质,能通过血脑屏障损害神经系统。维持血氨正常的关键是肝脏将氨合成尿素而解毒,其次是以铵盐的形式由肾脏排出。当肝脏功能严重受损(80%以上的肝组织被破坏)时血氨升高,血氨升高是引起肝性脑病的重要原因。

【参考值】

谷氨酸脱氢酶法:11～35 μmol/L。

【临床意义】

1.升高

见于:①严重肝脏损害,如重型肝炎、肝硬化、肝癌等;②肝外因素,如上消化道大出血、休克、尿毒症、高蛋白饮食或剧烈运动后。

2.降低

见于低蛋白饮食和严重贫血等。

第二节　胆红素代谢检查

胆红素绝大部分(80%～85%)来源于衰老、死亡的红细胞,15%～20%来源于旁路胆红素,这两种胆红素统称为游离胆红素,在血流中跟白蛋白结合,形成非结合胆红素(unconjugated bilirubin,UCB),UCB 在水中的溶解度低,不能自由透过各种生物膜,不能通过肾小球由尿液排出;在肝脏,UCB 跟白蛋白分离,与胆红素尿苷二磷酸葡萄糖醛酸结合,形成结合胆红素(conjugated bilirubin,CB),CB 在水中的溶解度高,能通过肾小球由尿液排出;CB 随胆汁进入肠道,形成尿胆素原、尿胆素,大部分随粪便(粪胆原)、少部分随尿液(尿胆原)排出体外;20%CB 由肠道重吸收经门脉入肝,形成胆红素代谢的肠肝循环。

肝对胆红素的代谢有着重要的作用,肝细胞对血液中非结合胆红素的摄取、结合和排泄三个过程中,任何一个过程发生障碍,均可引起胆红素在血液中积聚,出现黄疸。所以,血清胆红素的测定能准确反映黄疸的程度,对临床诊断隐性黄疸和黄疸的鉴别有重要意义。

血清中总胆红素（serum total bilirubin，STB）由非结合胆红素与结合胆红素组成。溶血性黄疸时，红细胞破坏过多，血中 UCB 增加，通过胆道进入肠道的胆红素增加，经细菌作用生成的尿胆原、粪胆原增加。阻塞性黄疸时，肝中 CB 反流进入血中，因而进入肠道减少，尿胆原、粪胆原减少。肝细胞性黄疸时，肝脏代谢血中 UCB 能力下降以及肝细胞损害，血循环异常，CB 反流入血，使血中 CB 和 UCB 均增加。

一、血清总胆红素、结合胆红素及非结合胆红素测定

【原理】

血清中的结合胆红素（conjugated bilirubin，CB）可与重氮试剂反应生成偶氮胆红素，而非结合胆红素（unconjugated bilirubin，UCB）在促进剂或表面活性剂帮助下才能形成偶氮胆红素。血清与重氮试剂结合后，在 1 min 时立即进行光电比色，所测定的胆红素其含量相当于结合胆红素。当 1 min 胆红素测定后，于该溶液中再加入定量乙醇溶液，使原来的非结合胆红素继续显色，再通过光电比色所测得的数值即为血清总胆红素（serum total bilirubin，STB）含量。总胆红素含量减去结合胆红素含量，即为非结合胆红素含量。

【参考值】

成人：STB 3.4 ~ 17.1 μmol/L，CB 0 ~ 6.8 μmol/L，UCB 1.7 ~ 10.2 μmol/L，CB/STB 0.2 ~ 0.4。

新生儿：0 ~ 1 天 STB 34 ~ 103 μmol/L，1 ~ 2 天 STB 103 ~ 171 μmol/L，3 ~ 5 天 STB 68 ~ 137 μmol/L。

【临床意义】

1. 反映黄疸的程度

STB 在 17.1 ~ 34.2 μmol/L，为隐性黄疸；34.2 ~ 171 μmol/L，为轻度黄疸；171 ~ 342 μmol/L，为中度黄疸；>342 μmol/L，为重度黄疸。

2. 推断黄疸的病因

根据血清 STB 升高的程度可推断产生黄疸的病因。溶血性黄疸，血清 STB <85.5 μmol/L；肝细胞性黄疸，血清 STB 为 17.1 ~ 171 μmol/L；不完全性梗阻性黄疸，血清 STB 为 171 ~ 342 μmol/L；完全性梗阻性黄疸，血清 STB 通常 >342 μmol/L。

3. 鉴别黄疸的类型

（1）STB 与 UCB 增高，见于溶血性黄疸。

（2）STB 与 CB 增高，见于阻塞性黄疸。

（3）STB、CB 及 UCB 均增高，见于肝细胞性黄疸等。

4. CB 与 STB 比值变化

其比值的变化，有助于判断黄疸类型。如 CB/STB <0.2 时，为溶血性黄疸；CB/STB 为 0.2 ~ 0.5，为肝细胞性黄疸；CB/STB >0.5，为阻塞性黄疸。

二、尿胆红素试验

【原理】

正常人尿中含微量胆红素(约为 3.4 μmol/L),血液中结合胆红素浓度超过肾阈值(>34.2 μmol/L)时,即可自尿中排出。

【参考值】

定性试验:阴性。定量:≤2 mg/L。

【临床意义】

尿胆红素阳性表明血结合胆红素增高。常见于:①胆汁排泄受阻,如肝外胆管梗阻和肝内小胆管压力增高;②肝细胞损害,如病毒性肝炎、药物及各种原因引起的中毒性肝炎等;③碱中毒时,胆红素分泌增加,可出现尿胆红素试验阳性。

三、尿胆原检查

在胆红素的肠肝循环过程中,仅有极少量的尿胆原(urobilinogen)逸入血液循环从肾脏排出。但受进食和尿液酸碱度的影响,在餐后或碱性尿中,因肾小管对尿胆原重吸收减少和肠道尿胆原生成增加,相反在酸性尿中则减少。

【参考值】

定性:阴性或弱阳性反应(尿液稀释 20 倍为阴性)。定量: < 6.76 μmol/24h。

【临床意义】

1. 尿胆原增高

见于:①溶血性黄疸;②肝细胞性黄疸时,因肝脏处理尿胆原的能力下降而从肾脏排泄,尿中尿胆原可增加;③其他,如高热、心功能不全时,由于尿量减少,尿胆原的含量可相对增加,顽固性便秘时,从肠道排泄的粪胆原减少而自肠道回吸收的尿胆原增加,尿胆原的排出亦可增加。

2. 尿胆原减少

见于:①阻塞性黄疸时,尿胆原减少或缺如;②新生儿及长期应用广谱抗生素时,因肠道菌群受到抑制,使肠道内尿胆原产生减少。

胆红素代谢的常用检查对 3 种黄疸的鉴别见表 1 - 3 - 1。

表 1 - 3 - 1　健康人及 3 种黄疸实验室检查鉴别表

	血清胆红素定量(μmol/L)			尿液		粪便	
	总胆红素	非结合胆红素	结合胆红素	尿胆原	尿胆红素	颜色	粪胆原
健康人	3.4 ~ 17.1	1.7 ~ 10.2	0 ~ 6.8	(1:20)	-	黄褐色	正常
溶血性黄疸	↑↑	↑↑	轻度↑或正常	强阳 +	-	加深	增加
阻塞性黄疸	↑↑	轻度↑或正常	↑↑	-	+	变浅或灰白色	↓或消失

续表

	血清胆红素定量（μmol/L）			尿液		粪便	
	总胆红素	非结合胆红素	结合胆红素	尿胆原	尿胆红素	颜色	粪胆原
肝细胞性黄疸	↑↑	↑	↑	不定	+	变浅或正常	↓或正常

四、胆汁酸代谢检查

【原理】

胆汁酸（bile acid，BA）是胆汁的主要成分，是肝细胞以胆固醇为原料合成的，随胆汁排泄进入肠道，经肠道细菌作用后，各种胆汁酸平均有95%被小肠重吸收，经门静脉进入肝脏，在肝细胞内，游离 BA 转变为结合 BA，再随胆汁排入肠道，形成"胆汁酸的肠肝循环"。因此，BA 测定能比较特异地反映肝细胞合成、摄取及分泌功能，并与胆道排泄功能有关，它对肝胆系统疾病诊断的特异性和灵敏性高于其他指标。可做空腹或餐后 2 h BA 测定，后者更灵敏。

【参考值】

总胆汁酸（酶法）:0～10 μmol/L。

【临床意义】

总胆汁酸增高见于:①肝细胞损害，如急性肝炎、慢性肝炎、肝硬化和肝癌等;②胆道梗阻，如胆石症和胆道肿瘤等;③门脉分流，肠道中次级胆汁酸经分流的门脉系统直接进入体循环;④进餐后血清胆汁酸可一次性增高。

第三节　脂类代谢功能检查

血清脂类包括胆固醇、胆固醇酯、磷脂、甘油三酯及游离脂肪酸，均合成于肝细胞。肝脏除合成胆固醇、脂肪酸等脂类外，还能利用食物中脂类及由脂肪组织而来的游离脂肪酸，合成甘油三酯及磷脂等，并能合成低密度脂蛋白、初生态高密度脂蛋白，以及酰基转移酶等。血液中的胆固醇及磷脂主要来源于肝脏。当肝细胞损伤时，脂肪代谢发生异常，因此测定血浆脂蛋白及脂类成分，尤其是胆固醇及胆固醇酯的改变，是评价肝脏对脂类代谢功能的重要手段。

一、血清胆固醇和胆固醇酯测定

详见"第一篇第五章临床常用生物化学检测第二节血清脂质和脂蛋白检测"的内容。

二、阻塞性脂蛋白 – X 测定

【原理】

阻塞性脂蛋白 – X（lipoprotein-X，LP-X）是在胆道阻塞胆汁淤积时，胆汁内的磷脂反流入血，出现的大颗粒脂蛋白，它是一种异常的低密度脂蛋白。

【参考值】

定性：阴性。定量：＜140 mg/L（琼脂糖凝胶电泳法）。

【临床意义】

1. 胆汁淤积性黄疸的诊断

LP-X 是诊断胆汁淤积性黄疸灵敏且特异的指标，血清 LP-X 阳性有助于胆汁淤积性黄疸的诊断。

2. 肝内、外阻塞的鉴别诊断

LP-X 的定量与胆汁游积程度相关，肝外阻塞比肝内阻塞引起胆汁淤积程度严重，一般认为其定量超过 2 g/L，提示肝外胆道阻塞。

第四节　肝脏疾病常用的血清酶检测

酶是活体细胞产生并能在体内外起催化作用的一种特殊蛋白质，人体内一切代谢都是有酶催化进行的。酶的种类很多，不同的器官和组织所含的酶水平不同，同一种酶在不同的器官和组织的含量也不一样，通过酶及其同工酶的测定，对确定某一器官或组织有无病变及判断病变程度有重要意义。

同工酶（isoenzymes）是指具有相同催化活性，但分子结构、理化性质及免疫学反应等都不相同的一组酶，因此又称同工异构酶。这些酶存在于人体的不同组织，或在同一组织、同一细胞的不同细胞器中，因此同工酶测定有助于对肝胆系统疾病的鉴别诊断。

酶蛋白含量约占肝总蛋白含量的 2/3，所以肝脏是人体含酶最丰富的器官。肝细胞中所含的酶种类已知数百种，在全身物质代谢及生物转化中都起重要作用，但常用于临床诊断的有 10 余种。这些具有一定组织特异性的酶类包括这样几种：①存在于肝细胞内的酶，如 ALT/AST/LDH 等。肝细胞损伤时，细胞内酶释放入血，血清中酶活性增高。②肝细胞合成的酶，如凝血酶等。肝病时，血清中酶活性降低。③一些酶经胆道排泄，如 ALP/GGT 等。胆道阻塞，排泄受阻，血清中酶活性增高。

这些具有一定组织特异性的酶，在物质代谢及生物转化中发挥着重要作用。肝脏病变时，常导致血清酶浓度或活性发生明显变化，因此，根据酶活性测定可以对肝脏的某些疾病进行诊断、鉴别诊断、病情观察、疗效判定和预后评估。

一、血清氨基转移酶及其同工酶测定

【原理】

氨基转移酶是一组催化氨基酸与 α - 酮酸之间的氨基转移反应的酶类。用于肝功能检查的主要是丙氨酸氨基转移酶(alanine aminotransferase, ALT) 和天门冬氨酸氨基转移酶(aspartate aminotransferase, AST)。ALT 主要分布在肝脏,其次是骨骼肌、肾脏、心肌等; AST 主要分布在心肌,其次是肝脏、骨骼肌和肾脏等。在肝细胞中, ALT 主要存在于非线粒体中, AST(约 80%)主要存在于线粒体内。ALT 与 AST 均为非特异性细胞内功能酶,正常时血清的含量很低,但当肝细胞受损时,肝细胞膜通透性增加,胞浆内的 ALT 与 AST 释放入血浆,致使血清 ALT 与 AST 的活性升高。

AST 在肝细胞中有两种同工酶,存在于线粒体中者,称为线粒体 AST(mitochondrial AST, ASTm);存在于线粒体以外胞浆中者,称为上清液 AST(supernatant AST, ASTs)。正常血清中大部分为 ASTs, ASTm 仅占 10% 以下。当肝细胞受到轻度损害,线粒体未遭破坏,血清中 ASTs 漏出增加,而 ASTm 正常;如肝细胞严重损害,线粒体遭到破坏,此时血清中 ASTm 升高,因此 ASTm 升高表明肝细胞坏死严重。

因此,肝细胞损害、膜通透性增加,胞浆内的酶逸出进入血浆,这个时候,以 ALT 增加为主, ALT / AST > 1;当肝细胞损害非常严重,线粒体膜损伤, AST 大量增加, ALT/AST < 1。

【参考值】

连续监测法(37 ℃): ALT 5 ~ 40 U/L; AST 8 ~ 40 U/L; ALT/AST ≤ 1。

【临床意义】

1. ALT、AST 活性及 ALT/AST 变化

ALT、AST 增高可反映组织损害程度及坏死程度。

(1)肝脏疾病。①急性病毒性肝炎: ALT 与 AST 显著升高,可达正常上限的 20 ~ 100 倍,以 ALT 升高更明显,故 ALT/AST > 1,虽然非特异性指标,但阳性率高达 90% ~ 100%,是诊断急性病毒性肝炎的重要检测项目,随病情好转, ALT 与 AST 逐渐下降至正常。但有时候,转氨酶升高程度与肝脏损伤的严重程度并非完全一致。如重型肝炎, ALT 与 AST 均升高,但以 AST 升高为主。若黄疸进行性加深,酶活性反而降低,称为"胆 - 酶分离"(enzyme bile separation),提示肝细胞严重坏死,预后不良。②慢性病毒性肝炎: ALT 与 AST 正常或轻度升高, ALT/AST > 1。如果 AST 升高明显, ALT/AST < 1,提示慢性肝炎有可能急性恶化或反跳。③肝硬化:酶活性取决于肝细胞进行性坏死程度,终末期活性正常或降低。④肝癌:基本同肝硬化表现。⑤非病毒性肝病:如药物性肝炎、脂肪肝等。ALT 与 AST 正常或轻度升高, ALT/AST < 1。酒精性肝病时 ALT 基本正常, AST 显著升高,可能与酒精具有线粒体毒性及酒精抑制吡哆醛活性有关。⑥淤胆型肝炎:转氨酶活性正常或轻度升高。

(2)急性心肌梗死。急性心肌梗死 6 ~ 8 h 后 AST 开始升高,48 ~ 60 h 达高峰,高峰时 AST 的浓度可达正常参考值上限的 4 ~ 10 倍,与心肌梗死的范围和病变程度有关,4 ~ 5 天恢

复正常。如果再次升高,提示梗死范围扩大或发生了新的梗死。

(3)其他疾病。如骨骼肌疾病、肾梗死、胰梗死、肺梗死、休克及传染性单核细胞增多症等,转氨酶轻度升高。

2. AST 同工酶变化

(1)急性病毒性肝炎。轻、中度急性肝炎,血清 AST 轻度升高,且以 ASTs 升高为主,ASTm 正常。

(2)重型肝炎。血清 ASTm 升高。

(3)其他肝病。中毒性肝炎、妊娠脂肪肝、肝动脉栓塞术后以及急性心肌梗死等,血清ASTm 升高。

二、碱性磷酸酶及其同工酶测定

【原理】

碱性磷酸酶(alkaline phosphatase,ALP)是在碱性环境中(pH 8.6 ~ 10.3)水解磷酸酯酶产生磷酸的非特异性酶类。ALP 主要分布在肝脏、骨骼、肾、小肠及胎盘中。血清中的 ALP主要来自肝脏和成骨细胞。肝脏中的 ALP 主要分布在肝细胞的血窦侧和毛细胆管侧的微绒毛上,肝内及来自肝外的 ALP 经胆汁排入小肠。ALP 的测定常作为肝脏疾病的检查指标之一;胆道阻塞时 ALP 排泄减少,亦可引起血清中 ALP 升高。

碱性磷酸酶同工酶有 6 种类型,即 ALP$_1$ ~ ALP$_6$,ALP$_2$、ALP$_3$、ALP$_4$、ALP$_5$ 分别称为肝型、骨型、胎盘型和小肠型,ALP$_1$ 是细胞膜组分和 ALP$_2$ 的复合物,ALP$_6$ 是 IgG 和 ALP$_2$ 的复合物。

【参考值】

ALP(连续监测法,30 ℃):成人 40 ~ 110 U/L;儿童 < 250 U/L。

ALP 同工酶:正常人血清中以 ALP$_2$ 为主,占总 ALP 的 90%,出现少量 ALP$_3$。发育中的儿童 ALP$_3$ 增多为主,占总 ALP 的 60% 以上。妊娠晚期 ALP$_4$ 增多,占总 ALP 的 40% ~ 65%。

【临床意义】

(1)生理性增加。见于生长中的儿童(ALP$_3$)及妇女妊娠中晚期(ALP$_4$)。

(2)胆道阻塞。各种肝内、外胆管阻塞性疾病时,ALP 明显升高,以 ALP$_1$ 为主(尤其是癌性梗阻时,100% 出现 ALP$_1$,ALP$_1$ > ALP$_2$),且与血清胆红素升高相平行,故 ALP 有"胆汁淤滞指示酶"之称。

(3)肝脏疾病。急性肝炎时,ALP$_2$ 明显增加,ALP$_1$ 轻度增加,且 ALP$_1$ < ALP$_2$;肝硬化患者 80% 以上 ALP$_5$ 明显增加,可达总 ALP 的 40% 以上。

(4)骨骼疾病。如纤维性骨炎、佝偻病、骨软化症、成骨细胞瘤及骨折愈合期等,血清ALP 亦升高。

(5)黄疸的鉴别诊断。①胆汁淤积性黄疸:ALP 和血清胆红素明显升高,转氨酶仅轻度增加。②肝细胞性黄疸:血清胆红素中度增加,转氨酶活性很高,ALP 正常或稍高。③肝内局限性胆道阻塞:如原发性与转移性肝癌、肝脓肿等,ALP 明显增高,转氨酶无明显增高,血清胆红素大多正常。

三、γ-谷氨酰转移酶测定

【原理】

γ-谷氨酰转移酶(γ-glutamyl transferase,γ-GT)是催化谷胱苷肽上γ-谷氨酰基转移到另一个肽或另一个氨基酸上的酶。γ-GT主要存在于细胞膜和微粒体上,参与谷胱苷肽的代谢。γ-GT存在于血清及除肌肉以外的所有细胞中,肾脏中含量最为丰富,但血清中γ-GT主要来自肝胆系统。γ-GT在肝脏中广泛分布于肝细胞的毛细胆管一侧和整个胆管系统。因此,当肝内合成亢进或胆汁排出受阻时,血清中γ-GT增高。

【参考值】

连续监测法(硝基苯酚为底物,37℃):<50 U/L。

【临床意义】

(1)肝脏疾病。急性肝炎γ-GT中度升高;慢性肝炎及肝硬化的非活动期,γ-GT活性正常,若γ-GT持续升高,提示病变活动或病情恶化。肝癌时可达参考值上限的10倍以上,若与AFP联合检测,可提高肝癌正确诊断率。急性或慢性酒精性肝炎、药物性肝炎,γ-GT可明显或中度以上升高(300~1000 U/L),ALT和AST仅轻度增高,甚至正常。脂肪肝γ-GT亦可轻度升高。

(2)胆道阻塞。可达正常水平的5~30倍,如原发性胆汁性肝硬化、硬化性胆管炎等。

(3)其他疾病。胰腺炎、胰腺肿瘤、前列腺肿瘤等,γ-GT亦可轻度增加。

四、谷氨酸脱氢酶测定

【原理】

血清谷氨酸脱氢酶(glutamine dehydrogenase,GLDH或GDH)是仅存在于细胞线粒体内的酶。血清GDH主要来源于肝,其次为心肌和肾脏,少量来源于脑、骨骼肌和白细胞。在肝脏,GDH主要分布于肝小叶中央区肝细胞线粒体中,其活性测定是反映肝线粒体损害的敏感指标,反映肝小叶中央区的坏死。

【参考值】

速率法(37℃):男性,0~8 U/L;女性,0~7 U/L。

【临床意义】

(1)肝细胞中毒坏死。卤烷、四氯化碳、砷化合物等致肝细胞中毒坏死时,GDH升高最明显(可达参考值上限10~100倍);酒精中毒伴肝细胞坏死时,GDH增高比其他指标敏感。

(2)慢性肝炎、肝硬化。GDH升高较明显。慢性肝炎时,GDH升高可达参考值上限4~5倍;如果肝硬化初期GDH轻微升高或正常,之后又出现GDH升高,说明肝硬化进展,提示发生肝癌;原发性胆汁性肝硬化时,GDH明显升高。

(3)急性肝炎。GDH主要位于肝小叶中央区肝细胞内,而ALT主要分布在肝小叶周边。

因此,相比 ALT 而言,GDH 升高反映肝小叶中央区坏死。

(4)肝癌、阻塞性黄疸。GDH 显著升高。

(5)其他疾病。GDH 显著增高通常是细胞严重受损的标志。急性右心衰、长期脓毒性 – 中毒性循环衰竭、严重呼吸衰竭、肺栓塞引起的肺源性心脏病(简称"肺心病")等,GDH 活性显著升高。

五、乳酸脱氢酶及其同工酶测定

【原理】

乳酸脱氢酶(lactic acid dehydrogenase, LDH)是一种糖酵解酶,催化 L – 乳酸氧化生成丙酮酸。LDH 广泛存在于人体各组织中,以心肌、骨骼肌、肾脏中含量最多,其次为肝、脾、胰、肺及肿瘤组织,红细胞内 LDH 含量为血清的 100 倍。当上述组织损伤时,LDH 进入血液,使血中 LDH 水平升高。

LDH 有 5 种同工酶($LDH_1 \sim LDH_5$),LDH_1 在心肌中含量最高;LDH_5 主要含于骨骼肌,其次为肝脏、血小板等;LDH_3 在肺及脾中含量较高,其次为脑、肠、淋巴与分泌腺等。

【参考值】

LDH 活性:连续监测法,104 ~ 245 U/L;速率法(30 ℃),95 ~ 200 U/L。

LDH 同工酶(圆盘电泳法):LDH_1 为 32.7% ±4.6%;LDH_2 为 45.1% ±3.53%;LDH_3 为 18.5% ±2.96%;LDH_4 为 2.9% ± 0.89%;LDH_5 为 0.85% ±0.55%。

【临床意义】

(1)肝胆疾病。急性肝炎、重度慢性肝炎及肝癌(尤其是转移性肝癌)时,LDH 显著升高。LDH_5 增高是诊断肝细胞坏死的敏感指标,肝细胞黄疸时 $LDH_5 > LDH_4$,阻塞性黄疸时 $LDH_4 > LDH_5$。

(2)急性心肌梗死。发病后 8 ~ 18 h LDH 开始升高,24 ~ 72 h 达高峰,6 ~ 10 天恢复正常。升高后恢复迟缓或病程中再次升高,提示梗死范围扩大或再梗死;急性心肌梗死早期 LDH_1 和 LDH_2 均增高,尤以 LDH_1 增高更早、更显著,表现为 $LDH_1 > LDH_2$。

(3)其他疾病。溶血性疾病、恶性肿瘤、白血病、淋巴瘤、骨骼肌损伤、胰腺炎等,LDH 均可升高。恶性肿瘤时,肿瘤增长速度与 LDH 增高程度有一定关系,如肿瘤扩散到肝脏往往伴有 LDH_4 和 LDH_5 增高。60% 的白血病患者有 LDH 增高,其中 LDH_3 和 LDH_4 升高更明显。

第五节　病毒性肝炎标志物检测

病毒性肝炎的病原体目前认识清楚的已有 6 种,即甲型肝炎病毒(hepatitis A virus, HAV)、乙型肝炎病毒(hepatitis B virus, HBV)、丙型肝炎病毒(hepatitis C virus, HCV)、丁型肝炎病毒(hepatitis D virus, HDV)、戊型肝炎病毒(hepatitis E virus, HEV)和庚型肝炎病毒(hepatitis G virus, HGV)。

肝炎病毒标志物主要包括:各型肝炎病毒相关抗原、抗体、核酸。

一、甲型肝炎病毒标志物检测

HAV 是直径为 27 nm 的 20 面体球状颗粒,为嗜肝 RNA 病毒。通过粪—口途径传播。HAV 感染后,先在肠上皮细胞增殖,而后入血达肝细胞,主要引起急性肝炎。机体感染 HAV 后,可产生抗体 IgM、IgA 和 IgG。用于病毒标志物的有甲型肝炎病毒抗原(HAV Ag)、甲型肝炎病毒抗体(IgM、IgA 和 IgG)及 HAV RNA。

【参考值】

ELISA、RIA 法和 PCR 技术:抗 HAV IgM、抗 HAV IgA、抗 HAV IgG、HAV Ag 及 HAV RNA 均为阴性。

【临床意义】

1. 抗 HAV IgM

HAV 感染后数天即可阳性,血中持续 3～6 个月,是早期诊断甲肝的最简便而特异的血清学标志。

2. 抗 HAV IgG

出现稍晚,2～3 个月达高峰,持续多年甚至终身,抗 HAV IgG 为保护性抗体,是具有免疫力的标志。单份抗 HAV IgG 阳性,表示受过 HAV 感染,可作为流行病学调查及疫苗效果观察。如果急性期和恢复期双份抗 HAV IgG 滴度有 4 倍以上升高,亦是诊断甲型肝炎的依据。

3. HAV Ag

存在于 HAV 感染后 10～20 天的粪便中,其阳性可证实 HAV 在体内的存在,目前只用于实验研究。

4. HAV RNA

HAV RNA 是诊断甲型肝炎的特异性指标,只用于实验研究。

二、乙型肝炎病毒标志物检测

HBV 是乙型肝炎的病原体,属嗜肝 DNA 病毒,传播途径主要是血液途径,但性接触、母婴垂直、唾液等传播途径也不容忽视。

HBV 呈球形,直径 42 nm,具有双层衣壳。HBV 基因结构独特而精密,由不完全的环状双链 DNA 组成,即长链(负链)和短链(正链)。HBV 基因组中 4 个开放读码框(open reading frame,ORF),均位于长链,分别是 S 区、C 区、P 区和 X 区。S 区又分为前 S1、前 S2 及 S 编码区,分别编码前 S1 蛋白(pre-S1)、前 S2 蛋白(pre-S2)及 HBsAg。前 S 蛋白有很强的免疫原性。C 区由前 C 基因和 C 基因组成。前 C 基因开始编码(含前 C 基因和 C 基因),经加工后分泌到细胞外即为 HBeAg,C 基因编码 HBcAg。P 区是最长的读码框,编码多种功能蛋白,包括具有反转录酶活性的 DNA 聚合酶、RNA 酶 H(RNAaseH)等,参与 HBV 的复制。X 基因编码 X 蛋白,即 HBxAg(hepatitis B xantigen),促进 HBV 或其他病毒(如艾滋病病毒)的复制。另外,HBxAg 在原发性肝细胞癌的发生中可能起重要作用。HBV 核心结构的内部含有 HBV 的 DNA(HBV-DNA)和 DNA 聚合酶。DNA 聚合酶能以 RNA 为模板转录 DNA 的反转录酶功能,又有合成 DNA 的功能(图 1-3-2)。

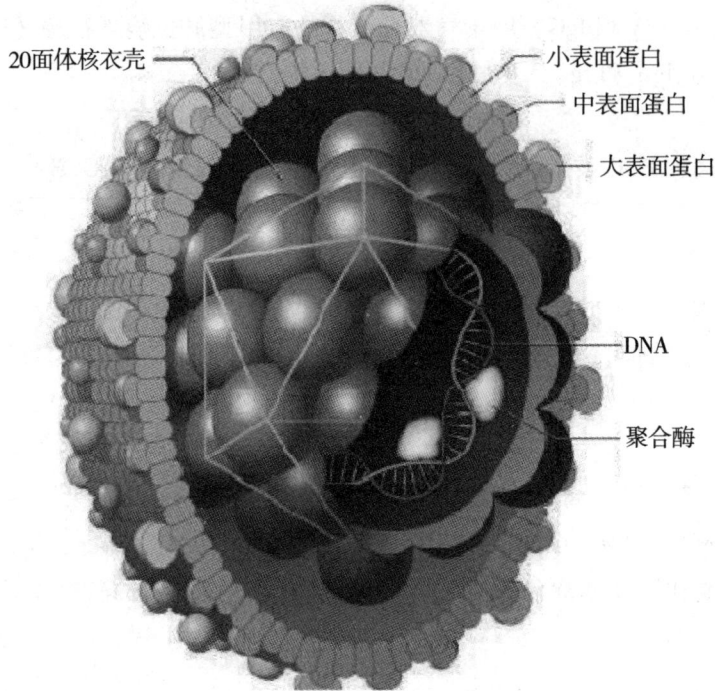

图 1-3-2 乙型肝炎病毒(HBV)结构示意图

(一)乙肝六项测定

乙肝六项包括表面抗原 HBsAg、核心抗原 HBcAg、E 抗原 HBeAg 及相应抗体。

【临床意义】

1. HBsAg 及抗 HBs 测定

HBsAg 阳性是感染 HBV 的标志。见于:①乙型肝炎潜伏期和急性期;②慢性肝炎、肝硬化及肝癌;③慢性 HBsAg 携带者。

抗 HBs 一般在发病后 3~6 个月才出现,是一种保护性抗体。抗 HBs 阳性表示对 HBV 有免疫力,见于乙型肝炎恢复期、曾感染过 HBV 及接种乙型肝炎疫苗后。

2. HBcAg 及抗 HBc 测定

HBcAg 主要存在于受感染的肝细胞内,血液中游离的 HBcAg 极少,故较少用于临床常规检测。HBcAg 与 HBV DNA 呈正相关,HBcAg 阳性提示 HBV 复制,含量愈高,复制愈活跃,传染性强,预后较差。

抗 HBc 不是中和抗体,而是反映肝细胞受到 HBV 侵害的可靠指标,主要有 IgM 和 IgG 两型。抗 HBc IgM 是机体感染 HBV 后在血液中最早出现的特异性抗体,提示 HBV 复制活跃且传染性强,其阳性见于急性乙肝或慢性乙肝急性发作。抗 HBc IgM 转阴,提示乙型肝炎逐渐恢复。抗 HBc IgG 出现较晚,其阳性可持续多年甚至终身。高滴度抗 HBc IgG 表示现症感染,常与 HBsAg 并存;低滴度抗 HBc IgG 表示过去感染,常与抗 HBs 并存。只要感染过 HBV,无论病毒是否被清除,此抗体多为阳性,所以可作为 HBsAg 阴性的 HBV 感染的敏感指标,也可用作乙型肝炎疫苗、血液制品的安全性鉴定和献血员的筛选。

3. HBeAg 及抗 HBe 测定

HBeAg 阳性常有 HBcAg 阳性,表示 HBV 在复制,传染性强。HBeAg 持续阳性,表明肝细胞损害严重,且可转化为慢性乙型肝炎或肝硬化。如果 HBeAg 转阴而抗 HBe 阳转,称为 HBeAg 血清学转换,说明 HBV 被清除或抑制,复制减少,传染性降低。抗 HBe 不是保护性抗体,不能抑制 HBV 的增殖,部分慢性乙型肝炎、肝硬化、肝癌患者可检出抗 HBe。

(二)乙型肝炎病毒 DNA (HBV DNA)测定

【参考值】

PCR 法、荧光定量 PCR 法:定性,阴性;定量,$10^2 \sim 10^8$ copies/ml。

【临床意义】

HBV DNA 测定是诊断乙型肝炎的直接依据,比血清免疫学检查更灵敏,特异性更强。同时还可作为疗效判定、耐药分析和病毒基因变异的检测。

(三)前 S1 蛋白和前 S1 抗体测定

HBV 表面抗原前 S1 蛋白位于病毒颗粒的表面,是乙肝病毒识别肝细胞表面特异性受体的主要成分,是乙肝病毒活动和复制的标志物。

【参考值】

ELISA 法或 RIA 法:Pre-S1 为阴性,抗 Pre-S1 为阴性。

【临床意义】

前 S1 蛋白阳性提示病毒复制活跃,具有较强的传染性。如持续阳性,提示感染慢性化。抗前 S1 抗体是 HBV 的中和抗体,能阻止 HBV 入侵肝细胞。抗前 S1 抗体阳性见于急性乙肝恢复早期,常表示 HBV 正在或已经被清除,是观察乙肝病情、了解预后及乙肝疫苗接种后是否有效的指标。

(四)前 S2 蛋白和前 S2 抗体测定

HBV 表面抗原前 S2 蛋白是 HBV 表面蛋白成分,为 HBV 侵入肝细胞的主要结构成分;HBV 表面抗原前 S2 抗体是 HBV 的中和抗体。

【参考值】

ELISA 法或 RIA 法:Pre-S2 为阴性,抗 Pre-S2 为阴性。

【临床意义】

Pre-S2 阳性提示 HBV 复制异常活跃,有传染性。抗 Pre-S2 是 HBV 的中和抗体,阳性见于乙肝急性期及恢复早期,提示 HBV 已被清除,预后较好。HBV 标志物检测与分析见表 1 - 3 - 2。

表 1 - 3 - 2　HBV 标志物检测与分析

HBsAg	抗 HBs	HBeAg	抗 HBe	抗 HBc	HBV DNA	临床意义
+	−	+	−	+	+	急性或慢性乙肝,传染性强(俗称"大三阳")
+	−	−	−	+	+	急性、慢性乙肝,或慢性 HBsAg 携带者
+	−	−	+	+	+	急性乙肝恢复期,或慢性乙肝,传染性低
−	+	−	−	+	−	急性 HBV 感染恢复期,或既往感染乙肝,有免疫性
−	−	−	+	−	+	乙肝恢复期,传染性低
−	−	−	−	+	+	急性 HBV 感染诊断空白期,或 HBV 平静携带期
−	+	−	−	−	−	既往感染、接种过疫苗及乙型肝炎康复
−	+	−	+	+	+	急性乙肝恢复中,正在产生免疫
−	−	−	−	−	−	排除乙型肝炎

三、丙型肝炎病毒标志物检测

HCV 为直径 30 ~ 60 nm 的 RNA 病毒,主要通过血液传播,输血后肝炎 70% 是丙型肝炎。HCV 主要在肝细胞内复制,引起的丙型肝炎虽较乙型肝炎轻,但更易转变为慢性。

【参考值】

ELISA 法及 RIA 法:抗 HCV IgM 和抗 HCV IgG 均为阴性。

斑点杂交试验及 RT-PCR 法:HCV RNA 为阴性。

【临床意义】

1. 丙型肝炎抗体的检测

丙型肝炎抗体是有传染性的标志,而不是保护性抗体。①抗 HCV IgM 在发病后即可检测到,持续 1 ~ 3 个月,6 个月内不能转阴者,提示转为慢性丙型肝炎,故抗 HCV IgM 阳性提示现症 HCV 感染。②抗 HCV IgG 阳性,表示已有 HCV 感染。输血后肝炎有 80% ~ 90% 的患者丙型肝炎抗体阳性。

2. HCV RNA 的检测

HCV 感染后 1 ~ 2 周即可从血中检出 HCV RNA,HCV RNA 阳性是 HCV 感染和复制的直接标志,传染性强。HCV RNA 定量测定,有助于了解病毒复制程度、抗病毒治疗的选择及疗效评估等。

四、丁型肝炎病毒标志物检测

HDV 呈球形,直径 35 ~ 37 nm。HDV 是一种缺陷病毒,需借助 HBV 外壳才能复制,故 HDV 只有和 HBV 共存的情况下才能感染病人。丁型肝炎病毒抗原(HDV Ag)、抗 HDV IgG

和抗 HDV IgM、HDV RNA 是 HDV 的标志物。

【参考值】

RIA 和 ELISA 法：HDV Ag、抗 HDV IgG 和抗 HDV IgM 均为阴性。RT-PCR 法：HDV RNA 为阴性。

【临床意义】

1. HDV Ag

在感染后出现较早，但持续时间短（1～2 周）。HDV Ag 与 HBsAg 同时阳性，表示丁肝与乙肝病毒同时感染，易迅速发展为慢性或重型肝炎。

2. 抗 HDV IgG

只能在 HBsAg 阳性的血清中检测到，是诊断丁型肝炎的可靠指标，即使 HDV 感染终止后仍可持续多年。

3. 抗 HDV IgM

阳性见于急性 HDV 感染。抗 HDV IgM 出现较早，持续时间较短，可用于丁型肝炎早期诊断。HDV 和 HBV 联合感染时，抗 HDV IgM 一过性升高；重叠性感染时，抗 HDV IgM 持续性升高，此类患者易迅速发展为肝硬化或肝癌。

4. HDV RNA

阳性是诊断 HDV 感染最直接的依据。

五、戊型肝炎病毒标志物检测

HEV 是直径 27～34 nm 的球形 RNA 病毒，通过粪—口途径传播，主要引起急性肝炎。病毒感染后，机体可产生抗 HEV IgM 和抗 HEV IgG 抗体，两者均可作为近期感染的标志。

【参考值】

ELISA 法及 RIA 法：抗 HEV IgM 阴性，抗 HEV IgG 阴性。

RT-PCR 法：HEV RNA 阴性。

【临床意义】

95％的急性期病人抗 HEV IgM 阳性（持续 2～3 个月），是确诊 HEV 感染较为可靠的指标。抗 HEV IgG 急性期滴度较高，恢复期则明显下降，在血中可持续约 1 年，提示戊型肝炎病后免疫不能持久。HEV RNA 阳性是确诊 HEV 感染的可靠依据，可证实抗体检测结果。

六、庚型肝炎病毒标志物检测

HGV 颗粒直径 50～100 nm，包括两种类型：极低密度的病毒颗粒和核衣壳颗粒。

【参考值】

ELISA 法：抗 HGV 阴性。RT-PCR 法：HGV RNA 阴性。

【临床意义】

抗 HGV 阳性表示曾感染过 HGV，多见于输血后肝炎或使用血液制品引起 HGV 合并

HCV 感染的患者。HGV RNA 阳性表明有 HGV 感染存在。

第六节　肝脏病常用实验室检查的选择

肝脏是人体重要的器官之一,具有多种多样的物质代谢功能,由于肝脏功能复杂,再生能力和代偿能力很强,疾病种类繁多,肝功能受损程度各不相同,加之目前尚缺乏能够完整和特异性地反映肝功能状态的检查方法,因此根据检查目的和适应证,优化组合检查项目显得非常重要。肝脏病常用检查项目选择原则如下:

(1)体检是否有肝病,可查 ALT、肝炎病毒标志物、血清蛋白电泳、STP、A/G 比值,疑有胆道疾病时,可进一步查 ALP、γ-GT。

(2)黄疸病人应查总胆红素、结合胆红素、尿中尿胆原和胆红素,以及 ALT/AST 和 ALP。

(3)疑为原发性或转移性肝癌时,除检查血清 ALT、AST、STB 外,还须检查血清 AFP、γ-GT、ALP 等。

(4)急性肝炎包括病毒性或中毒性肝炎,须查 ALT、STB、CB、尿中尿胆原、尿胆红素、肝炎病毒标志物等;慢性肝炎时,除检查 ALT、STB、CB,还须检查 AST、ALP、γ-GT、STP、A/G 比值及血清蛋白电泳等。

(5)诊断肝纤维化及肝硬化时,除检查血清 STP、A/G 比值、血清蛋白电泳等外,还须检查 MAO、PH、PⅢP、ALT、STB、CB 等。

(6)判定肝病疗效及选择肝病用药时,根据患者的病情选择几项肝功能试验并定期复查作动态观察,这在一定程度上能反映治疗是否有效。如 ALT、AST 能比较敏感地提示肝细胞损伤及其损伤的程度,急性肝炎可选择。一般而言,对急性肝细胞损伤的诊断以 ALT 最敏感,而反映损伤程度则以 AST 较敏感。慢性肝炎 γ-GT 持续不降,常提示病变活动。黄疸患者出现"酶－胆分离"现象,则提示病情加重,有可能转为重症肝炎。Ⅲ型前胶原氨基末端肽(PⅢP)与肝纤维化程度呈正相关,故可作为肝纤维化的监测指标。

(组稿:周洁　校对:熊丽娟)

第四章
常用肾脏功能实验室检测

肾脏是一个重要的实质性生命器官,肾实质分皮质和髓质两部分,基本功能单位称为肾单位,主要功能是生成尿液,以维持体内水、电解质、蛋白质、渗透压、酸碱平衡等代谢平衡,维持内环境稳定。肾脏还具有内分泌功能,如生成肾素、促红细胞生成素、激肽、前列腺素、活性维生素 D 等,以调节血压、红细胞生成和钙磷代谢。肾脏常用的实验室检查主要包括:①尿液检测;②肾活检;③肾功能实验。其中,肾功能实验主要包括肾小球滤过功能和肾小管重吸收、酸化等功能检测。肾功能检查是判断肾脏疾病严重程度和预后、药物疗效和调整某些药物剂量的依据,但没有早期诊断肾脏疾病的价值。

第一节　肾小球功能检测

肾小球的主要功能是滤过功能,而评价滤过功能最重要的指标是肾小球滤过率(glomerular filtration rate,GFR)。单位时间内,经肾小球滤出的血浆液体量,称为肾小球滤过率(GFR)。GFR 是反映肾小球滤过功能的客观指标,GFR 尚不能直接测定,临床常用内生肌酐清除率(endogenous creatinine clearance rate,Ccr)和血清胱抑素 C 间接敏感地反映,此外,血清肌酐、尿素的变化也可一定程度上间接反映肾小球的滤过功能。临床上设计了各种物质的肾血浆清除率试验。

肾清除率:指双肾在单位时间(分钟)内,能将多少毫升血浆中所含的某物质全部清除出去。各种物质经肾排出的方式大概分 4 种:①全部由肾小球滤过,肾小管不吸收、不分泌,如菊粉,可以完全反映 GFR,是肾小球滤过率测定的理想试剂;②全部由肾小球滤过,肾小管不吸收、少分泌,如肌酐等,可基本代表 GFR;③全部由肾小球滤过后,又被肾小管全部吸收,如葡萄糖,可作为肾小管最大吸收率测定;④除肾小球滤过外,大部分通过肾小管周围毛细血管向肾小管分泌后排出,如对氨基马尿酸。

一、血清尿素测定

尿素是蛋白质代谢的终末产物之一，在肝中经鸟氨酸循环生成，进入血液循环，肾小球滤过，30%~40%由肾小管重吸收、少排泌，随尿液排出体外。

当肾实质受损害时，GFR降低，血清尿素（serum urea，SU）浓度增高，因此测定SU，可以判断肾小球的滤过功能，作为粗略反映GFR的指标。

【参考值】

成人：1.78~7.14 mmol/L；儿童：1.8~6.5 mmol/L。

【临床意义】

各种肾脏疾患SU均增高，也受肾外因素的影响，SU测定不敏感，也非肾功能的特异指标。

1. 肾前性因素

（1）肾血流量不足：充血性心力衰竭、肾动脉狭窄等导致肾灌注减少，急性失血、休克、脱水（剧烈呕吐和长期腹泻等）、烧伤等有效循环血量减少，均可导致GFR降低而SU增高。

（2）体内蛋白分解代谢亢进：如甲状腺功能亢进、上消化道出血、大面积烧伤、高热及挤压综合征等导致SU升高。

2. 肾性因素

各种原因引起的肾小球滤过功能损伤。见于：

（1）原发性肾小球疾病，如肾小球肾炎，肾病综合征。

（2）继发性肾小球疾病，如狼疮性肾炎、紫癜性肾炎、慢性肾盂肾炎、中毒性肾病等。

轻度肾功能受损，SU无变化；SU增高，表明50%以上的有效肾单位受损，因此非早期诊断指标；血SU增高的程度与尿毒症病情的严重性成正比，对其诊断及预后估计有重要的意义。

3. 肾后性因素

如前列腺增生症、尿路结石、膀胱肿瘤等，引起尿道受压、尿道狭窄，尿液排出障碍，SU增高。

二、血肌酐测定

血中的肌酐（creatinine，Cr）由外源性和内生性两类组成，血中的肌酐主要由肾小球过滤排出体外，肾小管基本不重吸收、分泌也少，当控制外源性肌酐的摄入，恒定内生肌酐的生成，血中肌酐浓度决定于GFR。

【参考值】

全血肌酐 88.4~176.8 μmol/L。

【临床意义】

肾脏的储备力、代偿力很大，而且血Cr清除比SU快，其含量增高在SU之后，故肾小球早期、轻度受损时,血 Cr 可正常;当肾小球滤过功能下降到正常人的 1/3,血 Cr 浓度才明显上升。故血 Cr 可以作为反映肾小球滤过功能受损的指标,比 SU 更特异、敏感,但也非早期诊断指标。

1. Cr 升高

见于各种原因引起的肾小球滤过功能减退,但对早期诊断并不敏感。由于血 Cr 测定比 Ccr 测定简便,临床更为常用。

2. 评估肾功能损害的程度

血 Cr 浓度与慢性肾衰竭的程度成正比。根据全血 Cr 的水平,对肾功能分期:133 ~ 177 μmol/L 为肾功能代偿期;186 ~ 442 μmol/L 为肾功能失代偿期;451 ~ 701 μmol/L 为肾衰竭期;>707 μmol/L 为尿毒症期。

3. 鉴别肾前性和肾实质性少尿

肾前性少尿(如心力衰竭、脱水等所致的有效血容量下降,肾血流量减少)血 Cr 升高但很少超过 200 μmol/L,而肾实质性少尿血 Cr 常超过 200 μmol/L。肾前性少尿时,SU 可明显上升而血 Cr 不相应升高;肾实质性少尿时,SU、血 Cr 同时升高。

三、内生肌酐清除率试验

单位时间内,肾脏能将多少毫升血浆中的内生肌酐完全清除出去,称为内生肌酐清除率(Ccr)。

肌酐是肌酸的代谢产物,肌酐有两大来源:外源性肌酐(来自食物中动物瘦肉的分解)及内生肌酐(体内肌肉的分解)。在控制外源性食物以及没有剧烈活动的情况下,每天内生肌酐的生成量相当恒定。由于肌酐主要经肾小球滤过而排出体外,肾小管几乎不吸收且排泌量也很少,故清除内生肌酐的能力主要取决于肾小球滤过率。因为 Ccr 很接近 GFR,故临床上常用它来推测 GFR。

1. 患者准备

充分饮水(每天饮水 ≥ 600 ml),禁食肉类,禁饮茶或咖啡,连续 3 天进低蛋白饮食(<40 g/天),并避免剧烈运动,试验前 24 h 禁止服用利尿剂。

2. 标本收集

(1)准确收集 24 h 尿,可加入防腐剂(如甲苯 4 ~ 5 ml)。

(2)准确收集 4 h 尿(4 h 改良法)。

(3)采血 2 ~ 3 ml,同时送检。分别测定血、尿肌酐浓度。

3. 内生肌酐清除率计算法

每分钟 Ccr = 尿肌酐浓度(μmol/L) × 每分钟尿量(ml)/血肌酐浓度(μmol/L)。

4. 排除个体差异,进行矫正

矫正公式:矫正清除率 = 实际清除率 × 1.73(标准体表面积,m²)/受试者体表面积(m²)。

受试者体表面积(m^2) = $0.0061 \times$身高$(cm) + 0.0128 \times$体重$(kg) - 0.1529$。

【参考值】

成人(体表面积按 $1.73\ m^2$ 算):$80 \sim 120\ ml/min$。

【临床意义】

(1)判断肾小球损害的敏感指标。Ccr 降低到正常值 80% 以下时,大部分患者血清尿素(SU)、Cr 仍在正常范围,故 Ccr 是较早反映 GFR 的敏感指标。

(2)评价肾功能损害程度。根据 Ccr 降低,将肾功能分为四期:$51 \sim 80\ ml/min$ 为肾功能代偿期;$20 \sim 50\ ml/min$ 为肾功能失代偿期;$10 \sim 19\ ml/min$ 为肾衰竭期;$< 10\ ml/min$ 为尿毒症期或终末期肾衰竭。

(3)指导治疗。临床上常根据 Ccr 来制订治疗方案并调整治疗手段。$Ccr < 50\ ml/min$,应开始限制蛋白质摄入;$Ccr < 30\ ml/min$,噻嗪类中效利尿剂常无效;$Ccr < 10\ ml/min$,呋塞米(速尿)等高效利尿剂无效,为透析治疗的指征。凡由肾代谢或经肾排出的药物(如氨基苷类抗生素),应根据 Ccr 降低的程度来相应减少用药剂量,延长用药的间隔,避免中毒。

(4)随年龄增长肾血流量减少,Ccr 有所下降。

四、血 β_2 - 微球蛋白测定

β_2 - 微球蛋白(β_2-microglobulin,β_2-MG)是一种除成熟红细胞和胎盘滋养层细胞外几乎所有的有核细胞都能产生的小分子量(11.8 KD)蛋白质,与同种 HLA 亚单位是同一物质,与免疫球蛋白稳定区的结构相似,广泛存在于血浆、尿、脑脊液、唾液等。正常人 β_2-MG 的血液浓度较为恒定,浓度很低,可以自由通过肾小球滤过,进入肾小管中的 β_2-MG 99.9% 被重吸收而降解。当肾小球滤过功能减退时,血 β_2-MG 升高。

【参考值】

血清 $1 \sim 2\ mg/L$。

【临床意义】

1. 判断肾小球功能较灵敏的实验室指标

肾功能损伤程度和血清 β_2-MG 升高幅度相一致,在 Ccr 低于 $80\ ml/min$ 时血 β_2-MG 即可出现升高。血 β_2-MG 测定是肾小球滤过功能减退的一个标志,与年龄、性别、肌肉组织的多少均无关。

2. 肾移植疗效判断

肾移植成功后,血清 β_2-MG 迅速下降;而发生肾移植排异反应时,血清 β_2-MG 浓度回升或一直不下降,但若同时应用免疫抑制剂,可影响淋巴细胞的合成而导致 β_2-MG 增加不明显,应结合其他指标综合分析。

3. 其他

在炎症(如肝炎、类风湿关节炎)和恶性肿瘤中,血 β_2-MG 分泌释放增多,血 β_2-MG 可有不同程度的升高。

五、血清胱抑素 C 测定

胱抑素 C(cystatin C,CysC)是胱氨酸蛋白酶抑制蛋白 C,每日分泌量恒定,可自由透过肾小球滤过膜,且含量稳定,不易受年龄、性别、肌肉量等因素影响。循环中的 CysC 仅经肾小球滤过而被清除,因此,CysC 是一种反映肾小球滤过率变化的理想的内源性标志物。血清 CysC 在判断肾功能时优于血清 Cr。

【参考值】

0.6~25 mg/L。

【临床意义】

1. 诊断早期肾脏损伤的敏感指标

CysC 比 SU、Cr 更能准确地判断出肾小球滤过功能,因此推荐 CysC 作为判断肾小球滤过功能的首选指标。

2. 其他

CysC 升高可用于糖尿病肾病、肝硬化伴肾功能损伤、心血管疾病风险预测等诊断和病情观察。

六、尿蛋白选择性指数测定

尿蛋白选择性指数(selective proteinuria index,SPI) 指肾小球滤过膜对血浆中各种不同分子量蛋白质的滤过状态。由于肾小球滤过膜受损害的程度不同,尿中不同分子量的各种蛋白质的比例有所差异,即肾小球滤过膜对血浆蛋白的滤过存在选择性。孔径屏障允许小分子蛋白通过,对大分子蛋白有阻挡作用;电荷屏障阻止带负电荷的血浆蛋白通过。肾小球病变轻,滤过膜"漏洞"小,尿液蛋白质分子量小、无大分子蛋白质,即为选择性蛋白尿;肾小球病变重,滤过膜"漏洞"大,尿液大、中、小分子量蛋白质均有,即非选择性蛋白尿。

临床上用蛋白电泳法分别测定患者血清和尿中分子量有较大差距的转铁蛋白(TRF)及 IgG,反映肾小球滤过膜的孔径屏障,以孔径 SPI 表示;用分子量相近而所带电荷不同的胰型和唾液型淀粉酶同工酶反映肾小球滤过膜的电荷屏障,用电荷 SPI 表示。

【参考值】

孔径 SPI:≤ 0.1 为高选择性;0.1~0.2 为中度选择性;> 0.2 为非选择性。电荷 SPI:<1 为正常,≥1 提示肾小球滤过膜电荷屏障受损。

【临床意义】

蛋白尿选择指数较客观地反映肾小球病变的严重程度,可预测肾病综合征采用激素等免疫抑制剂治疗的疗效。高选择性蛋白尿表明肾小球损伤较轻,对激素敏感,预后较好,如微小病变型肾病;非选择性表示肾小球损伤较重,对激素反应差,预后不良。肾静脉栓塞引起的肾病综合征、肾淀粉样变和遗传性肾病患者的蛋白尿亦为高选择性,但对激素及免疫抑制剂无效。

第二节　肾小管功能试验

肾小管具有重吸收水分及某些物质、选择性分泌和排泄一些物质的能力,其功能试验主要有近端肾小管和远端肾小管功能检测两大类。

一、近端肾小管功能检测

1. 尿 β_2 - 微球蛋白测定

β_2 - 微球蛋白(β_2-microglobulin,β_2-MG)主要由淋巴细胞产生,肿瘤细胞也具有较强的合成能力,经肾小球滤过进入原尿。原尿中 99.9% 的 β_2-MG 在近端肾小管被重吸收,仅有微量自尿中排出。尿中 β_2-MG 含量增加时,反映肾小管重吸收功能降低。

β_2-MG 在酸性尿中极易分解破坏,故尿收集后必须及时测定。肾小管重吸收 β_2-MG 的阈值为 5 mg/L,超过阈值时,出现非重吸收功能受损的大量尿 β_2-MG 排泄,因此应同时检测血 β_2-MG。只有血 β_2-MG <5 mg/L 时,尿 β_2-MG 升高才反映肾小管损伤。

【参考值】

<0.3 mg/L。

【临床意义】

尿 β_2-MG 是反映近端肾小管重吸收功能受损的敏感指标。近端肾小管重吸收功能受损越重,尿 β_2-MG 增多越明显。见于肾小管间质性疾病、药物或毒物所致早期肾小管损伤以及肾移植后早期急性排斥反应。

鉴别上、下尿路感染:肾盂肾炎可累及肾小管,尿 β_2-MG 增高,而下尿路感染则无肾小管损伤,如单纯性膀胱炎时,尿 β_2-MG 不升高。

协助诊断恶性肿瘤:恶性肿瘤,如多发性骨髓瘤、慢性淋巴细胞性白血病、呼吸与消化系统恶性肿瘤,血清和尿 β_2-MG 均升高。

2. 血尿 α_1 - 微球蛋白测定

α_1 - 微球蛋白(α_1-microglobulin,α_1-MG)是肝细胞和淋巴细胞产生的小分子量(26KD)糖蛋白,有结合型和游离型两种形式。结合型 α_1-MG 不能通过肾小球。游离型 α_1-MG 可以自由通过肾小球,并在近曲小管几乎全部重吸收,仅有微量从尿中排泄。当肾小球滤过功能受损时,血 α_1-MG 滤出减少,致血 α_1-MG 升高;当近端肾小管受损时,重吸收障碍,致尿 α_1-MG 升高。

【参考值】

成人尿: <15 mg/24 h;血清游离 α_1-MG:10~30 mg/L。

【临床意义】

(1)升高。①评价近端肾小管功能:尿 α_1-MG 升高,是判断早期近端肾小管功能损伤的特异性、敏感性指标,而且尿 α_1-MG 不受恶性肿瘤的影响,酸性尿中不会出现假阴性,故与

尿 β_2-MG 比较,结果更可靠。②判断肾小球滤过功能:血清 α_1-MG 升高,提示 GFR 降低,而且比血 Cr、β_2-MG 检测更敏感,在 Ccr < 100 ml/min 时,血清 α_1-MG 即出现升高。

血清 α_1 - MG 和尿 α_1 - MG 同时升高,表明肾小球滤过和肾小管重吸收功能均受损。

(2)降低。见于严重肝实质性病变所致生成减少,如重症肝炎、肝坏死等。

二、远端肾小管功能检测

(一)肾脏浓缩稀释功能试验

肾脏对水分具有强大的调节能力,既能保留水分还能排出体内多余水分,保持体内液体平衡。浓缩与稀释尿液的能力主要与远曲小管和集合管的功能有关。肾脏病变时,损及远端肾单位,对水分的重吸收功能减退,肾脏不能按照机体对水分的需要而调节,表现为尿量、尿比重(SG)的异常。

在日常饮食起居条件下,多次测定病人的尿量、尿 SG,用其变化来判断肾脏在调节水液平衡方面的功能,为浓缩稀释功能试验,又称莫氏试验(Mosenthal test)。

受试日正常进食,每餐含水量控制在 500 ~ 600 ml,不再饮任何液体。次晨 8 时完全排空膀胱后至晚 8 时止,每 2 h 收集尿 1 次,共 6 次,称为昼尿;晚 8 时至次晨 8 时的尿收集在一个容器内为夜尿。测定每个尿标本尿量和比密。

【参考值】

成人尿量 1000 ~ 2000 ml/24 h,夜尿量 < 750 ml,昼尿量和夜尿量比值一般为 3∶1 ~ 4∶1;昼夜尿中至少 1 次尿比密 >1.018,最高与最低比密差 >0.009。

【临床意义】

肾小管浓缩功能障碍:夜尿量 >750 ml 或者 24 h >2500 ml,尿 SG 最高 <1.008,尿 SG 最高 – 最低 <0.009,晚期出现等张尿。

多尿(>2500 ml)、尿比密降低,夜尿增多,表明肾小管浓缩功能较差,见于肾性肾小球肾炎、急性肾衰多尿期、慢性肾盂肾炎、间质性肾炎、痛风性肾病等。尿量明显增多伴尿比密均低于 1.006,为尿崩症的典型表现。

各次尿比密最高不超过 1.018、最高与最低尿比密差 <0.009,提示肾小管浓缩与稀释功能受损较重;尿比密固定在 1.010(等张尿),表明肾脏稀释和浓缩功能完全丧失。

(二)血液和尿液渗量测定

渗量(osmolality,Osm)即渗透压,代表溶液中一种或多种溶质的微粒总数量,只要溶液的溶质微粒总数量相同,都具有相同的渗量。肾小管在重吸收和排泌原尿中的粒子时,依赖的是肾小管膜两边的渗透压差而不是比密。尿比密易受溶质微粒大小和分子量大小的影响,如蛋白质和葡萄糖等分子量大的溶质可使尿比密明显增高,但不能离子化的蛋白质和葡萄糖的微粒却很少,对尿渗量的影响很小。故在测定肾脏浓缩—稀释功能方面,尿渗量比尿比密更能反映肾脏浓缩—稀释功能的实际情况。

禁饮尿渗量法:适用于尿量基本正常者。晚饭后禁饮 8 h,清晨一次送尿检测,同时静脉抽血。

一次性尿渗量检测法:适用于少尿者,只需临时性一次尿样检测。

【参考值】

禁饮后尿渗量:600～1000 mOsm/(kg·H₂O),平均800 mOsm/(kg·H₂O)。血浆渗量:275～305 mOsm/(kg·H₂O),平均300 mOsm/(kg·H₂O)。

【临床意义】

禁饮尿渗量常在300 mOsm/(kg·H₂O)左右时,即与正常血浆渗量相等,称为等渗尿;尿渗量<300 mOsm/(kg·H₂O),称低渗尿。等渗尿提示肾小管浓缩功能严重障碍,见于慢性肾盂肾炎、慢性肾小球肾炎、多囊肾、尿酸性肾病等。低渗尿表明肾小管浓缩功能丧失,稀释功能仍存在,见于尿崩症等。

一次性尿渗量检测可用于鉴别肾前性或肾性少尿。肾前性少尿肾小管浓缩功能完好,尿渗量>450 mOsm/(kg·H₂O);肾小管坏死致肾性少尿时,尿渗量<350 mOsm/(kg·H₂O)。

(三)尿TH糖蛋白测定

TH糖蛋白(Tamm-Horsfall protein,THP)是一种肾小管髓袢升支后段和远曲小管合成、分泌的一种特异蛋白。THP覆盖于肾小管腔面,阻止水分的重吸收而参与原尿的稀释,同时也参与尿液管型和尿路结石的形成。远端肾小管损伤时上皮细胞受损,尿液中THP升高。

【参考值】

29.8～43.9 mg/24 h尿。

【临床意义】

尿THP增多,提示远端肾小管损伤。各种原因导致的肾小管损伤可使远端肾小管THP覆盖层受损,上皮细胞合成分泌THP增多,使尿中THP增多。见于各种中毒、上尿路梗阻。

肾小球肾炎、多囊肾、肾衰竭时,尿THP减少,可能是由于肾功能恶化时远曲肾小管细胞数量减少所致。

THP相对分子量较大,容易聚合为多聚体。在高浓度电解质、酸性和浓缩尿时,易于聚集沉淀而成为管型的基质或形成尿路结石。

三、血尿酸测定

尿酸(uric acid,UA)是来自体内及食物中嘌呤代谢的终末产物。肝脏是UA的主要生成场所。UA可自由通过肾小球,部分经肾小管排泌,原尿中的UA 90%在肾小管重吸收。因此,血UA浓度受肾小球滤过功能和肾小管重吸收的影响。采血前3天严格禁止摄入富含嘌呤的食物,以排除外源性饮食的干扰。

【参考值】

男性:150～416 μmol/L;女性:89～357 μmol/L。

【临床意义】

(1)增高。①UA排泄障碍,如急、慢性肾炎,肾结石,尿道阻塞,中毒性肾病等。②生成增加,如慢性白血病、多发性骨髓瘤、真性红细胞增多症等。③进食高嘌呤饮食过多。④药物影响,如长期使用抗结核药物吡嗪酰胺。

（2）降低。见于重症肝病以及尿酸生成有关酶的缺陷,如黄嘌呤氧化酶、嘌呤核苷酸磷酸化酶等。

（3）诊断痛风。血 UA 增高是诊断高尿酸血症和痛风的主要依据,过多的尿酸盐可在人体软骨及关节周围析出结晶而沉积,形成"痛风结石"。

第三节　肾功能检测项目的选择

早期肾脏病变往往没有或少有症状和体征,故实验室检测对早期诊断肾脏病变具有重要意义。多数肾功能检测项目特异性不强,因此必须结合临床选择必需的检测项目和项目组合,熟悉各项肾功能试验的应用范围。一般选择原则如下:

（1）已经确诊可导致肾脏病变的全身性疾病,如糖尿病、高血压等,要尽早发现其肾脏并发症,可以选择较敏感的血尿 α_1-MG 及尿 β_2-MG。

（2）对主要累及肾小球或伴近端肾小管的疾病如肾小球肾炎、肾病综合征等,需要了解肾脏病变的程度,可选择 Ccr、血 Cr、SU 和尿 α_1-MG 及 β_2-MG 等项目。Ccr 比血 Cr、SU 能更早反映肾小球滤过功能的变化。

（3）对主要累及肾小管的疾病,如肾盂肾炎、间质性肾炎,宜选择尿 α_1-MG 及 β_2-MG 及昼夜尿比密试验;动态观察 α_1-MG 及 β_2-MG 指标的变化,可反映肾移植后排斥反应情况。

（4）急性或慢性肾衰竭时,动态检测尿渗量和有关肾小球滤过功能试验。

（5）常规检查或健康体检可检测尿一般项目;对于可以或已经确诊的泌尿系统疾病患者,应进行尿沉渣检查。

（组稿:杨梅　校对:熊丽娟）

第五章
临床常用生物化学检测

第一节　血糖及其代谢产物检测

一、空腹血糖测定

空腹血糖(fasting blood glucose,FBG)指至少8 h内不摄入含热量食物后,测定的血浆葡萄糖浓度,是诊断糖代谢紊乱的最常用和最重要的指标。机体利用血糖的脏器主要是肝脏和肌肉,血糖水平反映机体糖的生成和组织消耗之间的动态平衡。标本不同,其检测结果也不相同,其中以FBG检测采用较多。

【参考值】

3.9～6.1 mmol/L(葡萄糖氧化酶法)。

【临床意义】

血糖检测是目前诊断糖尿病(DM)的主要依据,也是监测DM病情和控制程度的主要指标。

1. FBG 增高

FBG增高超过7.0 mmol/L是DM的诊断界值,称为血糖增高。FBG增高超过肾糖阈时尿糖即可呈阳性。FBG增高而又未达到诊断糖尿病标准时,如FBG为6.1～7.0 mmol/L、糖耐量实验OCTT 2hPG <7.8 mmol/L时称为空腹血糖受损(impaired fasting glucose,IFG)。

(1)生理性或暂时性增高。见于饭后1～2 h、注射葡萄糖后、情绪紧张时、肾上腺素等分泌增加。

(2)病理性增高。①胰岛素分泌不足。1型糖尿病患者。常为胰岛素绝对不足(分泌量低于正常);2型糖尿病患者,常为胰岛素相对不足(分泌量不低于正常,但后期也低于正常)。②升高血糖激素分泌增加。如垂体前叶机能亢进、肾上腺皮质机能亢进、甲状腺功能亢进、嗜铬细胞瘤等。③应激状态刺激血糖中枢,如颅脑损伤、脑卒中、颅内高压、心肌梗死、大面积烧伤等所致的应激性血糖增高。④肝糖原代谢异常。严重的肝病，导致肝脏功能障碍，使葡萄糖不能转化为肝糖原贮存而出现餐后高血糖；麻醉、窒息、癫痫等，由于肝糖原加速分解，使血糖增高，甚至形成酸中毒。⑤胰腺病变。如胰腺炎、胰腺癌、胰腺大部分切除、胰腺外伤等。⑥药物影响。如噻嗪类利尿剂、口服避孕药。⑦由于脱水引起的高血糖。如呕吐、腹泻、高热等，此时血糖轻度增高。

2. FBG 降低

FBG < 3.9 mmol/L，称为血糖减低；FBG < 2.8 mmol/L，称为低血糖症（hypoglycemia）。

（1）生理性或暂时性降低。多见于饥饿、长期剧烈运动、妊娠期等。

（2）病理性降低。①胰岛素或降糖药物过量，如胰岛 B 细胞瘤、注射胰岛素和口服降糖药后。②对抗胰岛素的激素分泌不足（如肾上腺皮质激素、生长激素缺乏等）。③肝糖原储存缺乏、急性乙醇中毒、先天性糖原代谢酶缺乏、消耗性疾病的影响。④其他，药物影响，如磺胺药、水杨酸、吲哚美辛以及特发性低血糖等。

二、口服葡萄糖耐量试验

葡萄糖耐量试验是一种测定葡萄糖代谢功能，即机体对葡萄糖负荷能力强弱的试验，是检测葡萄糖代谢功能的试验，主要用于诊断症状不明显或血糖升高不明显的可疑性糖尿病。

有静脉葡萄糖耐量试验、口服葡萄糖耐量试验（oral glucose tolerance test，OGTT）

目前，多采用 WHO 推荐的 75 g 葡萄糖标准 OGTT。受检者口服 75 g 葡萄糖后，分别检测空腹、口服葡萄糖后 30 min、1 h、2 h、3 h 等的血糖和尿糖水平。

健康人口服一定量的葡萄糖后，暂时升高的血糖刺激了胰岛素分泌增加，血糖在短时间下降至空腹水平——耐糖现象。

服后若血糖略有升高，2 h 内恢复空腹水平则为耐糖正常；若服后血糖浓度急剧升高，2～3 h 内不能恢复到服前浓度则为糖耐量减低或糖耐量异常。

检测注意事项：

（1）受检查前三天正常饮食，试验前一天晚餐后即不再进食，并应避免有明显的食欲不振或影响胃肠吸收的其他因素。

（2）次晨空腹抽静脉血，并同时收集尿液，分别测定血与尿的含糖量。

（3）将 75 g 葡萄糖溶于 250 ml 水中，受检者在 5 min 内将其服下，服后 30 min、1 h、2 h、3 h 各抽血、留尿查血糖及尿糖，共 4 次。

【参考值】

FBG ≤ 6.1 mmol/L。服糖后血糖上升，于 30 min～1 h 达高峰，峰值 < 11.1 mmol/L，2 h 血糖 ≤ 7.8 mmol/L，3 h 回复到空腹血糖水平。

各检测时间点的尿糖定性试验均为阴性。

【临床意义】

OGTT 是一种葡萄糖负荷试验，是糖尿病的诊断以及早期发现糖耐量减低及空腹血糖受损的重要诊断性试验。OGTT 还用于胰岛素和 C – 肽释放试验。

1. 正常糖耐量标准

FBG≤6.1 mmol/L,OGTT 2hPG <7.8 mmol/L。

2. 空腹血糖受损(IFG)标准

FBG 6.1 ~6.9 mmol/L,OGTT 2hPG <7.8 mmol/L。

3. 糖耐量减低(impaired glucose tolerance,IGT)标准

FBG <7.0 mmol/L,OGTT 2hPG 7.8 ~11.1 mmol/L。见于:①甲状腺功能亢进、垂体机能亢进、肾上腺机能亢进、胰腺炎、胰腺癌。②严重肝病,糖原生成及糖异生作用减弱,空腹血糖可低于正常,但峰值血糖可高于正常,如糖原贮积病。由于肝脏的糖原含量已饱和,服糖后不能再合成糖原,致使糖耐量减低。③某些感染性疾病呈糖耐量减低,病情好转时糖耐量可恢复正常。

4. 糖尿病诊断标准

FBG≥7.0 mmol/L 或 OGTT 2hPG ≥11.1 mmol/L 或糖尿病症状加重,随机血糖≥11.1 mmol/L,且伴有尿糖阳性者。

5. 糖耐量增高

空腹血糖值正常或偏低,口服葡萄糖后血糖上升不明显,耐量曲线平坦,多见于内分泌腺功能低下,如甲状腺功能低下、肾上腺皮质功能低下和垂体功能低下;少数正常人也可出现糖耐量增高。

三、血清胰岛素检测和胰岛素释放试验

胰岛素是胰岛 B 细胞产生和分泌的、具有促进合成代谢、调节血糖浓度的一种蛋白质类激素,主要受到血糖浓度的调控。在做 OGTT 时分别测定进葡萄糖前及后 30 min、1 h、2 h、3 h 时血标本中的胰岛素浓度,称为胰岛素释放试验(insulin releasing test),以了解胰岛 B 细胞基础功能状态和储备功能状态。

【参考值】

空腹血浆胰岛素:10 ~25 mU/L。

胰岛素释放试验:口服葡萄糖后 1 h,胰岛素达最高峰,峰值为空腹胰岛素的 5 ~10 倍,2 h 后胰岛素开始下降,3 h 后达到空腹水平。

【临床意义】

血清胰岛素检测和胰岛素释放试验,主要用于糖尿病的分型诊断和低血糖的诊断与鉴别诊断。

1. 糖尿病分型

1 型糖尿病空腹胰岛素明显降低,口服葡萄糖后释放曲线低平;2 型糖尿病空腹胰岛素可正常、稍高或减低,典型 2 型糖尿病口服葡萄糖后胰岛素高峰出现在 2 h 或 3 h,呈延迟释放反应。

2. 诊断胰岛 B 细胞瘤

该病表现为高胰岛素血症,胰岛呈高水平,但血糖降低。

3. 其他

肥胖、肝功能损伤、冠状动脉粥样硬化性心脏病(简称"冠心病")、肌营养不良、甲状腺功能亢进症、肢端肥大症等,血清胰岛素水平增高;腺垂体功能低下、肾上腺皮质功能不全或饥饿,血清胰岛素减低。

四、血清 C 肽检测

C 肽(connecting peptide)是胰岛素原在蛋白水解酶的作用下分裂而成的与胰岛素等分子的肽类物质。C 肽不受肝脏和肾脏胰岛素酶的灭活,血中 C 肽浓度不受外源性胰岛素和胰岛素抗体的干扰,且半衰期更长、更稳定。因此,检测空腹 C 肽、C 肽释放试验,可以更好地评价胰岛 B 细胞分泌功能和储备功能。

【参考值】

空腹 C 肽:0.3~1.3 nmol/L。

C 肽释放试验:口服葡萄糖后 30 min~1 h 达高峰,峰值为空腹 C 肽的 5~6 倍,3 h 后降至空腹水平。

【临床意义】

C 肽检测常用于糖尿病的分型诊断,其意义与血清胰岛素类似,特别是糖尿病在进行胰岛素治疗期间,无法用测定胰岛素的方法判定胰岛 B 细胞的功能,可用 C 肽作为指标,真实反映实际胰岛素水平,从而指导临床胰岛素剂量的调整。

1. C 肽水平增高

胰岛细胞瘤时,空腹血清 C 肽增高,C 肽释放试验呈高水平曲线。

2. C 肽水平降低

(1)空腹血清 C 肽降低,见于糖尿病。

(2)C 肽释放试验。口服葡萄糖后 1 h 血清 C 肽水平降低,显示胰岛 B 细胞储备能力不足。释放曲线低平,提示 1 型糖尿病;释放曲线高峰延迟,见于 2 型糖尿病(后期也可能呈低水平曲线)。

(3)C 肽水平不升高,而胰岛素增高,提示为外源性高胰岛素血症,如胰岛素用量较大。

五、糖化血红蛋白检测

糖化血红蛋白(glycosylated hemoglobin,GHb)是在红细胞生存期间血红蛋白(HbA)与己糖(主要是葡萄糖)缓慢、连续的非酶促反应产物。当 HbA 被糖基化后,由于血红蛋白 β 链 N 末端缬氨酸分子与葡萄糖等分子结合,而使其在血红蛋白电泳中成为 HbA 之前的快泳 HbA1 组分,即 GHb。由于 GHb 所结合的糖类成分不同,又分为 HbA1a(与磷酰葡萄糖结合)、HbA1b(与果糖结合)、HbA1c(与葡萄糖结合),其中 HbA1c 含量最高,占 60%~80%,

是目前临床最常检测的部分。GHb 对高血糖,特别是血糖和尿糖波动较大时有特殊诊断价值。

【参考值】

HbA1c:4% ~ 6%;HbA1:5% ~ 8%。

【临床意义】

GHb 水平取决于血糖水平、高血糖持续时间,其量与血糖浓度成正比。GHb 的代谢周期与红细胞的寿命基本一致,故 GHb 水平反映近 2 ~ 3 个月的平均血糖水平,因此对于糖尿病患者推荐 3 个月检测 1 次。

1. 评价糖尿病控制程度

GHb 增高提示近 2 ~ 3 个月的糖尿病控制不良,GHb 愈高,血糖水平愈高。因此,GHb 可作为糖尿病长期控制的良好观察指标。

2. 鉴别高血糖

糖尿病高血糖的 GHb 水平增高,而应激性高血糖的 GHb 则正常。

3. 诊断糖尿病

2010 年,美国糖尿病协会已将 HbA1c≥6.5% 作为糖尿病诊断指标之一;2011 年,WHO 也建议在条件具备的国家和地区采用同一切点诊断糖尿病。

4. 预测血管并发症

糖化血红蛋白的生成是一个缓慢的、不可逆的非酶促反应,与血糖浓度和高血糖存在的时间相关。除血红蛋白外,白蛋白、晶体蛋白、胶原蛋白等多种蛋白都可发生糖基化反应。蛋白的糖基化可使蛋白质失去活性,造成多种器官功能障碍,目前认为,这是导致糖尿病慢性并发症的主要原因之一。HbA1c >10%,提示并发症重。

第二节 血清脂质和脂蛋白检测

一、血清脂质检测

血清脂质包括游离胆固醇(free cholesterol,FC)、胆固醇脂(cholesterol ester,CE)、磷脂(phospholipid)、甘油三酯(triglyceride,TG)、糖脂和游离脂肪酸(free fatty acid,FFA)等,其中 FC 和 CE 称为总胆固醇(total cholesterol,TC)。

(一)总胆固醇测定

TC 是脂质的重要组成部分,其中 70% 是胆固醇脂,30% 是游离胆固醇。血清 TC 升高是引起动脉粥样硬化(atherosclerosis,AS)、缺血性心脑血管病的重要危险因素。

【参考值】

成人:TC < 5.18 mmol/L (200 mg/dl) 为合适范围;TC 5.18 ~ 6.21 mmol/L(200 ~ 239 mg/dl)为边缘升高;TC≥6.22 mmol/L(240 mg/dl)为升高。

【临床意义】

TC 浓度增高,冠心病等心血管疾病的危险性增高。但因为 TC 主要由 HDL 和 LDL 两种脂蛋白转运,而两者在心血管发病机制中的作用相反,其值并非越低越好。

1.升高

(1)糖尿病、甲状腺功能低下、阻塞性黄疸以及肾病综合征等。

(2)应用某些药物,如环孢素、糖皮质激素、阿司匹林、口服避孕药等。

(3)饮食影响。长期高 TC 和饱和脂肪酸摄入。

(4)遗传因素。脂蛋白代谢相关酶或受体基因发生突变,也可导致 TC 显著升高。

2.降低

如甲亢、严重贫血、急性感染及消耗性疾病等。

(二)血清甘油三酯测定

甘油三酯(TG)是甘油和 3 个脂肪酸所形成的脂类物质,主要存在于 β - 脂蛋白和乳糜微粒,是 AS 的独立危险因素和导致脂肪肝的主要原因。进食脂肪后会导致饮食性脂血,因此必须空腹 12 ~ 16 h 采血标本,以减少饮食的影响。

【参考值】

成人:TG < 1. 70 mmol/L (150 mg/dl) 为合适范围;TG 1. 70 ~ 2. 25 mmol/L (150 ~ 199 mg/dl) 为边缘升高;TG ≥ 2. 26 mmol/L(200 mg/dl) 为升高。

【临床意义】

当高 TG 同时伴有 TC、LDL-C 增高,HDL-C 降低,并存在冠心病其他危险因子(如冠心病家族史、饮酒、吸烟、肥胖等)时,对 AS 和冠心病的诊断更有意义。

1.升高

(1)原发性或继发性高脂蛋白血症,如 Ⅰ、Ⅳ、Ⅴ 型高脂蛋白血症。

(2)其他疾病,如糖尿病、阻塞性黄疸、痛风及肾病综合征等。

(3)其他,如高脂饮食后、运动不足、肥胖等。

2.降低

(1)原发性 β - 脂蛋白缺乏症。

(2)其他疾病,如甲状腺功能亢进、严重肝脏疾病、肾上腺皮质功能减退、恶性肿瘤晚期及消化吸收不良等。

二、血清脂蛋白检测

脂质不溶于水,必须与载脂蛋白结合成脂蛋白(lipoprotein,LP)才能在血液中存在、转运及代谢。采用超高速离心法根据密度不同将脂蛋白分为高密度脂蛋白(high density lipoprotein,HDL)、低密度脂蛋白(low density lipoprotein,LDL)、极低密度脂蛋白(very low density lipoprotein, VLDL)、小而密低密度脂蛋白(small dense low density lipoprotein,sdLDL)和乳糜微粒(chylomicron,CM)。脂蛋白(a)[lipoprotein small a,LP(a)]是脂蛋白的一大类,密度介

于 HDL 和 LDL 之间,其脂质成分与 LDL 相似。

(一)高密度脂蛋白测定

HDL 是血清中颗粒最小、密度最大的一组脂蛋白,蛋白质和脂质各占 50%,被视为是人体内具有抗动脉粥样硬化的脂蛋白,因为 HDL 可将泡沫细胞中的胆固醇带出来,转运给肝脏进行分解代谢,从而防止 AS 的发生,是抗动脉粥样硬化因子之一。

【参考值】

HDL-C ≥ 1.04 mmol/L(40 mg/dl)为合适范围;HDL-C ≥ 1.55 mmol/L(60 mg/dl)为升高;HDL-C < 1.04 mmol/L(40 mg/dl)为减低。

【临床意义】

HDL-C 水平降低,缺血性心血管发病危险性增加,HDL-C < 1.04 mmol/L 的人群与 HDL-C ≥ 1.55 mmol/L 的人群相比,缺血性心血管病危险增加 50%。HDL-C 增高对防止 AS、预防冠心病的发生有重要作用。

1. 升高

(1)成年女性 HDL-C 高于男性,经绝期后与男性相似。

(2)饮酒可使 HDL-C 升高。

(3)长期足量的运动使 HDL-C 升高

(4)一些降脂药物(烟酸、贝特类、他汀类)、雌激素类药物,可使 HDL-C 升高。

2. 降低

(1)肥胖。肥胖者常有 TG 升高,同时伴有 HDL-C 降低。

(2)饮食。高糖和素食时 HDL-C 降低。

(3)吸烟。吸烟可使 HDL-C 降低。

(4)药物影响。噻嗪类利尿剂、雄激素、β 受体阻滞剂(普萘洛尔)。

(5)疾病。如代谢综合征、糖尿病等。

(二)血清低密度脂蛋白测定

LDL 是富含胆固醇的脂蛋白,是致动脉粥样硬化的基本因素。LDL 通过血管内皮进入血管壁内,在内皮下滞留的 LDL 被修饰成氧化型 LDL(Ox-LDL),巨噬细胞吞噬 Ox-LDL 后形成泡沫细胞,后者不断地增多、融合,构成了动脉粥样硬化斑块的脂质核心。

【参考值】

LDL-C < 3.37 mmol/L (130 mg/dl)为合适范围;LDL-C 在 3.37 ~ 4.12 mmol/L(130 ~ 159 mg/dl)为边缘升高;LDL-C ≥ 4.14 mmol/L (160 mg/dl)为升高。

【临床意义】

LDL-C 是 AS 的危险因子,增高与冠心病发病呈正相关,因此可用于判断发生冠心病的危险因子。

1. 升高

遗传性高脂蛋白血症、甲状腺功能减退、肾病综合征、阻塞性黄疸、肥胖症、应用糖皮质

激素以及 β 受体阻滞剂等。

2. 降低

见于甲状腺功能亢进、吸收不良、肝硬化、低脂饮食。

(三)小而密低密度脂蛋白测定

小而密低密度脂蛋白是 LDL 中 TC 成分所占比例较小而蛋白质比例较大的一部分。由于 sdLDL 与高 TG 在代谢上有密切联系,并且高 TG 又与低 HDL 相伴,临床上将高 TG、低 HDL 以及 sdLDL 增多三者同时存在合称为致动脉粥样硬化脂蛋白表型或脂质三联症。

【参考值】

临床上尚无简便可靠的实用方法检测 sdLDL,各检测方法不同,参考值也不同。

【临床意义】

sdLDL 较一般的 LDL 具有很强的致 AS 作用,是心脑血管事件发生的独立危险因素之一。

(四)脂蛋白(a)测定

血清 LP(a)的结构与 LDL 相似,有促进 AS 的作用,同时有纤溶酶原作用,抑制纤维蛋白水解及促进血栓形成。

【参考值】

成人血清 <300 mg/L。

【临床意义】

LP(a)是 AS 和血栓形成的重要独立危险因子。增高见于:①AS、冠心病、心肌梗死、冠状动脉搭桥术后或经皮腔内冠状动脉成形术(PTCA)后再狭窄或中风;②肾脏疾病、炎症、手术或创伤后以及血液透析后;③恶性肿瘤(除肝癌以外)。

三、血清载脂蛋白检测

(一)血清载脂蛋白 AI 测定

载脂蛋白 AI(apolipoprotein AI,ApoAI)是 HDL 的主要结构蛋白,可激活卵磷脂胆固醇酰基转移酶(LCAT),在胆固醇及脂蛋白代谢中起重要作用。一般认为,其直接反映了 HDL 的含量。

【参考值】

1.2~1.6 g/L。

【临床意义】

ApoAI 水平与冠心病发病率呈负相关。

1. 增高

ApoAI 可直接反映 HDL 水平,因此,ApoAI 与 HDL 一样可以预测和评价心脑血管病,并且 ApoAI 较 HDL 更准确。

2. 减低

（1）家族性 ApoAI 缺乏症、脂蛋白缺乏症。

（2）急性心肌梗死、糖尿病、慢性肝病、肾病综合征和脑血管病等。

（二）血清载脂蛋白 B 测定

载脂蛋白 B（apolipoprotein B,ApoB）是 LDL 中含量最多的蛋白质,在转运脂质到肝外组织及识别 LDL 受体方面起重要作用。

【参考值】

0.8 ~ 1.1 g/L。

【临床意义】

ApoB 水平增高与 AS、冠心病的发病率呈正相关,是冠心病的危险因素,也用于降脂治疗效果的评价,在预测冠心病的危险性方面优于 LDL 和 TC。

1. 增高

见于高 β - 载脂蛋白血症、糖尿病、甲状腺功能减低、肾病综合征等。

2. 减低

见于 ApoB 缺乏症、甲状腺功能亢进以及营养不良等。

第三节　血清电解质检测

一、血清阳离子检测

（一）钾测定

钾是细胞内的主要阳离子,体内钾 98% 分布于细胞内。血清钾测定的是细胞外液钾离子的浓度变化,但由于细胞内、外之间钾离子互相交换以保持动态平衡,因此血清钾在一定程度上也间接反映了细胞内钾的变化。

【参考值】

3.5 ~ 5.5 mmol/L。

【临床意义】

1. 血清钾增高

血清钾 >5.5 mmol/L 时,称为高钾血症（hyperkalemia）。

（1）排出减少。①肾脏功能障碍,如少尿症、尿路阻塞及肾衰竭;②肾上腺皮质功能减退症（阿狄森病）;③保钾利尿剂的使用,如长期应用螺内酯、氨苯喋啶等。

（2）细胞内钾外移增多。①组织损伤和血细胞破坏,见于溶血反应、挤压综合征、组织破坏、烧伤等;②注射高渗盐水或甘露醇使细胞内钾渗透出来;③支气管哮喘发作、肺炎、休克等引起酸中毒,导致血清钾增高;④药物作用,如 β 受体阻滞剂、洋地黄类药物可抑制 Na-K-ATP 酶活性,使细胞钾外移。

（3）摄入过量。如高钾饮食、补钾过多过快、输大量库存血液等。

2. 血清钾减低

血清钾 <3.5 mmol/L 时,称为低血钾症(hypokalemia)。

其中,轻度低钾血症:3.0~3.5 mmol/L;中度低钾血症:2.5~3.0 mmol/L;重度低钾血症:<2.5 mmol/L。

见于:

（1）摄入量不足。如饥饿、营养不良、吸收不良,以及治疗中未予补钾或补钾剂量不足。

（2）排出增多。①钾从消化道大量丢失,如严重呕吐、腹泻以及胃肠引流等;②钾从肾脏丢失过多;如利尿剂、大剂量注射青霉素钠盐、肾上腺皮质功能亢进、醛固酮增多症等可使尿钾丢失过多;其他如急性肾衰竭多尿期、肾小管性酸中毒。

（3）钾向细胞内转移。如家族性周期性麻痹、肌无力症、给予大量葡萄糖等。

（二）血钠测定

钠是细胞外液的主要阳离子,主要功能为维持体液的正常渗透压及体内的酸碱平衡。体内钠的平衡主要靠肾脏调节,通过醛固酮的作用,调节肾小管对钠的重吸收。

【参考值】

135~145 mmol/L。

【临床意义】

1. 血清钠增高

血清钠 >145 mmol/L,为高钠血症(hypernatremia)。

（1）尿钠排出减少。肾上腺皮质醇增多症、原发性醛固酮增多症,由于这些激素具有潴钠排钾的功能,肾小管重吸收钠增加,可使血钠增高。

（2）补盐过多。如注射高渗盐水,或进食过量钠盐。

（3）水丢失过量。如大量出汗、甲状腺功能亢进等因为失水大于失钠,使血清钠相应地增高。

（4）水摄入不足。因吞咽困难、昏迷、下丘脑损伤等,而口服或静脉输入水分不足。

2. 血清钠降低

血清钠 <135 mmol/L,称为低血钠症(hyponatremia)。

（1）失钠过多。①胃肠道失钠,是临床上最常见的缺钠性脱水的原因,如幽门梗阻,呕吐,腹泻,胃肠道、胆道、胰腺术后造瘘或引流等。②尿中钠排出增多,肾衰竭多尿期和大量使用利尿剂。③皮肤失钠:大量出汗、大面积烧伤、创伤。④浆膜腔穿刺放液过多。

（2）钠的摄入量不足。如饥饿、营养不良、低盐疗法、不适当的输液。

（3）钠向细胞内转移。酸中毒时,钠由细胞外转移到细胞内。

（4）消耗性低钠。肺结核、肿瘤、肝硬化等慢性消耗性疾病,由于细胞内蛋白质分解消耗,细胞内液渗透压降低,水分从细胞内渗到细胞外,导致血钠降低。

（三）血钙测定

钙是人体内含量最多的阳离子,其中99%以上存在于骨骼。细胞外液在维持神经肌肉应激性、腺体分泌以及一些酶系统的活性中起重要作用。血液中的钙以蛋白结合钙、复合钙（与阴离子结合的钙）和游离钙（离子钙）的形式存在。血钙浓度受甲状旁腺激素、降钙素、$1,25-(OH)_2-D_3$、磷酸盐等的影响。

【参考值】

总钙:2.25 ~ 2.58 mmol/L。离子钙:1.10 ~ 1.34 mmol/L。

【临床意义】

1. 高钙血症（hypercalcemia）

血清总钙 >2.58 mmol/L,称为高钙血症。

（1）吸收和摄入增多。①维生素 D 过多症,血清钙、磷均可增高。②结节病,由于肠道过量吸收钙,而使血钙增高,伴血磷略高。③静脉输入钙过多、饮用大量牛奶等。

（2）溶骨作用增强。①甲状旁腺机能亢进症可使骨盐溶解,释放入血,并促进肾小管对钙的重吸收,同时伴血磷降低。②肿瘤骨转移、多发性骨髓瘤,血钙中度增多,但磷正常或略高。

2. 低钙血症（hypocalcemia）

血清总钙 <2.25 mmol/L,称为低钙血症。

（1）吸收减少。①体内缺乏维生素 D:如佝偻病。②吸收不良性低血钙症:有严重的乳糜泻时,因为饮食中的钙与不吸收的脂肪酸生成钙皂而排出,常有低血钙和隐性搐搦症。③假性甲状旁腺机能减退症:并非缺乏甲状旁腺素,而是肾脏中缺乏对甲状旁腺素起反应的腺苷酸环化酶。

（2）钙磷比例紊乱。①肾衰竭:由于磷滞留,血清磷增高,而钙下降,但不发生手足搐搦症,因为血浆蛋白减低,而离子化钙反因酸中毒而相对增高。②软骨病:血清钙偏低。

（3）成骨作用增强。见于原发性甲状旁腺机能减退症、甲状腺功能亢进患者术后引起的继发性甲状旁腺机能减退症。

（四）血镁测定

在细胞外液中镁的含量仅次于钠、钾、钙而居第四位。镁50%存在于骨骼,45%存在细胞内液,细胞外液占5%。主要生理作用是参与多种酶底物合成和作为酶的激动剂,降低神经肌肉兴奋性,参与代谢过程。

【参考值】

0.70 ~ 1.15 mmol/L。

【临床意义】

1. 增高

（1）肾脏疾病。凡影响肾小球滤过率者,均可使血清镁滞留而增高,如慢性肾炎少尿期、尿毒症、急性或慢性肾衰竭等。

（2）内分泌疾病。如甲状腺机能减退症、甲状旁腺机能减退症、阿狄森病。

（3）治疗措施不当。如用醛固酮制剂治疗不当引起中毒者。

（4）其他疾病。多发性骨髓瘤、严重脱水症、关节炎、急性病毒性肝炎。

2. 降低

（1）消化液丢失过多。吸收不良或长期丢失胃肠液者，如慢性腹泻、吸收不良综合征、手术后的肠道瘘管或胆道瘘管、长期吸引胃液后等。

（2）内分泌疾病。甲状腺功能亢进症、甲状旁腺机能亢进症、原发性醛固酮增多症以及长期使用糖皮质激素治疗后，均使尿镁排泄增加。

（3）治疗措施不当或长期禁食。如用氯噻嗪等利尿剂治疗者，未及时补充镁；长期静脉滴注无镁液体。

（4）其他疾病。急性胰腺炎在胰腺周围可形成镁皂；晚期肝硬化，可继发醛固酮增多症。

二、血清阴离子检测

（一）血氯测定

氯是细胞外液中主要的阴离子，与钠离子配成对，钠、氯之间的含量变化基本上是平衡的。氯的主要生理功能基本与钠相同，在维持体内的电解质平衡、酸碱平衡和渗透压平衡中起相同的作用。

【参考值】

95～105 mmol/L。

【临床意义】

1. 高氯血症

血清氯增高 >105 mmol/L，称为高氯血症（hyperchloremia）。见于：①排出减少，少尿或无尿，如急性肾小球肾炎、充血性心力衰竭；②摄入过多，进食食盐过量及不适当地过量注射生理盐水；③细胞内氯向细胞外转移增多，如换气过度所致的呼吸性碱中毒；④高钠血症的脱水时，失液大于失盐，氯相对浓度增高。

2. 低氯血症

血清氯 <95 mmol/L，称为低氯血症（hypochloremia）。

（1）丢失过多。①严重的呕吐、腹泻、胃肠道引流、大量利尿。②糖尿病酸中毒：因产酸过多，血浆中部分 Cl^- 被聚积的有机酸阴离子取代。③慢性肾衰竭：磷酸盐和硫酸盐潴留，使 Cl^- 相应减少。④失盐性肾炎：尽管体内缺 Cl^-，因肾小管回吸收 Cl^- 的功能障碍，引起 Cl^- 的丢失。⑤阿狄森病：肾小管重吸收 Cl^- 不足。⑥呼吸性酸中毒：肾重吸收 HCO_3^- 增多，使 Cl^- 的重吸收减少。

（2）摄入过少。①出汗过多未补充食盐。②慢性肾炎长期忌盐饮食后。

（3）向细胞内转移过多。代谢性酸中毒 Cl^- 向组织内转移。

（4）水摄入过多。

（二）血磷测定

人体内磷的87%存在于骨骼中。血磷受年龄和季节影响,新生儿与儿童的生长激素水平较高,因此血磷水平较高;夏季受紫外线的影响,血磷的含量也较冬季为高。正常血磷与血钙有一定的浓度关系,即钙、磷浓度(mg/dl)乘积为36~40。

【参考值】

1.0~1.6 mmol/L。

【临床意义】

1. 增高

(1)吸收增多。维生素D过多症时,维生素D促进肠道吸收钙、磷,血清钙、磷均增高。

(2)排出减少。①甲状旁腺机能减退症:甲状旁腺激素分泌减少,使肾小管对磷的重吸收失去控制而吸收增加。②假性甲状旁腺机能减退症:肾脏中缺乏对甲状旁腺素起反应的腺苷酸环化酶,使血清磷增高。③尿毒症或慢性肾炎晚期等磷酸盐排泄障碍。

(3)磷从细胞内释出。如酸中毒、白血病化疗后、急性肝坏死等。

(4)其他。多发性骨髓瘤、骨折愈合期。

2. 减低

(1)尿磷吸收减少和排泄增多。①甲状旁腺机能亢进症:肾小管重吸收磷受抑制而减弱,尿磷排泄增多。②佝偻病或软骨病由于维生素D不足,或缺少日光照射,使尿磷排泄增多。③肾小管变性病变,如Fanconi综合征,肾小管重吸收功能发生障碍,使尿中丢失大量无机。④乳糜泻等由于肠内有多量脂肪存在,抑制钙、磷的吸收。

(2)磷向细胞内转移增加。连续静脉注射葡萄糖同时注射胰岛素的治疗措施,或患胰腺瘤,伴有胰岛素过多症,使糖的利用增加。糖代谢必须经过磷酸化作用,需要大量无机磷酸盐,从而使血磷下降。

(3)摄入不足。慢性酒精中毒、长期腹泻、长期静脉营养而未补充磷等。

第四节　血清铁及其代谢产物检测

一、血清铁测定

血清铁即与转铁蛋白结合的铁,其含量不仅取决于血清中铁的含量,还受转铁蛋白的影响。

【参考值】

男性:11.0~30.0 μmol/L。女性:9.0~27.0 μmol/L。

【临床意义】

1. 增高

(1)铁利用障碍。如再生障碍性贫血、铅中毒。

（2）释放增多。如溶血性贫血、急性肝细胞损害、坏死性肝炎等。

（3）铁蛋白吸收增加。如白血病、含铁血黄素沉着症、反复输血。

（4）摄入过多。如铁剂治疗过量。

2. 降低

（1）机体摄取不足，如营养不良、胃肠道病变、消化性溃疡、慢性腹泻等。

（2）机体失铁增加，如失血，包括大量和隐性失血，特别是肾炎、肾结核、阴道出血、溃疡病等。

（3）体内铁的需要量增加又未及时补充，如妊娠、婴儿生长期等。

（4）体内贮存铁释放减少，如急性和慢性感染、尿毒症、恶病质等，均可引起单核 – 吞噬细胞系统的铁释出减少。

二、血清总铁结合力检测

正常情况下，血清铁仅与 1/3 的血清转铁蛋白（serum transferrin，Tf）结合，2/3 的 Tf 未能与铁结合，未与铁结合的 Tf 在体外可与加入的铁完全结合而呈饱和状态，这种最大的铁结合量，称为总铁结合力（total iron binding capacity，TIBC）。

【参考值】

男性：50 ~ 77 μmol/L。女性：54 ~ 77 μmol/L。

【临床意义】

1. 增高

见于：①Tf 合成增加，如缺铁性贫血、红细胞增多症、妊娠后期；②Tf 释放增加，如急性肝炎、亚急性肝坏死等。

2. 降低

见于：①Tf 合成减少，如肝硬化、慢性肝损伤等；②Tf 丢失增加，如蛋白丢失性疾患，如肾病综合征；③铁缺乏，如肝脏疾病、慢性炎症、消化性溃疡等。

三、血清转铁蛋白测定

血清转铁蛋白是一种能与 Fe^{3+} 结合的球蛋白，体内仅有 1/3 的 Tf 呈铁饱和状态。Tf 主要在肝脏合成，所以 Tf 可作为判断肝脏合成功能的指标。

【参考值】

28.6 ~ 51.9 μmol/L（2.5 ~ 4.3 g/L）。

【临床意义】

1. 增高

妊娠期、口服避孕药、慢性失血及铁缺乏，特别是缺铁性贫血。

2. 降低

见于：①铁粒幼红细胞贫血、再生障碍性贫血；②营养不良、重度烧伤、肾衰竭；③遗传性

Tf 缺乏症;④急性肝炎、慢性肝损伤及肝硬化等。

四、血清转铁蛋白饱和度测定

血清转铁蛋白饱和度(transferrin saturation,TS),简称铁饱和度,可以反映达到饱和铁结合力的 Tf 所结合的铁量,以血清铁占 TIBC 的百分率表示。

【参考值】

$33\% \sim 55\%$。

【临床意义】

1. 增高

见于:①铁利用障碍,如再生障碍性贫血、铁粒幼红细胞性贫血;②血色病,TS $> 70\%$ 为诊断血色病的可靠指标。

2. 降低

见于缺铁或缺铁性贫血,慢性感染性贫血。TS $< 15\%$ 并结合病史即可诊断缺铁或缺铁性贫血,其准确性仅次于铁蛋白,但较 TIBC 和血清铁灵敏。

五、血清铁蛋白检测

血清铁蛋白(serum ferritin,SF)是体内含铁最丰富的一种蛋白质,是去铁蛋白和 Fe^{3+} 形成的复合物。肝是合成铁蛋白的主要场所。

【参考值】

男性:$15 \sim 200 \ \mu g/L$。女性:$12 \sim 150 \ \mu g/L$。

【临床意义】

SF 和体内贮铁相关性很强,只有在体内缺铁的状况下才出现 SF 水平降低。肝脏损伤和某些肿瘤患者,SF 是一种急性期反应物,SF 水平会升高。

1. 增高

(1)体内贮存铁增加。原发性血色病、继发性铁负荷过大(如依赖输血的贫血患者)。

(2)SF 合成增加。炎症或感染、肿瘤、白血病、甲亢等。

(3)组织内的 SF 释放增加。肝坏死、慢性肝病等。

2. 降低

(1)体内贮存铁减少,如缺铁性贫血、妊娠。

(2)SF 合成减少,如维生素 C 缺乏等。

六、红细胞内游离原卟啉测定

在血红蛋白合成过程中,原卟啉与铁在铁络合酶的作用下形成血红素。当缺乏铁时,原卟啉与铁不能形成血红素,导致红细胞内游离原卟啉(free erythrocyte protoporphyrin,FEP)增多。

【参考值】

男性:0.56~1.00 μmol/L。女性:0.68~1.32 μmol/L。

【临床意义】

1. 增高

见于缺铁性贫血、铁粒幼红细胞性贫血、阵发性睡眠性血红蛋白尿及铅中毒。

2. 降低

见于巨幼细胞性贫血、恶性贫血和血红蛋白病。

第五节　心血管系统疾病检验

一、心肌酶检测

(一)血清肌酸激酶测定

肌酸激酶(creatine kinase,CK)主要存在于胞质和线粒体中,以骨骼肌和心肌最多,其次是脑组织和平滑肌,肝脏、胰腺和红细胞中 CK 含量极少。在诊断 AMI(急性心肌梗死)中,CK 及其同工酶应用广泛,诊断性能优于 AST 和 LDH,早期曾作为心肌损伤标志。

【参考值】

男性:38~174 U/L。女性:26~140 U/L。(酶偶联法)

【临床意义】

1. 心脏疾病

(1)CK 为早期诊断 AMI 的灵敏指标之一。AMI 之后,在 4~10 h 内,CK 活性急剧上升,发作 12~36 h 达高峰,峰值高达正常人的 10~12 倍,经过 72~96 h 恢复正常。在 AMI 病程中,CK 再次升高,提示心肌再次梗死。

(2)其他心脏损伤,如病毒性心肌炎、心脏手术、创伤性心脏介入治疗。

2. 肌肉疾病

进行性肌萎缩、急性脊髓灰质炎、皮肌炎时可增高。

3. 其他

如急性脑血管疾病、甲状腺功能减退以及某些非疾病因素(如剧烈运动)等可致其增高。

(二)肌酸激酶同工酶测定

CK 是由 B 和 M 两个亚单位组成的二聚体,形成 3 个不同的亚型:①CK-MM,主要存在于骨骼肌和心肌中,CK-MM 又可分为 MM$_1$、MM$_2$、MM$_3$ 亚型。MM$_3$ 是 CK-MM 在肌细胞中的主要存在形式。②CK-MB,主要存在于心肌中。③CK-BB,主要存在于脑、前列腺、肺、肠等组织中。正常血清中绝大部分为 CK-MM 的活力,含有少量的 CK-MB,不超过总活力的 5%。CK-BB 正常人血清中微乎其微。

【参考值】

CK-MM:94%～96%。CK-MB:<5%。CK-BB:极少或无。

【临床意义】

1. CK-MB 增高

(1)诊断 AMI。CK-MB 在 AMI 之后 3 h 开始升高,是早期诊断 AMI 的重要指标之一,达峰时间为 9～30 h,48～72 h 恢复正常。CK-MB 具有高度特异性,达 92%～100%。CK-MB 高峰时间与预后有一定关系,CK-MB 高峰出现早者较出现晚者预后好。

(2)其他心肌损伤。如心绞痛、心包炎、慢性心房颤动等。

(3)肌肉疾病及手术。骨骼肌疾病时 CK-MB 升高,但 CK-MB/CK 常小于 6%,据此可与心肌损伤鉴别。

2. CK-MM 增高

(1)诊断 AMI:CK-MM 的亚型对早期 AMI 较为灵敏,尤其是亚型的比值更有意义,如 $CK-MM_3/CK-MM_1$ 比值 >0.5,即可诊断 AMI。

(2)肌肉创伤。血清 CK-MM 是骨骼肌损伤的特异指标。手术、创伤、癫痫大发作后的 48 h 内 CK-MM 活性增高。

3. CK-BB 增高

(1)神经系统疾病。脑梗死、急性颅脑损伤、脑出血、脑膜炎等血清 CK-BB 升高,增高程度与损伤严重程度、范围和预后成正比。

(2)肿瘤。恶性肿瘤,如肺、肠、胆囊、前列腺等部位的肿瘤,可致其升高。

(三)血清乳酸脱氢酶及其同工酶测定

1. 乳酸脱氢酶测定

乳酸脱氢酶(lactate dehydrogenase,LD)是一种糖酵解酶,广泛存在于各种组织中,而以心肌、肾脏、骨骼肌最多,红细胞内含量极为丰富,所以当上述组织受损时 LD 大量释放入血,使血中 LD 活性增高。

【参考值】

连续检测法:104～245 U/L。速率法:95～200 U/L。

【临床意义】

LD 活性升高见于:①AMI,此酶与肌酸激酶相比增高出现较慢,但维持时间长,故仍为诊断心肌梗死的一个有用指标;②其他,如肝脏疾病、白血病、骨骼肌损伤等。

2. 乳酸脱氢酶同工酶测定

LD 是由 H 亚基和 M 亚基两个亚单位组成的四聚体,根据亚基组合不同形成 5 种同工酶,即 LD_1、LD_2、LD_3、LD_4、LD_5,其中 LD_1、LD_2 主要来自心肌,LD_3 主要来自肺、脾组织,LD_4、LD_5 主要来自肝脏,其次是骨骼肌。由于 LD 同工酶的组织分布特点,其检测具有病变组织定位作用,临床意义比 LD 更大。

【参考值】

LD$_1$:24% ~ 34%。LD$_2$:35% ~ 44%。LD$_3$:19% ~ 27%。LD$_4$:0 ~ 5%。LD$_5$:0 ~ 2%。LD$_1$/LD$_2$ <0.7。

【临床意义】

(1)诊断 AMI。血清 LD$_1$ 和 LD$_2$ 显著增高,尤以 LD$_1$ 增高最显著,LD$_1$/LD$_2$ > 1。

(2)其他心脏病。病毒性心肌炎、风湿性心肌炎、克山病,血清 LD 同工酶的改变与 AMI相似;心绞痛、心包炎、心律失常,血清 LD 同工酶谱正常。

(3)肝脏疾病。在急性肝炎、传染性单核细胞增多症和中毒性肝炎时,血清 LD$_5$ 和 LD$_4$明显增高,且 LD$_5$ > LD$_4$。急性肝炎时 LD$_5$ 最高。肝硬化、慢性肝炎等,血清 LD 总活力轻度增高,血清 LD$_5$ 也轻度增高或无改变。而胆管梗阻未累及肝细胞时 LD$_4$ > LD$_5$。

(4)其他疾病。胃癌、结肠癌和胰腺癌患者,血清中 LD 的 5 种同工酶中以 LD$_3$ 增高最显著。骨骼肌急性损伤、皮肌炎时,血清 LD$_4$ 和 LD$_5$ 都增高。

二、心肌蛋白测定

(一)心肌肌钙蛋白 I 测定

心肌肌钙蛋白 I(cardiac troponin I,cTnI)可抑制肌动蛋白中的 ATP 酶活性,使肌肉松弛,防止肌纤维收缩。当心肌损伤时,cTnI 可以释放入血,血清 cTnI 浓度变化可以反映心肌细胞损伤的程度。

【参考值】

<0.2 μg/L。>1.5 μg/L 为诊断临界值。

【临床意义】

1. 诊断 AMI

对诊断 AMI,与心肌肌钙蛋白(cardiac troponin,cTnT)相比,cTnI 具有较低的初始灵敏度和较高的特异性。其诊断 AMI 的灵敏度为 6% ~ 44%,特异性为 93% ~ 99%。AMI 发病后 3 ~ 6 h,cTnI 即可升高,14 ~ 20 h 达到峰值,5 ~ 7 天恢复正常。

2. 判断微小心肌损伤

不稳定型心绞痛病人出现 cTnI 升高,表示微小心肌损伤。

3. 其他

急性心肌炎病人,也可出现 cTnI 的低水平升高。

(二)心肌肌钙蛋白 T 测定

肌钙蛋白(cardiac troponin,cTn)是诊断心肌坏死最特异和敏感的首选标志物,心肌肌钙蛋白 T 是其中之一。当心肌损伤时,cTnT 就释放于血清中,因此,cTnT 浓度变化对诊断心肌缺血的严重程度有重要价值。

【参考值】

0.02 ~ 0.13 μg/L。>0.5 μg/L 确诊 AMI。

【临床意义】

cTnT 具有独特的抗原性,其特异性更优于 CK-MB。由于 cTnT 分子量小,心肌损伤后游离的 cTnT 从心肌细胞胞质内释放入血,使血清中 cTnT 迅速增高。cTnT 升高时间与CK-MB 相似,但其释放持续时间较长,因而可保持 cTnT 较长时间的高水平状态,故 cTnT 既有 CK-MB 升高时间早,又有 LD_1 诊断时间长的优点。

1. 诊断 AMI

cTnT 是诊断 AMI 的特异性标志物。AMI 发病 3～6 h 后即升高,10～24 h 达高峰,其峰值可为参考值的 30～40 倍,恢复正常需要 10～15 天时间。在诊断 AMI 时优于 CK-MB 和 LD。

2. 判断心肌微小损伤

(1)不稳定型心绞痛病人出现血清 cTnT 升高,提示有微小心肌损伤,这种心肌损伤只有检测 cTnT 才能确诊,而稳定型心绞痛患者一般不升高。

(2)心肌炎,其升高程度与心肌受损的严重程度成正比。

3. 其他

(1)肾衰竭反复血液透析可引起血流动力学改变和血脂异常,会导致心肌缺血性损伤,因此及时检测 cTnT 可预防其并发症的发生。

(2)评价围术期和经皮腔内冠状动脉成形术心肌受损程度。

三、血清肌红蛋白测定

肌红蛋白(myoglobin, Mb)是一种存在于心肌和骨骼肌中的含氧结合蛋白,正常人血清中含量极低。当心肌或骨骼肌损伤时,血液中的 Mb 水平升高,对诊断 AMI 和骨骼肌损害有一定的价值。

【参考值】

定性:阴性。定量(ELISA 法):50～85 μg/L。

【临床意义】

1. 早期诊断 AMI 的敏感指标

从胸痛发作后 30 min～2 h 血清 Mb 就出现升高,故 Mb 可以作为早期诊断 AMI 的指标,且优于 CK-MB 和 LD。发病 5～12 h 达高峰,18～30 h 恢复正常。如果急性胸痛 6～10 h 后,血清 Mb 浓度仍在参考范围内,可以排除 AMI 的可能性;如果患者胸痛后 12 h 或更长时间到达医院,不必再测定 Mb;如果 Mb 持续增高或反复波动,提示心肌梗死持续存在或再次发生梗死和梗死范围扩大等。

2. 判断心肌损伤程度

Mb 可以作为判断心肌损伤程度及愈合情况的一项客观指标,如心脏外科手术后用 Mb 的变化作为观察术后恢复的指标。

3. 骨骼肌损伤

如多发性肌炎、冻伤、假性肥大型肌营养不良症、高强度运动等。

四、心脏疾病危险因素检测

(一) B 型心钠素测定

心钠素(atrial natriuretic factor,ANF)又称为钠尿肽。ANF 具有利钠、利水、降低血浆肾素活性、扩张血管的作用。当血容量增加、心室负荷过多及室壁张力改变时,ANF 合成与释放增加。根据 ANF 的结构,可将其分为 4 种:ANP、BNP、CNP 以及 DNP。ANP 主要在心房合成,其中 BNP 最稳定,被作为心衰的诊断指标。正常时 BNP 在心肌细胞内以前体(pro-BNP)形式存在,当心室压力增大时,pro-BNP 分解成两个片段(活性形式的 BNP 和非活性形式的 NT-pro-BNP),因此测定血中 BNP 和 NT-pro-BNP 是诊断心衰最好的临床指标。

【参考值】

BNP:参考值 1.5~9 pmol/L,判断值 > 22 pmol/L (100 ng/L)。

诊断心衰的 NT-pro-BNP 界值建议:年龄 <50 岁为 450 pg/ml,50~70 岁为 900 pg/ml,> 70 岁为 1800 pg/ml。<300 pg/ml (非年龄依赖性)可基本排除心衰。

【临床意义】

1. 用于心衰的诊断、分级和预后判断

心衰早期 BNP 即升高,且升高水平与心衰程度成正比,而 BNP 水平不升高患者基本可以排除心衰的诊断。NT-pro-BNP > 2000 pg/ml 基本可以确定心衰,而 NT-pro-BNP < 400 pg/ml 基本可以排除心衰。

2. AMI 的诊断

BNP 水平可以反映心肌梗死的面积和严重程度。

3. 呼吸困难的鉴别

心源性呼吸困难出现 BNP 和 NT-pro-BNP 水平升高,而肺源性呼吸困难 BNP 和 NT-pro-BNP 水平不升高。

4. 心脏疾病治疗检测

如心衰治疗中观察 BNP 和 NT-pro-BNP 的变化,可以有效地指导治疗。对心脏功能的评价可以帮助选择最佳手术时机。

5. 其他心脏病的诊断

如梗阻性肥厚型心肌病和扩张型心肌病会出现 BNP 的增高,且增高幅度与心肌肥厚程度成正比。

(二) 同型半胱氨酸测定

同型半胱氨酸(homocysteine,Hcy)是蛋白质代谢过程中一个重要的中间产物,它可损伤血管内皮细胞,促进平滑肌细胞增生、血小板聚集和低密度脂蛋白氧化,导致动脉粥样硬化和冠心病的发生。

【参考值】

4.7～13.9 μmol/L。

【临床意义】

Hcy 增高是心脑血管疾病发生的独立危险因素。

1. 增高

(1)动脉粥样硬化和心肌梗死。

(2)中枢血管疾病和脑卒中。

(3)外周血管疾病。

(4)糖尿病的心脏并发症。

2. 降低

可降低 AMI 等缺血性心肌损伤和其他缺血性血管疾病发生的危险性。

(三)超敏 C 反应蛋白测定

超敏 C 反应蛋白(high-sensitivity C reactive protein, hs-CRP)是一种急性时相反应蛋白,当组织损伤、炎症、感染和组织坏死或肿瘤时,浓度可迅速增加。hs-CRP 是更为有效(与 LDL-C 相比较)的独立的心血管疾病预测指标,甚至被认为是心血管病危险评估的金指标。

【参考值】

成人:0.068～8.2 mg/L,中值 0.58～1.13 mg/L。

【临床意义】

增高见于:①存在 AS 的危险,尤其连续多次检测血 hs-CRP > 3 mg/L,意义更大;②血 hs-CRP > 10 mg/L,提示可能存在其他感染,应在其他感染控制后再测定 hs-CRP,以进一步除外心血管炎症性病变;③其他,如组织损伤和恶性肿瘤。

第六节　其他常用血清酶检测

一、淀粉酶及同工酶检测

淀粉酶(amylase, AMS)是一种水解淀粉、糊精和糖原的水解酶,对食物中的多糖类化合物的消化起重要作用。主要来自胰腺和腮腺,来自胰腺的为淀粉酶同工酶 P(P-AMS),来自腮腺的为淀粉酶同工酶 S(S-AMS),其他少量的 AMS 来自心脏、肝脏等。AMS 主要用于急性胰腺炎的诊断和鉴别诊断。

【参考值】

血清 AMS 总活性:148～333 U/dl。尿液:100～1200 U/dl。

【临床意义】

1. 活性增高

(1)胰腺炎。①急性胰腺炎是 AMS 增高的最常见原因。AMS 一般在发病 6～12 h 升高,20~48 h 达到峰值,3~5 天恢复正常。如持续升高数周不降,提示胰腺炎有反复或有并发症发生。尿 AMS 于发病后 12~24 h 开始升高,下降比血清 AMS 慢。如 AMS 已明显升高却又出现与症状等临床表现不相符的 AMS 下降,则提示急性胰腺炎病情凶险,为坏死性胰腺炎的预兆。②其他,慢性胰腺炎急性发作、胰腺囊肿、胰腺管阻塞时 AMS 也可升高。

(2)胰腺癌。胰腺癌早期 AMS 增高,原因是肿瘤压迫造成胰腺导管阻塞和短时间内大量胰腺组织破坏,组织中的 AMS 进入血液中。

(3)急腹症。如消化性溃疡穿孔、上腹部手术后、机械性肠梗阻、胆管梗阻、急性胆囊炎等,主要原因是病变累及胰腺或含 AMS 的肠液进入腹腔被吸收。

(4)其他。①乙醇中毒。②肾衰竭,原因是经肾排泄的 AMS 减少。

2. 活性降低

(1)慢性胰腺炎。胰腺组织严重破坏,导致胰腺分泌功能障碍。

(2)胰腺癌。胰腺肿瘤压迫时间过久,胰腺组织纤维化,导致分泌功能降低。

(3)严重肾功能不全,排泄 AMS 障碍,尿 AMS 可降低。

二、脂肪酶检测

血清脂肪酶(lipase,LPS)主要由胰腺分泌,其次为胃、小肠等。LPS 经肾小球滤过,被肾小管全部回吸收,因此尿中无 LPS。胰腺疾病时 LPS 大量释放入血,使血清 LPS 升高。

【参考值】

0~160 U/L。

【临床意义】

1. LPS 活性增高

(1)诊断胰腺炎。急性胰腺炎时 LPS 明显增高,发病后 4~8 h 开始升高,24 h 达到高峰,可持续 10~15 天。LPS 增高与 AMS 平行,但其增高的时间更早,持续时间更长,增高的幅度更明显。诊断胰腺炎时 LPS 检测的特异性高于血清 AMS。由于 LPS 增高持续时间长,对病情观察和判断预后更为有利,尤其对胰腺炎晚些时间的诊断更有意义。慢性胰腺炎时 LPS 轻度增高。

(2)非胰腺炎的急腹症。淀粉酶可升高而脂肪酶不升高。

(3)其他。骨折、软组织损伤等脂肪组织破坏,肝癌、乳腺癌,LPS 可稍增高。

2. LPS 活性降低

胰腺癌或胰腺结石所致的胰腺导管阻塞时,LPS 活性可降低。也可见于胰腺囊性纤维化。

三、胆碱酯酶检测

胆碱酯酶(cholinesterase,ChE)分乙酰胆碱酯酶(acetylcholin esterase,AChE)和假性胆碱酯酶(pseudo cholinesterase,PChE)。AChE 主要存在于红细胞、肺脏、脑组织、交感神经节中,

主要作用是水解乙酰胆碱;PChE 由肝脏合成。检测血清 ChE 主要用于诊断有机磷杀虫剂中毒和肝脏疾病等。

【参考值】

AChE:80 000 ~ 120 000 U/L 。PChE:30 000 ~ 80 000 U/L。

【临床意义】

1. ChE 活性增高

多见于肾脏疾病、肥胖、脂肪肝、甲状腺功能亢进;也可见于精神分裂症、溶血性贫血、巨幼细胞贫血等。

2. ChE 活性降低

(1)有机磷杀虫剂中毒。有机磷杀虫剂能抑制 ChE,使之降低,临床常以 AChE 活性作为有机磷杀虫剂中毒的诊断和检测指标。ChE 活性在 50% ~ 70% 为轻度中毒,30% ~ 50% 为中度中毒, < 30% 为重度中毒。

(2)肝脏疾病。ChE 减低程度与肝脏实质损伤成正比,多见于慢性肝炎、肝硬化和肝癌。如果 ChE 持续降低,多提示预后不良。

(3)其他。恶性肿瘤、营养不良、恶性贫血、口服雌激素或避孕药等,ChE 也可降低。

(组稿:杨梅　校对:郑丹)

第二篇 放射诊断学

第一章
总　论

一、影像学新进展

　　伦琴（Wilhelm Conrad Rontgen）1895 年发现 X 线以后不久，X 线就被用于人体检查，进行疾病诊断，形成了放射诊断学（diagnostic radiology）这一新学科，并奠定了医学影像学（medical imaging）的基础。至今放射诊断学仍是医学影像学中的重要内容，应用普遍。20世纪 50 年代到 60 年代开始应用超声与核素显像进行人体检查，出现了超声成像和 Y 闪烁成像。20 世纪 70 年代和 80 年代又相继出现了 X 线计算机体层成像（CT）、磁共振成像（MRI）和发射体层成像 ECT 包括单光子发射体层成像，SPECT 与正电子发射体层成像 PET等新的成像技术。这样，仅 100 多年的时间就形成了包括放射诊断的影像诊断学。虽然各种成像技术的成像原理与方法不同，诊断价值与限度亦各异，但都是使人体内部结构和器官成像，借以了解人体解剖与生理功能状况及病理变化，以达到诊断的目的，都属于活体器官的视诊范畴，是特殊的诊断方法。近 30 年来，由于微电子学与电子计算机的发展以及分子医学的发展，致使影像诊断设备不断改进，检查技术也不断创新。影像诊断已从单一的形态成像诊断发展为形态成像、功能成像和代谢成像并用的综合诊断。继 CT 与 MRI 之后，又有脑磁源图 MSI 应用于临床。分子影像学也在研究中。影像诊断学的发展还有很大潜力。现在数字成像已由 CT 与 MRI 等扩展到 X 线成像，使传统的模拟 X 线成像也改成数字成像。数字成像改变了图像的显示方式，图像解读也由只用照片观察过渡到兼用屏幕观察，到计算机辅助检测。影像诊断也试用计算机辅助诊断，以减轻图像过多、解读费时的压力。图像的保存、传输与利用，由于有了图像存档与传输系统 PACS 而发生巨大变化，并使远程放射学成为现实，极大地方便了会诊工作。由于图像数字化、网络和 PACS 的应用，影像科将逐步成为数字化或无胶片学科。20 世纪 70 年代兴起的介入放射学（interventional radiology）是在影像监视下对某些疾病进行治疗的新技术，使一些用内科药物治疗或外科手术治疗难以进行或难以奏效的疾病得到有效的医治。介入放射学已成为同内科和外科并列的三大治疗体系之一。介入放射学发展很快，影像监视系统除用 X 线成像（如数字减影血管造影 DSA）

外,超声、CT 与 MRI 也应用于临床。介入治疗的应用范围已扩大到人体各个器官。在设备、器材与技术上都有很大改善,在临床应用与理论研究上也都有很大进步。纵观影像诊断学与介入放射学的应用与发展,可以看出医学影像学的范畴不断扩大,诊治水平明显提高,已成为运用高科技手段最多,在临床医学中发展最快、作用重大的学科之一。影像学科在临床医疗工作中的地位也有明显提高,已成为医院中作用特殊、任务重大、不可或缺的重要临床科室,影像学的发展也有力地促进了其他临床各学科的发展。

(一)X 线的产生

1895 年,德国科学家伦琴发现了这种具有很高能量,肉眼看不见,但能穿透不同物质,能使荧光物质发光的射线。X 线是真空管内高速行进的电子流轰击钨靶时产生的。X 线发生装置主要包括 X 线管、变压器和操作台。X 线管为一高真空的二极管,杯状的阴极内装着灯丝,阳极由呈斜面的钨靶和附属散热装置组成。降压变压器为向 X 线管灯丝提供电源。操作台主要为调节电压、电流和曝光时间而设置的电压表、电流表、时计及其调节旋钮等。X 线的发生过程是向 X 线管灯丝供电、加热,在阴极附近产生自由电子,当向 X 线管两极提供高压电时,阴极与阳极的电势差陡增,电子以高速由阴极向阳极行进,轰击阳极钨靶而发生能量转换,其中1% 以下的能量转换为 X 线,99% 以上转换为热能。X 线主要由 X 线管窗口发射,热能由散热装置散发。

(二)X 线的特性

X 线属于电磁波。波长范围为 0.0006 ~ 50 nm。用于 X 线成像的波长为 0.008 ~ 0.031 nm(相当于40 ~ 150 kV 时)。在电磁辐射谱中,比可见光的波长短,肉眼看不见。此外,X 线还具有以下几方面与 X 线成像和 X 线检查相关的特性。

穿透性:X 线波长短,具有强穿透力,能穿透可见光不能穿透的物体,在穿透过程中有一定程度的吸收,即衰减。X 线的穿透力与 X 线管电压密切相关,电压愈高,所产生的 X 线波长愈短,穿透力也愈强;反之其穿透力愈弱。X 线穿透物体的程度与物体的密度和厚度相关。密度高、厚度大的物体吸收得多,通过得少。X 线穿透性是 X 线成像的基础。

荧光效应:X 线激发荧光物质,如硫化锌镉及钨酸钙等,使波长短的 X 线转换成波长长的可见荧光,这种转换叫作荧光效应。荧光效应是透视检查的基础。

感光效应:涂有溴化银的胶片,经 X 线照射后,感光而产生潜影,经显影、定影处理,感光的溴化银中的银离子(Ag^+)被还原成金属银(Ag),并沉积于胶片的胶膜内。此金属银的微粒,在胶片上呈黑色。而未感光的溴化银,在定影及冲洗过程中,从 X 线胶片上被洗掉,因而显出胶片片基的透明本色。依金属银沉积的多少,便产生了黑至白的影像。所以,感光效应是 X 线摄影的基础。

电离效应:X 线通过任何物质都可产生电离效应。空气的电离程度与空气所吸收 X 线的量成正比,因而通过测量空气电离的程度可测 X 线的量。X 线射入人体,也产生电离效应,可引起生物学方面的改变,即生物效应,是放射治疗的基础,也是进行 X 线检查时需要注意防护的原因。

（三）X线成像基本原理

X线之所以能使人体组织在荧屏上或胶片上形成影像，一方面是基于X线的穿透性、荧光效应和感光效应；另一方面是基于人体组织之间有密度和厚度的差别。当X线透过人体不同组织结构时，被吸收的程度不同，所以到达荧屏或胶片上的X线量即有差异。这样，在荧屏或X线片上就形成明暗或黑白对比不同的影像。

1. X线成像的基本条件

X线影像的形成，基于以下三个基本条件：第一，X线具有一定的穿透力，能穿透人体的组织结构；第二，由于被穿透的组织结构存在着密度和厚度的差异，X线在穿透过程中被吸收的量不同，以致剩余下来的X线量有差别；第三，这个有差别的剩余X线，是不可见的，由于X线的荧光效应和感光效应，经过显像过程，就能在荧光板或胶片上获得具有黑白对比、层次差异的X线影像。

2. 不同组织结构的特点

人体组织结构是由不同元素所组成，依各种组织单位体积内各元素量总和的大小而有不同的密度。这样不同的组织器官天然形成了不同的X线衰减的差别，这也是人体X线成像的基础。

3. 不同密度组织与X线成像的关系

人体组织结构在X线影像上的密度根据X线的吸收程度可归纳为三类：属于高密度的有骨组织和钙化灶等；中等密度的有软骨、肌肉、神经、实质器官、结缔组织以及体液等；低密度的有脂肪组织以及存在于呼吸道、胃肠道、鼻窦和乳突内的气体等。当厚度差别不大时，不同组织间密度的差别在X线影像中构成了亮度的差别，可以被我们识别。当强度均匀的X线穿透厚度相等、密度不同的组织结构时，由于吸收程度不同，在X线胶片上（或荧屏上）显出具有不同层次灰度（黑白）差异的X线影像。胸部的肋骨密度高，对X线吸收多，照片上呈高亮度；肺组织主要为气体，密度低，X线吸收少，照片上呈低亮度。密度不同的病变组织也可产生相应的病理X线影像。例如，肺结核病变可在低密度的肺组织内产生中等密度的纤维性改变和高密度的钙化灶，在胸片上，于肺的低亮度的背景上出现代表病变的中等和高亮度改变。

4. 不同厚度组织与X线成像的关系

即使是同一种密度的组织结构，如果厚度有差别，吸收X线量也会产生差别。较厚的部分，吸收X线总量多，透过的X线量少，较薄的部分则相反，于是在X线片和荧屏上也显示出灰度的差别。所以，X线影像中密度的差别不仅取决于组织器官密度的差别，也与组织器官厚度有密切的关系。较厚的组织亮度增加，较薄的组织则亮度减低。在分析X线影像时要同时考虑到密度和厚度的影响。

（四）X线图像特点

1. 灰阶图像

X线图像是由从黑到白不同灰度的影像所组成。这些不同灰度的影像是以密度来反映人体组织结构的解剖及病理状态。人体组织结构的密度与 X 线图像上影像的密度是两个不同的概念。前者是指人体组织中单位体积内物质的质量,而后者则指 X 线图像上示影像的灰度。但是物质密度与其本身的比重成正比,物质的密度高,比重大,吸收的 X 线量多,在影像上呈高亮度。反之,物质的密度低,比重小,吸收的 X 线量少,在影像上呈低亮度。因此,图像上的亮度差别,虽然也与物体的厚度有关,但主要是反映物质密度的高低。在工作中,通常用密度的高与低表达影像的灰度。例如用高密度、中等密度和低密度分别表达高亮度、中等亮度和低亮度。当组织密度发生改变时,则用密度增高或密度减低来表达影像的灰度改变。

2. 重叠图像

X 线图像是 X 线束穿透某一部位的不同密度和厚度组织结构后的投影总和,是该穿透路径上各个结构影像相互叠加在一起的影像。例如,正位 X 线投影中,既有前部,又有中部和后部的组织结构。

3. 锥形 X 线束对图像的影响

X 线束是从 X 线管向人体作锥形投射的,因此,X 线影像有一定程度的放大和使被照体原来的形状失真,并产生伴影。伴影使 X 线影像的清晰度减低。

二、X 线检查技术——X 线成像基础

人体组织结构的密度不同,这种组织结构密度上的差别,是产生 X 线影像对比的基础,称之为自然对比。对于缺乏自然对比的组织或器官,可人为地引入一定量的在密度上高于或低于它的物质,使之产生对比,称之为人工对比。自然对比和人工对比是 X 线检查的基础。

(一)普通检查包括荧光透视和摄影

荧光透视简称透视。一般透视须在暗室内进行,透视前须对视力行暗适应。采用影像增强电视系统,影像亮度明显增强,效果好。透视可转动患者体位,改变方向进行观察;了解器官的动态变化,如心、大血管搏动、膈运动及胃肠蠕动等;操作方便;费用低;可立即得出结论。但影像对比度及清晰度较差,难以观察密度与厚度差别小的器官以及密度与厚度较大的部位,例如头颅、脊柱、骨盆等。缺乏客观记录也是一个缺点。

X 线摄影迄今为止,仍然是应用最广泛的影像检查方法。空间分辨力和密度分辨力均明显优于荧光透视,而且胶片就是很好的客观记录。不仅使密度、厚度差别较大的组织显影,也能使密度、厚度差别较小的病变显影。为了立体定位和避免不同组织相互遮挡,常需从互相垂直的两个方位摄影,例如正位及侧位。不能反映动态变化是其主要缺点。所以,胃肠等需要动态观察的检查仍需要荧光透视,但是记录瞬间变化还要摄片保留。

(二)特殊检查

1. 体层摄影

普通 X 线片上,一部分影像因与其前、后影像重叠,而不能显示。体层摄影则可获得某

一选定层面上结构的影像,而选定层面以外的结构则在投影过程中被模糊掉。体层摄影常用于明确平片难以显示、重叠较多和处于较深部位的病变,用于了解病变内部结构有无破坏、空洞或钙化、边缘是否锐利以及病变的确切部位和范围等。该法已被 CT 取代。

2. 软线摄影

采用能发射软 X 线,即波长长的 X 线钼靶管球,用以检查软组织,特别是乳腺的检查。

3. 高电压摄影

高电压摄影,即高千伏摄影,是采用 120 kV 以上的电压进行摄片,一般为 120 ~ 200 kV。X 线机必须有小焦点的 X 线管、滤线器和特殊的计时器装置。由于管电压提高到 150 ~ 200 kV,必须有高比值隔板配合,才能满足高电压摄影要求。由于穿透力强,主要用途是显示那些在常规摄影中被高密度组织或病变遮挡的正常组织或病理改变。例如可将被骨骼、纵隔或者大量的胸腔积液遮盖的肺内病灶显示出来,同时还可显示体层摄片不能清晰显示的小病灶。高千伏摄影可缩短曝光时间,减少 X 线管负荷和减少患者皮肤照射量。其他特殊检查方法还有放大摄影,采用微焦点和增大人体与照片距离以显示较细微的病变。

(三)造影检查目的

造影检查目的是增加不同组织之间、正常组织与病理组织之间的密度差别。主要用于更好地显示那些缺乏自然对比的不同组织结构或病理改变。可将密度高于或低于该组织的一种物质引入组织内或其周围间隙,使之产生密度差别以在影像上被识别,称为造影检查。引入的物质称为对比剂(旧称造影剂)。详见"第二篇第三章影像常用对比剂"。

(四)X 线检查方法的选择

应该在了解各种 X 线检查方法的适应证、禁忌证和优缺点的基础上,根据临床初步诊断和诊断需要来决定。一般应当选择安全、准确、简便而又经济的方法。因此,应首先用普通检查,再考虑造影检查。但也非绝对,例如胃肠检查首先就要选用钡剂造影。有时两三种检查方法都是必需的,例如对于某些先天性心脏病,准备手术治疗的患者,不仅需要胸部平片,还需做心血管造影。对于可能发生一定反应和有一定危险的检查方法,选择时更应严格掌握适应证,不可滥用,以免给患者带来损失。

三、X 线分析与诊断——X 线成像基础

X 线诊断是重要的临床诊断方法之一。诊断以 X 线图像为基础,因此需要对 X 线影像进行认真、细致的观察,分辨正常与异常,并了解 X 线影像所反映的正常与病理的解剖特点。综合 X 线各种病理表现,联系临床资料,包括病史、症状、体征及其他临床检查结果进行分析推理,才可能提出比较正确的 X 线诊断。为了做出正确的 X 线诊断,在分析和诊断中应遵循一定的原则和步骤。

观察分析 X 线图像时,首先应注意投照技术条件。例如,摄影位置是否准确,摄影条件是否恰当,即照片质量是否满足 X 线诊断需要。为了不至于遗漏重要 X 线征象,应按一定顺序,全面而系统地进行观察。例如,分析胸片时,应注意胸廓、肺、纵隔、膈及胸膜,并结合

临床,着重对其中某一方面的观察。在分析肺部时,应从肺尖到肺底,从肺门到肺周依次进行观察。在分析骨关节时,应依次观察骨骼、关节及软组织。在分析骨骼时,则应注意骨皮质、骨松质及骨髓腔等。否则很容易被引人注目的部分所吸引,忘记或忽略观察其他部分,而这部分恰好是更重要而必须观察的部分。在观察分析时,应注意区分正常与异常。为此,应熟悉正常解剖和变异的 X 线表现,这是判断病变 X 线表现的基础。观察异常 X 线表现,应注意观察受检器官或结构的形态和密度变化。发现病变,应注意分析下列要点:①病变的位置和分布;②病变的数目;③病变的形状;④病变的边缘;⑤病变的密度;⑥邻近器官和组织的改变;⑦器官功能的改变。在分析判断时,需找出一个或一些有关键意义的 X 线表现,并提出一个或几个疾病来解释这些表现,也就是提出初步的 X 线诊断。提出初步的 X 线诊断,还必须结合临床资料进行综合分析。因为病变具有特征性 X 线改变者不多,多数情况下,X 线表现并无特征,同样的 X 线影像可以在不同的疾病中出现,即所谓"异病同影",如在胸部照片上,肺炎和浸润性肺结核均为渗出性病变,呈密度高、边缘模糊的片状阴影,两者表现相同。另外,同一疾病也可因发展阶段不同或类型不同而出现不同的 X 线表现,即所谓"同病异影",例如肺癌多呈肿块状阴影,但可因坏死而出现空洞,致表现不同。还应指出,X线检查虽然是重要的临床诊断方法之一,但还有其他方面的限制,例如在疾病的早期,进行 X 线检查时,往往阳性发现不多或无阳性发现,如急性化脓性骨髓炎,在起病后 10 天以内甚至 2 周,虽然临床症状已很明显,但 X 线仍不能做出诊断。另一种情况是 X 线检查不能使病变显影,如支气管内膜结核,尽管痰菌阳性,但也不能从照片上做出诊断。因此,如不紧密结合临床,即容易贻误诊断。X 线诊断与临床结合,除应了解病史、体征和治疗经过外,还应注意以下要点:①年龄,年龄对疾病性质的判断有重要性,如肺门淋巴结增大是儿童原发性肺结核的典型表现,但在老年人,则常为肺癌的 X 线征象;②性别,有些疾病的发生率常有性别上的差别,如胃癌的发生,男性多于女性;③职业史和接触史,职业史与接触史是诊断职业病的主要依据,如矽肺、工业性氟骨症的诊断,均应具备特殊的职业史和接触史;④生长和居住地区,这对诊断地方病时,有重要价值,如包虫病多发生于西北牧区,而血吸虫病则以华东和中南湖区一带较常见;⑤结合其他重要检查,如生化检查、病理组织检查等,以达到正确的诊断。

X 线诊断结果基本上有 3 种情况:①肯定性诊断,即经过 X 线检查可以确诊。②否定性诊断,即经过 X 线检查,排除了某些疾病。但应注意它有一定限度,因病变从发生到出现 X 线表现需要一定时间,在该时间内 X 线检查可以是阴性;病变与其所在器官组织间的自然对比也会影响 X 线征象的显示。因此,要正确评价否定性诊断的意义。③可能性诊断,即经过 X 线检查,发现了某些 X 线征象,但不能确定病变性质,因而列出几个可能性。遇到这种情况,根据需要可进行别的影像学检查;其他的临床实验室、内镜和活检等检查;随诊观察;试验性治疗,即经过治疗来观察疾病演变情况。

四、X线检查中的防护——X线成像基础

(一)X线防护的意义

X线穿透人体将产生一定的生物效应。若接触的X线量超过允许辐射量,就可能产生放射反应,甚至放射损害。但是,如X线辐射量在允许范围内,一般则少有影响。因此,不应对X线检查产生疑虑或恐惧,而应重视防护,如控制X线检查中的辐射量并采取有效的防护措施,合理使用X线检查。避免不必要的X线辐射,以保护患者和工作人员的健康,要特别重视孕妇、小儿患者的防护。

(二)放射防护的方法和措施

放射防护包括主动防护与被动防护。

主动防护的目的是尽量减少X线的发射剂量。措施包括选择恰当的X线摄影参数,应用影像增强技术、高速增感屏和快速X线感光胶片。限制每次检查的照射次数,除诊治需要外,不要在短期内做多次重复检查。被动防护的目的是使受检者尽可能地少接受射线剂量。具体措施可以采取屏蔽防护和距离防护原则。前者使用原子序数较高的物质,常用铅或含铅的物质作为屏障以阻挡不必要的X线,通常采用X线管壳、遮光筒和光圈、滤过板。患者方面,在投照时,应当限制照射范围。对照射野相邻的性腺,应用铅橡皮加以遮盖。放射线工作者方面,注意利用荧屏后的铅玻璃、铅屏、铅橡皮围裙、铅橡皮手套作为防护。墙壁主要是防止X线对室外人的伤害等。

第二章
成像基础

第一节　数字 X 线成像基础

DR 成像原理与 CR 相比,同为数字化摄影,但成像方式不同。DR 接收 X 线的既不是普通胶片,也不是需要经激光扫描读取信息的成像板,而是各种类型的平板探测器,它们可以把 X 线直接转化成电信号或先转换成可见光,然后通过光电转换,把电信号传输到中央处理系统进行数字成像。由于不再需要显定影处理,也不需要把成像板送到读取系统进行处理,而是直接在荧光屏上显示图像,因此检查速度大大提高。

第二节　CT 成像基础

一、CT 成像原理与设备

(一)CT 的成像原理与方式

CT 与常规 X 线摄影一样,它的成像也是利用了 X 线的原理。X 线穿过人体各组织后会发生衰减,主要是因为能量被吸收(同时也有散射的缘故)。不同的组织会有不同衰减系数,也就是说不同的组织会有不同的 X 线衰减程度,而所有的应用 X 线的成像技术和模式都是以此为基础的。目前,所应用的投影方式 X 线成像技术可分为两类,模拟成像和数字成像,CT 则是应用数字成像的典型。

1. 数字成像

所谓数字成像,实际上就是将模拟信号数字化,也就是把连续变化的模拟曲线变化给予相应的具体值,形成离散而非连续的数字值。这些数字以行和列的排列形式组成数字矩阵,然后将数字矩阵转化为可视图像的像素矩阵,每个像素根据数字矩阵中相应的数字以不同的亮度(即灰阶)表现出来。在 X 线数字成像中,一种是模拟图像数字化;另一种是将获得信息由模拟量直接转换成数字(模数转换)量,然后成像,如 CR 和 DR。CT 和这些数字成像又有所不同,并非直接测量,而是经过不同方式的计算方法使每个像素数字化,是个间接过程。与模拟成像相比,数字成像的优势很多,可以进行高保真的存储(磁带及光盘)和传输(电缆、电话及卫星),并且随时可以高保真地调阅,这是胶片存储所不可及的。可以进行图像后处理[改变对比度、灰阶和图像大小,计算距离、面(体)积、测量像素或感兴趣区的密度值以及二维、三维甚至四维的图像重建];软组织对比度分辨力(密度分辨力)也明显高于模拟成像。它的不足之处是空间分辨力较模拟图像低得多,目前最多为 1024×1024 矩阵。

2. CT 扫描模式

(1)断层扫描。CT 的 X 线球管发出的 X 线与常规 X 线摄影的不同,在准直器的作用下,X 线呈有一定厚度的笔形或扇形束穿过相同厚度的人体断层,到达对面替代常规 X 线摄影中胶片感光颗粒和荧光屏作用的检测器(detector),检测器的作用是将穿过人体不同组织后衰减的 X 线的强度转换成不同电流强度的电信号通过输送电缆送入计算机。这个 X 线束用不同的运动方式(直线或旋转)以脉冲形式依次从不同投射角度穿过人体的同一解剖断层,检测器将所得数据依次送入计算机,由计算机计算出这一断层矩阵中每一个像素的密度值(CT 值)组成数字矩阵,再以灰阶形式显示在监视器上。一个断层扫描完毕,扫描床移动使另一个断层对准 X 线束再进行扫描。螺旋扫描出现之前所有的 CT 机器都是这一种扫描方式,螺旋扫描问世后将这种断层扫描方式称为常规 CT 扫描以与螺旋扫描相区分。

(2)螺旋扫描。滑环技术是 20 世纪 70 年代末开始采用的新技术。滑环时代之前,含有 X 线球管的旋转部分与静止部分之间的馈电和信号传输是靠电缆来完成的,电缆的有限长度限制了球管的旋转运动,使球管的运动只能是双向往返式,无法向一个方向进行连续扫描。所谓滑环装置,就是用类似发电机上碳刷作为旋转部分,带有凹槽的滑环作为固定部分,代替电缆来进行固定部分与旋转部分之间的馈电和信号传输,省却了电缆,使球管可以向一个方向连续旋转。螺旋扫描是在滑环技术应用的基础上发展起来的一项新的扫描方式。扫描过程中,X 线球管围绕机架连续旋转曝光,曝光的同时检查床同步匀速移动,探测器同时采集数据,由于扫描轨迹呈螺旋线,故称螺旋扫描。螺旋扫描的特点是将传统常规CT 的二维采集数据发展为三维采样。这种采样完全不同于常规 CT 的采样,常规 CT 中采样时患者(检查床)静止不动,因而是一次二维采样。采样完成后检查床运动一段距离,再进行另一层面的二维采样。两次采样之间存在间隔。螺旋扫描则不同,球管连续旋转曝光的同时,检查床也在匀速运动,直至扫描完预定范围,由于扫描的轨迹呈螺旋状,所以称之为螺旋扫描。螺旋扫描是整个扫描区域连续不间断的三维采样,又称为容积或体积采样,然后自三维数据中再重建出二维断层图像。所以,螺旋扫描又称体积或容积扫描(volume scanning),这种采样为数据的后处理带来了更大的灵活性。由于螺旋扫描的轨迹呈螺旋状,与常规 CT 的扫描方式不同,扫描一周的起点与终点不在同一点上,这样在图像重建时采用的方法亦不同,它采用的是内插法,又称差补法(interpolation)。

螺旋扫描与常规断层扫描相比,有两大优势。第一是"快",即扫描速度快。例如常规断层扫描一个扫描周期大约10 s,如果扫描范围为100 mm,层厚为10 mm,全部扫描时间需要100 s。如果用螺旋扫描,旋转一周为1 s,螺距为1,层厚和扫描范围不变,仅仅需要10 s,快了10倍。因此,螺旋扫描可以大大缩短患者的检查时间,患者免去长时间平卧在检查床上的痛苦和长时间的待诊带来的烦恼。"快"还可以使整个扫描区域内的动态增强扫描成为现实,而常规CT只能在一层或几层内完成动态扫描,这就为许多病变的诊断与鉴别诊断带来更多、更有意义的信息。"快"还能在允许的扫描时间内覆盖更长的范围,例如可以一次屏息完成肝、胰腺甚至肾脏的扫描。螺旋扫描的第二个优势是"容积数据",由于孔径的限制,CT扫描只能获得人体的横断层解剖图像,前后左右的关系十分明了。但是,上下解剖关系的显示始终是CT的缺陷。"容积数据"可以在工作站上进行图像后处理,重组成高质量的冠状、矢状、斜位甚至曲面图像,弥补了只能横断扫描的缺陷。还可以进行三维图像的重建,使我们能够立体地观察病变。常规CT在胸腹部扫描中常常遇到一个难题,即患者无法做到每次屏息的呼吸幅度完全一致,虽然扫描床的移动非常精确,实际获得的每两层面之间纵轴方向的连续性很差,对于较小的病灶很容易在两次扫描之间漏掉。这是实际应用中非常令人头痛的事。"容积采样"是在一次屏息中获得的连续数据,不会再产生上述问题。

(二)CT设备

1.扫描部分

(1)高压发生器。它的作用是为X球管产生X线提供稳定的直流高压,CT、球管需要120～140 kV的直流高压。随着各种技术的发展,高压发生器的性能越加稳定,体积也越来越小。

(2)X线球管。作用是发射X线。

(3)准直器。位于球管前方,通过可调节窗口决定X线宽度的装置,使X线呈有一定厚度的扇形束状,调节窗口的宽度可变换X线束的厚度,决定扫描的层厚。

(4)探测器。它的作用是接收衰减后的X线并将其转换成为电信号。新一代的固体探测器已有开发,如稀土陶瓷探测器转换率高达99.99%,余晖也非常短,适合高速扫描的要求。

(5)扫描架和扫描床。扫描架内装沿轨迹运动的X线球管,球管对面是成排的探测器(或与球管同时运动,或固定在扫描架上),两者之间是扫描孔,球管(或与探测器一起)围绕扫描孔旋转并发射X线,对位于扫描孔内的被扫描物体进行扫描。

2.计算机部分

CT机具有两个计算机系统,一是主计算机系统,一是阵列处理器。计算机部分是CT的"心脏",承担着如下任务:①扫描程序的控制;②信号的接收和处理;③图像的重建以及图像的后处理。硬件的配置要求尽量快的计算速度和尽量大的容量,以用最快的速度计算出高质量的图像。

3.图像显示及存储部分

(1)显示器。用于CT图像的显示,目前已采用高分辨力的大屏幕彩色监视器,以适应高分辨力图像,很多新的 CT 已经采用高质量的液晶显示屏幕,使得监视器变得更薄、更轻便。

(2)存储器。重建图像的暂时存储一直是硬盘存储,有利于随时调阅及图像后处理。现在多用磁光盘或小型磁带作为永久存储。

(三)操作控制部分

1. 控制台

在控制台上可以进行扫描范围的确定,各种扫描条件(层厚、间隔、kV、mAs 及视野)和扫描方式(常规或螺旋)的选择。

2. 图像后处理

图像后处理包括图像的调阅及图像的后处理,如各种二维及三维重建,各种血管成像及 CT 值和距离、面积的测定,窗宽窗位的调节等。可以将图像传输到独立工作站去处理,独立工作站具有另一台图像处理计算机,可以独立进行各种图像后处理,不再会影响扫描。

3. 照相系统

(四)多层螺旋 CT

1. 原理与构造特点

(1)纵轴多排探测器。单层螺旋 CT 的 Z 轴方向只有 1 排探测器,多层螺旋 CT 改变为具有多排探测器阵列(2~64 组),不同厂家的探测器排数和构造不同。

(2)锥形 X 线束。单层螺旋通过准直器后的 X 线束为薄扇形,因为对面 Z 轴方向只有 1 排探测器接收信号,所以 X 线束的宽度等于层厚。多层螺旋由于对面 Z 轴方向是具有多个通道的多排探测器,X 线束的宽度等于多个层厚(2~64)之和,改变为锥形 X 线束,最厚可达 40 mm,提高了 X 线利用率。

(3)多个数据采集通道。单层螺旋仅有 1 组通道采集数据,目前的多层螺旋则根据层厚的不同把多排探测器组合成不同的若干组,目前最多可以达到 64 组输出通道。64 组通道在扫描过程中,同时分别对各自连接的探测器接收的 X 线所产生的电信号进行采集、输出。

(4)球管旋转 1 周可以获得多幅图像。单层螺旋 1 个旋转周期只能获得 1 幅图像,目前的多层螺旋 1 个采样周期可获得 2~64 幅图像。

2. 多层螺旋 CT 的优势

(1)降低球管消耗。常规和单层螺旋 CT、球管旋转 1 周仅能获得 1 幅图像。多层螺旋 CT 球管发射同等量的 X 射线,可以获得 2~64 层图像,使得 X 线的利用率提高到单层扫描的 2~64 倍。

(2)覆盖范围更广。由于探测器具有 4~64 个数据采集通道,使用同样的层厚、同样的扫描时间,使在一次屏息内完成更广范围的扫描成为可能。目前,64 层螺旋可在 20 s 左右,以亚毫米的薄层,完成自胸廓上口到耻骨联合整个躯干的扫描。

(3)检查时间更短。多层螺旋则使扫描时间又进一步缩短。在保持原来的层厚,覆盖原来一样的长度,相当于同样螺距的条件下,扫描时间明显缩短。64 层 CT 可以在 10 s 以内完成亚毫米层厚的肝脏扫描。64 层 CT 可以在 5 s 内完成 0.625 mm 层厚的心脏扫描。

（4）扫描层厚更薄。由于具有 4～64 个数据采集通道，可以在一次屏息扫描中，同样的扫描时间，保持原来覆盖长度的条件下，采用更薄的层厚完成检查，大大提高了 Z 轴方向的空间分辨力。

（5）图像后处理功能更强。多层 CT 多采用更薄的层厚进行检查，增加了 Z 轴方向的空间分辨力，可以达到各向同性扫描。使我们在扫描后的图像后处理工作中获得空间分辨力明显提高的各种重组或重建图像（图 2-2-1）。

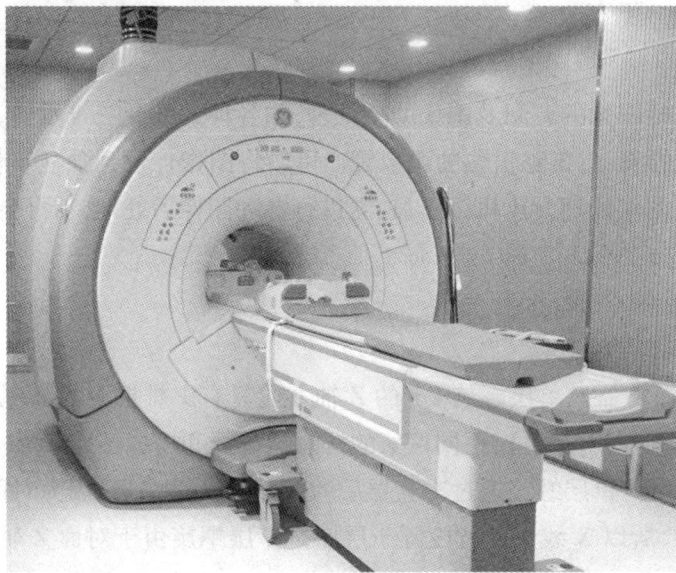

图 2-2-1 多层螺旋 CT

（五）电子束 CT

1. 原理与构造特点

电子束 CT（electronic beam CT，EBCT），又称超高速 CT（ultrafast CT，UFCT）。它的结构与常规（第三、四代）CT 有很大不同。X 线的产生有了重大改革，不是用普通的旋转阳极球管，而是采用先进的电子束技术，从阴极的电子枪发出电子束并加速形成高能电子束，通过磁性偏转线圈使电子束以极快的速度在 201°弧形阳极靶面上扫描一遍，产生 X 线束，再折射到靶面对面的探测器上，以电子束移动代替球管的旋转，扫描速度产生一个飞跃，最快可达到几十毫秒。

2. 应用特点

电子束 CT 的最大优势就是其极快的扫描速度，非常适合进行心脏的扫描，可获得不同心动周期的清晰图像，不仅能对心脏形态学的改变进行诊断，而且可以测定心脏功能。可对冠状动脉壁的钙化进行量的测定以推断其狭窄程度。进行冠状动脉 CT 血管成像。目前，电子束 CT 在临床上主要用于心脏疾病、急症（躁动）患者及小儿的颅脑和体部扫描。

二、CT 图像特点

(一)与常规 X 线摄影比较的优势

1. 断层显示解剖

常规 X 线摄影是重叠成像,很多低密度的结构被高密度的结构所遮盖,许多厚度薄的结构被厚度厚的结构所遮挡,而无法分辨。CT 是断层图像,可以把常规 X 线摄影所遮挡的解剖或病理结构显示得非常清晰,所以被称为影像学发展史上的一次革命。

2. 高软组织分辨力

模拟成像的 X 线胶片密度分辨力仅有 2^6 灰阶,数字成像的密度分辨力可达 $2^{10} \sim 2^{12}$ 灰阶。而且可通过窗宽(window width)、窗位(window level)的调整,使全部灰阶通过分段得到充分的显示,弥补了人肉眼观察分辨灰阶的限制。可以显示许多密度差别很小的结构,这样对不同正常组织间的分辨力和正常组织与病理组织之间的分辨能力明显提高。有利于分清各种正常解剖结构,病理组织和正常组织。

3. 建立了数字化标准

常规 X 线摄影胶片中的密度差别,只能依靠观片医生的经验以及与邻近组织结构的对照,没有一个数字化的标准。由于是数字成像,CT 值的测量使我们在诊断过程中有了相对统一的标准,我们可以通过组织的绝对 CT 值和 CT 值的动态变化认定组织的性质,从而大大提高了诊断的准确程度。例如,CT 值是 0 HU 的组织大多是水样液体, – 50 HU 的组织多是脂肪。

(二)CT 值

1. 概念

CT 值是 CT 图像测量中用于表示组织密度的统一计量单位,称为亨氏单位(Hounsfield unit,HU)。CT 值的应用使得原仅靠肉眼比较来判断的密度差别转变为量化比较,从而保证了密度差别观察的精确性和统一性,这是数字图像的又一大优势。

2. 应用

(1)绝对 CT 值的应用。通过组织的 CT 值辨认不同组织的性质。如肉眼观察都是低密度的组织,测 CT 值为 – 100 ~ – 30 HU 大多是脂肪组织,CT 值在 0 HU 左右多为水样组织,CT 值在 – 1000 HU 左右多为气体组织。颅内高密度病灶,CT 值 > 94 HU(即血细胞压积100%,血肿内全是红细胞已无血清存在时血肿的最高 CT 值)时,可以排除血肿,考虑为钙化。通过 CT 值的测量对比,可以确认异常表现的存在。如有时骨密度的减低单靠肉眼难以确认,通过与相同部位正常骨组织 CT 值的比较,可明确是否有密度减低存在。

(2)相对 CT 值的应用。通过增强前后 CT 值的对比,可确切了解该组织有无血供及血供程度如何。通过上述差别,分辨不同的正常组织,发现异常组织的存在,确认病变组织的性质。例如区分肝实质与肝内血管,肺门的肿大淋巴结与正常血管,区分病变组织的坏死和活体成分等。

(四)窗口技术

1.概念窗口技术

概念窗口技术是数字图像所特有的一种显示技术,它利用一幅图像可用不同的灰度差别在监视器上显示这一优势,来分别观察不同的组织差别,这一点在模拟成像的常规 X 线照片上无法体现。如胸部照片,要想分别了解骨的变化和肺组织的变化,就要用不同的投照条件分别曝光 2 次,得到 2 张分别用于观察骨和肺的照片。CT 则可用同一幅图像,只需在监视器上调节出不同的窗宽和窗位,可分别观察骨的改变和肺组织的变化。监视器上 CT 图像的亮度变化是以灰阶形式显示的,由于人裸眼对于灰阶的分辨只能达到 16 级,所以目前 CT 图像的亮度灰阶也只用 16 级,一般不再升至 32 级或更高。数字图像中用以代表像素 CT 值的亮度是人为设置的,这样在窗口技术中就出现了两个新的概念:窗宽和窗位,后者又称窗水平。窗宽是指监视器中最亮灰阶所代表 CT 值与最暗灰阶所代表 CT 值的跨度,如窗宽 2000 HU 是指最亮灰阶所代表 CT 值与最暗灰阶所代表 CT 值的差是 2000 个 HU,最亮设为 2000 HU,最暗设为 0 HU,窗宽是 2000 HU;最亮设为 1000 HU,最暗设为 – 1000 HU,窗宽也是 2000 HU。窗位是指窗宽上限所代表 CT 值与下限所代表 CT 值的中心值。如窗宽设为 100 HU,上限为 75 HU,下限为 – 25 HU,窗位就是 25 HU;上限是 100 HU,下限为 0 HU,窗位就是 50 HU。换句话说,窗宽确定所观察图像中 CT 值变化的跨度,窗位则决定观察变化的区域。

2.应用

由于监视器的灰阶级别一定,从理论上讲,窗宽越窄,密度分辨力越高。以灰阶为 16 为例,当窗宽为 160 HU 时,两种组织间 CT 值差别超过 10 HU,人眼即可在监视器上看出灰度差别,如新鲜脑出血时,血肿与正常脑实质的密度差在 20 ~ 60 HU 之间,上述窗宽时,CT 图像中血肿与脑组织因有亮度差别而容易分辨;当窗宽改为 1600 HU 时,两种组织间 CT 值的差别必须超过 100 HU,人眼才能在监视器上分辨出两者有亮度差别,这时即使在同一个层面内因窗宽太宽而无法看到血肿与正常脑组织间的亮度差别。但是,窗宽越窄,监视器所能显示 CT 值不同的范围则小。如窗宽设为 100 HU,窗位 25 HU,监视器上所有 CT 值超过 75 HU(亮度上限)的组织,都为最亮而无灰度差别,所有 CT 值低于 – 25 HU 的组织都为最暗也没有了亮度差别,这样,虽然软组织分辨力能达到 10 HU,但观察范围仅限于 CT 值从 – 25 HU 到 75 HU 的组织,密度高于 75 HU 和低于 – 25 HU 的组织在图像上都无法区分。在急性硬膜下血肿的 CT 图像中,假设窗宽设为 100 HU,窗位设为 35 HU,亮度上限则为 85 HU,此时血肿的密度在 90 HU 左右,已超过亮度上限,临近颅骨的 CT 值早已超过窗宽上限,此时两者都是最高亮度没有了差别,会因无法分辨两者而漏诊。当窗宽改为 180 HU,窗位不用变,因上限超过血肿密度,脑组织、血肿及颅骨三者清晰可辨。综上所述,要观察不同的组织或病变,需选择适当的窗宽和窗位,选择窗位一般要与需要显示的组织相近,这样比显示组织密度高的病变与比这一组织密度低的病变都能有亮度差别而容易分辨。如脑组织的密度在 25 ~ 40 HU 之间,显示脑组织病变的窗位一般为 30 ~ 35 HU,这样比脑组织密度高的出血与比脑组织密度低的脑梗死都能显示在同一窗口的图像上。选择窗宽要既能覆盖病变密度变化范围,又能显示正常与病变组织间最小差别为宜。如骨病的密度变化一般都以上百个 CT 值来计算,且变化幅度较大,故窗宽要宽,以 2000 HU 以上为宜;脑组织的病变与正常脑组织大多仅差几个或十几个 CT 值,所以窗宽要窄,多在 80～120 HU 之间。

三、CT 的基本概念

(一)像素与体素

像素是指构成数字图像矩阵的基本单元。由于 X 线束以一定厚度穿过人体,所以 CT(或 MRI)图像实际上代表了一定厚度的人体断层。体素是指代表一定厚度的三维的体积单元。实际上,像素是体素在成像时的体现。

(二)准直宽度与层厚

准直宽度是指 X 线束的宽度,层厚是指 CT 断层图像所代表的实际解剖厚度,在常规断层扫描中,层厚就等于准直宽度(X 线束的厚度),也就是 X 线束穿过人体的厚度。在螺旋扫描中实际图像代表的层厚可以与准直宽度(X 线束的宽度)不一致。这是由于在螺旋扫描中,球管和扫描床的同时移动,造成实际层厚要大于准直宽度。

(三)矩阵与像素

非螺旋扫描中,矩阵的计算仅仅是在 XY 平面上,即仅仅在图像的横断分辨力上,只涉及像素在横轴上的边长,并不涉及像素的高度(层厚)。螺旋扫描由于要进行不同方位的图像重组或三维重建,横断图像的矩阵已经不能表示纵轴上的空间分辨力。要重视纵轴上的矩阵,像素的高度(层厚)起着极其重要的作用。高度越小,纵轴空间分辨力越高,目前的多层螺旋 CT 像素高度已经可以达到横断图像像素的边长,即成为正立方体。这样的图像称为各向同性图像,在纵轴上的矩阵可以达到与横轴完全一致,这时任何方位的重建或重组图像的质量完全相同。

(四)螺距

1. 定义

在螺旋扫描中,与常规方式扫描的一个不同是产生了一个新概念:螺距(pitch),它是球管旋转一周扫描床移动距离与准直器宽度之间的比。具体公式为:螺距 = 床移动距离(mm)/准直器宽度(mm)。

2. 应用

如果准直器宽度等于床的移动距离,即螺距为 1。如果准直器宽度大于床的移动距离,螺距就小于 1,反之则螺距大于 1。因此可以看出,螺距越大,单位时间扫描覆盖距离越长。例如,准直器宽度为 10 mm,螺距为 1 时,旋转一周 1 s,旋转 10 周扫描距离为 100 mm,螺距为 1.5 时,同样 10 s 扫描距离则增加到 150 mm。这对于一次屏息的大范围扫描很有帮助,因为只需增加螺距即可在同一扫描时间内尽可能多地增加扫描距离。同样,相同的扫描范围,可以通过增大螺距来缩短扫描时间。例如,同样扫描范围 150 mm,10 mm 准直宽度(层厚），旋转一周 1 s，当螺距为 1 时，需要扫描 15 s，螺距为 1.5 时，仅用 10 s 扫描时间。螺距的增大使得同样扫描范围内的光子量减少 180。内插法也减少光子量，这样就使得当螺距大于 1 时，量子噪声明显增加，密度分辨力降低，减弱了软组织的对比度。然而对骨组织影响不大，因为本身骨与周围的软组织就具有很好的对比度。实际扫描中，要针对不同的要求选择适当的螺距。当扫描大血管时，主要是观察对比剂的充盈情况，就要在极短时间内（对比剂充盈良好时）完成扫描，血管的直径较大，可以用较大的螺距，牺牲的密度分辨力不会对大血管病变的诊断产生决定性的影响。当观察颅内血管结构时，不仅要求高的空间分辨力，而且要求高的密度分辨力，此时的螺距就应当选择小于 1，以利于细小血管的显示。

（五）重建间隔

1. 定义

当螺旋扫描的容积采样结束后，二维图像可以从任何一点开始重建，而且数据可以反复使用。这样就出现了一个新的概念：重建间隔。其定义是每两层重建图像之间的间隔。例如，扫描范围为 100 mm，准直宽度为 10 mm，如果重建间隔为 10 mm，将获得类似常规断层扫描的 10 幅图像，如果重建间隔为 5 mm，将获得 20 幅 10 mm 层厚图像，产生数据交叉重叠的图像。

2. 应用

同样扫描范围内，重建间隔越小，重建出的图像数量越多。当然，每幅图像的重建时间一样，重建间隔的增加势必增加整个图像重建的时间，即总重建时间等于重建层数乘以每层重建时间。常规断层也可以获得重叠图像，但是需要减少层间距进行重叠扫描，无疑增加了辐射量，螺旋扫描的重建间隔减少并不增加额外的辐射量，这是两者的主要区别之一。减小重建间隔的一个优势是降低部分容积效应的影响，例如，层厚 10 mm，病灶直径也是 10 mm，重建间隔等于层厚时，一旦病灶正好落入两层之间，要么病灶被遗漏，要么病灶的显示密度不真实，可能误诊或漏诊。缩小重建间隔则会避免这种情况的发生。缩小重建间隔的另一个优点是提高 MPR 及三维重建图像的质量，如果重叠 30% ~ 50%，会明显改善 MPR 和三维重建图像如最大密度投影（maximum intensity projection，MIP）、表面遮盖法（surface shaded display，SSD）、容积再现（volume rendering，VR）、仿真内窥镜（virtual endoscopy，VE）的图像质量。

四、常规扫描技术

（一）各部位扫描常规

1. 颅脑

颅脑 CT 检查用横断位扫描，扫描基线为听眦线或眶耳线（orbitomental line，OML），即眼外眦与外耳道口的连线。如果着意观察后颅凹，可以取听眶上线或眉听线，即眉弓上缘的中点与外耳道口的连线。鞍区病变常常用冠状位扫描，病人取仰卧或俯卧位，头部过伸，仰卧时取颏顶位，俯卧时取顶颏位，摆好位置后倾斜扫描机架，使冠状扫描层面与眶耳线垂直。

常规颅脑扫描常不需要螺旋扫描,层厚5 mm、层距5 mm为最佳选择。

2.头颈部

眼眶、副鼻窦、颞骨扫描常常需要加扫冠状位,颞骨应当用HRCT模式。除颞骨外,眶、副鼻窦、咽喉、甲状腺扫描中发现异常要及时进行增强扫描。

3.胸部

扫描范围由肺尖至肺底界。如果发现肿瘤,则应当包括肾上腺区,因为这是最常见的转移部位。必须用螺旋扫描,层厚不得厚于5 mm,如果观察肺间质改变,则需要用HRCT模式重建肺窗观察。发现肺及纵隔病灶后一定要再行增强扫描,用以区分病变和正常结构,鉴别病灶的性质。

4.上腹部

扫描范围根据要求制订。层厚不宜超过5 mm,螺旋扫描是必要的。增强扫描尤其是时相增强扫描是非常必要的。肝脏要进行肝动脉和门静脉两期扫描,必要时加扫延迟期。胰腺要进行胰腺期和门脉期两期扫描。

5.泌尿生殖系统

注意平扫前不要做对比剂试验,以免把肾盂内的对比剂误认为是结石。螺旋扫描模式,层厚不宜超过5 mm。发现病变后必须进行增强扫描。血尿患者必须延迟到肾盂内及膀胱内充盈好对比剂,以检出肾盂内或膀胱内小的病灶。

6.骨关节系统

扫描范围根据临床要求,螺旋、薄层、高分辨力模式扫描是必要的。如果有软组织改变,应当增加、增强扫描。

(二)高分辨力扫描

1.概念

着重提高空间分辨力的扫描方式。具体条件是应用高mAs、薄层厚(1~2 mm)、大矩阵($\geq 512 \times 512$)及骨重建算法。这样的条件扫描出的图像较常规扫描的空间分辨力明显提高,而且组织边缘勾画锐利。

2.应用

HRCT主要用于:①观察骨的细微结构,如显示颞骨岩部内半规管、耳蜗、听小骨等结构;②观察肺内微细结构及微小病灶结构,如显示早期小叶间隔的改变或各种小气道改变。

(三)靶扫描(target scan)

1.定义

感兴趣区的放大扫描,即先设定感兴趣区,作为扫描视野,然后扫描。可提高空间分辨力。

2.应用

扫描后的放大并不能提高空间分辨力。靶扫描的结果是放大区域内成一矩阵,同样的矩阵,扫描范围越小,像素越小,空间分辨力越高。这样对放大区域内的组织,靶扫描图像空间分辨力明显高于普通扫描后图像放大的同一区域。

(四)增强扫描

增强扫描即血管内注射对比剂后的扫描。

1.常规增强扫描

常用于常规颅脑扫描,即注射完毕对比剂后进行扫描。不适合对增强时相要求严格的扫描。对对比剂注射速率、延迟时间要求不是非常严格。

2.时相扫描

由于不同脏器、不同病理组织的血流动力学方式不同,根据这些不同进行不同延迟时间的扫描就称为时相扫描。例如,在肝动脉供血的时相内扫描称为肝动脉期扫描,在胰腺动脉血供最高的时相扫描称为胰腺期扫描。不同的时相需要不同的延迟时间,如何确定好延迟时间是时相扫描成功的关键。当然,也要设定合适的对比剂注射速率,才能发挥好时相扫描的优势。早期的时相扫描应用统一的延迟时间,已经证明由于个体差异较大,这种方法存在很大的局限性。现在已经被小剂量试验和CT值监测激发扫描技术所替代,以使每一个被检查者都保证在最佳时相内扫描,获得更有价值的图像。

3.小剂量试验

由于个体差异,同样的时相扫描,不同的病人,延迟时间常常相差很多,难以用一个统一的标准来要求。所以,常常选择好一个层面,注射小剂量对比剂连续扫描,画出时间密度曲线,找到峰值,就能确定这个病人的最佳延迟时间。

4.CT值监测激发扫描

是一种软件功能,即事先设定靶血管,用CT透视模式扫描,一旦靶血管内的CT值到达设定的阈值,自动启动扫描。这样既能保证精确的延迟时间,又省略了小剂量试验的麻烦。

五、特殊扫描

(一)血管成像扫描

血管内注射对比剂后,在靶血管内对比剂充盈最佳的时间内进行螺旋扫描,然后利用图像后处理技术重建出二维或三维的血管影像,称为CT血管成像或CT血管造影(CT angiography,CTA)。

1.动脉成像

合适的注射速率应用高压注射器同外周静脉注射对比剂,然后在靶动脉充盈最佳的时间内进行螺旋扫描,所得数据进行图像后处理。

2.静脉成像

静脉成像有两种方式:一是外周静脉注射对比剂等到靶静脉充盈时扫描,例如门静脉成像;二是直接注射对比剂同时扫描,例如肢体静脉成像。冠状动脉成像同时应用心电门控技术和CT值监测激发扫描技术,在高速注射对比剂后扫描心脏,然后对不同时相进行后处理,选择合适的图像进行二维或三维后处理,重建出冠状动脉影像,已经成为冠状动脉狭窄筛选的最佳方法。

(二)灌注扫描

1. 方法

经静脉高速注射对比剂后,对选定层面进行快速扫描,用固定层面的动态数据记录对比剂首次通过受检组织的过程。然后根据不同的要求,应用不同的计算机程序,对对比剂首过过程中,每个像素所对应体素密度值(CT 值)的动态变化进行后处理,得出从不同角度反映血流灌注情况的参数,根据这些不同的参数组合,组成新的数字矩阵,最后通过数模转换,用灰阶或伪彩色(大多应用伪彩色)形成反映不同侧面的 CT 灌注图像。主要有组织血流量(CBF)、组织血容量(CBV)、平均通过时间(MTT)、峰值时间(TTP)等测量指标。每一种图像可以从一个侧面反映灌注情况。

2. 临床应用

(1)超急性期脑梗死的诊断。脑灌注 CT 成像可在急性脑梗死的超早期($<2\,h$),在其引起形态学改变之前,就能发现明显的脑组织血液灌注障碍,清楚地显示出缺血性病灶的范围、程度。

(2)肿瘤灌注。通过对肿瘤血流灌注的评价,可以观察肿瘤血液供应的特点,从这些血流动力学的改变中寻找规律,为肿瘤的定性分析、恶性程度的判断、治疗方案的制订提供重要信息。还可以用于肿瘤放、化疗的疗效评价。

(3)肝肾功能的评价。利用 CT 灌注成像,可以观察不同时相中脏器的血流灌注情况,从而评价他们的功能。例如主动脉夹层的假腔累及一侧。肾动脉时,灌注成像可以评价肾动脉供血障碍的程度。

(4)心肌灌注。心肌灌注扫描可以评价心肌本身的血供情况,有助于诊断早期的心肌缺血,确认心肌缺血的部位与范围。

(三)CT 椎管(脑池)造影

1. 方法

CTM 的具体做法是在 L 3/4 或 L 4/5 作椎管穿刺,抽出与将要注射对比剂量相等的脑脊液,然后缓缓注入对比剂。腰段的扫描注入椎管内用对比剂 3～5 ml (300 mgI/ml),平卧 2～3 min,然后俯卧 2～3 min 后即可进行扫描。胸段扫描注入 8～10 ml 对比剂,头低足高位 5～10 min 后扫描。颈段扫描注入 10～12 ml 对比剂,头低足高位 10～12 min 后扫描。脑池(室)造影注入 10～12 ml 对比剂,头低足高位 30～60 min 后扫描。当椎管内梗阻较严重时,延迟时间要适当延长。需要强调的是,对比剂的选择不仅一定是非离子对比剂,而且一定要用说明书上明确标明用于蛛网膜下腔的,千万不要把只能用于血管内的对比剂用于蛛网膜下腔注射,否则会发生严重副反应,甚至导致死亡。

2. 临床应用

目前,主要用于颅底骨折导致脑脊液鼻漏位置的确定,椎管内病变、脑池脑室内病变的诊断。

(四)胃肠充气扫描

1. 方法

事先清理胃或结肠的内容物,注射解痉剂抑制肠道的蠕动。胃的扫描先口服发泡剂,等胃被气体充盈后进行薄层螺旋扫描;结肠则自肛门缓缓注入 1600~2000 ml 气体,以能充盈好肠道、病人又无明显不适为度,进行薄层螺旋扫描。然后进行相应的图像后处理,如多方位重组(MPR)、容积演示(VR)、仿真内窥镜(VE)等显示肠道内的病灶。必要时可做增强扫描,用以观察病灶的血运状态,明确病灶性质。

2. 临床应用

胃及结肠肿瘤、息肉的诊断,指导纤维胃镜或结肠镜进行活检,可以同时提供病灶肠腔内外的信息。目前,小肠的充气造影尚未取得成功。

(五)CT 透视

1. 概念与方法

CT 透视是对确定层位进行连续扫描,用部分替代扫描与重建的方式来完成的不同时间图像的快速成像方法。具体方法是,球管连续曝光,但扫描床不移动,即不用螺旋扫描,而是固定扫描层面。首先经过一周(360°)扫描重建一幅图像,然后再经过 45°或 60°扫描,把新采集的数据替代上次扫描中相应部分的数据,与上次扫描的 315°或 300°采集数据一起重建出一幅新的图像(为了加快速度多采用 256×256 的矩阵),以后每依次旋转 45°或 60°即以上述方式重建一幅图像。每旋转 360°可以为 6~8 幅图像采集数据。每秒钟由于只重新计算 1/6 或 1/8 的数据,重建时间也明显缩短,这样就能在相当于原来完成扫描一幅图像的时间内完成固定一个(多层螺旋为多个)层面的 6~8 幅图像,每两幅图像之间只有 1/6 或 1/8 数据的差距。

2. 临床应用

CT 透视的一个主要作用是实时导引穿刺针,可以使操作者随时观察到穿刺针的位置(包括深度和角度),以便在穿刺过程中随时调整穿刺针的方向使其始终准确对准目标。这样,既能在穿刺过程中避免邻近重要脏器组织的误伤,又能快速到达穿刺目标。CT 透视的另一个用途是在增强扫描时自动启动扫描,即 CT 值监测激发扫描。在增强前的图像上选择靶血管做标记,并设置启动扫描所需要的具体 CT 阈值。这样就可以通过 CT 透视(低剂量)监视靶血管的强化程度,当 CT 值到达阈值时,自动启动扫描程序,保证每一次扫描都具有最佳强化效果。

六、CT 图像后处理

(一)多方位重组(multiple planar reformation,MPR)

1. 概念与方法

螺旋扫描以后,常规进行的是横断图像重建,把横断图像的像素叠加起来回到三维容积排列上,然后根据需要组成不同方位(常规是冠状、矢状、斜位)的重新组合的断层图像,这种方法称为多方位重组。如果是曲线走行,所得的图像称为曲面重组(curved planar reformation,CPR)。

2. 临床应用

由于扫描孔径的限制,CT仅能沿人体长轴作横断扫描。但很多情况下,如鉴别膈上下病灶时或欲从冠状及矢状位观察病灶长轴时,CT的横断切面则常无法提供有益的信息,这给诊断带来很大困难。这时非常需要冠状或者矢状甚至斜位图像的补充,有时甚至是必要的。因原始横断图像连续性较差(扫描时吸气不一致所致),常规CT扫描后的MPR图像空间分辨力及密度分辨力均较差,所以无多大帮助。三维取样的螺旋扫描使MPR图像质量有了极大的提高,尤其是各向同性扫描之后的MPR图像质量可以与横断原始图像一样,可以对病变的检出及鉴别诊断提供更加详细的信息。因此,这项技术的应用最为广泛。例如,在颞骨岩部及眼眶疾病的CT扫描中,常须在横断扫描后再行冠状扫描以进行病灶的确切定位及定量分析,各向同性扫描使病人只需接受1次横断扫描,通过MPR进行高质量的冠状、矢状甚至曲面重组,使病人既减少接受射线,又节约扫描时间,而且由于可以任意调节角度,所得图像比直接扫描图像更加准确。

(二)表面遮蔽显示(surface shaded disply,SSD)

1. 概念与方法

表面遮蔽显示是将像素值大于某个确定域值的所有像素连接起来的一个三维的表面数学模型,然后用一个电子模拟光源在三维图像上发光,通过阴影体现深度关系。SSD图像能较好地描绘出复杂的三维结构,尤其有重叠结构的区域。

2. 临床应用

可用于胸腹大血管、肺门及肺内血管、肠系膜血管、肾血管及骨与关节的三维显示。例如,将髋臼和股骨头分别进行SSD重建,可以避免重建在一起既无法直接观察髋臼,也无法直接观察股骨头的缺点。对髋臼和股骨头分别进行不同角度的观察,为诊断髋关节病变以及拟订手术方案提供详细的信息。

(三)最大密度投影(maximum intensity projection,MIP)

1. 概念与方法

最大密度投影是把扫描后的若干层图像叠加起来,把其中的高密度部分做一投影,低密度部分则删掉,形成这些高密度部分三维结构的二维投影,可从任意角度做投影,亦可做连续角度的多幅图像在监视器上连续放送,给视者以立体感。

2. 临床应用

多用于血管成像,如脑血管、肾血管等血管成像(CTA)。MIP处理后血管径线的测量相对最可靠,目前多以此为标准来衡量血管的扩张或狭窄,而且由于能显示不同层次的密度,可以同时观察到血管及血管壁的钙化,缺点是二维显示缺乏立体概念。最小密度投影(minimum intensity projection,MinIP)的方法与MIP相似,是对每一线束所遇密度最小值重组二维图像,主要用于气道的显示。

(四)容积演示(volume rendering, VR)

1. 概念与方法

容积演示是三维重建技术之一,首先确定扫描容积内的像素密度直方图,以直方图的不同峰值代表不同组织,然后计算每个像素中的不同组织百分比,继而换算成不同的灰阶,以不同的灰阶(或色彩)及不同的透明度三维显示扫描容积内的各种结构。现在已经设计出智能化的 VR 软件,操作者只需选择不同例图,就可以自动重建出需要显示的图像。

2. 临床应用

可用于血管成像,骨骼与关节以及尿路、支气管树、肌束的三维显示。由于三维立体空间关系显示良好,而且简便容易操作,所以目前的应用越来越广泛。

(五)CT 仿真内窥镜(CT virtual endoscopy, CTVE)

1. 概念与方法

CT 仿真内窥镜是用计算机软件功能将螺旋扫描所获得的容积数据进行后处理,重建出空腔器官内表面的立体图像,以三维角度模拟内窥镜观察管腔结构的内壁。首先,利用螺旋扫描所得的三维数据重建出三维立体图像。依此为基础,调整阈值和透明度,使不需要观察的组织完全透明,需要观察的组织完全不透明,再选择合适的伪彩色,作为所观察组织的内壁颜色,然后利用计算机远景投影功能不断调整视屏距、物屏距(被观察物体与荧光屏的距离,即调整 Z 轴)及假想光源的方向,以腔内为视角,依次调整物屏距,产生被观察物体不断靠近模拟视点并逐渐放大的若干图像,将这些图像连续回放,在动态观察中产生类似真正内窥镜观察的效果。

2. 临床应用

主要用于胃肠道的内壁、血管和气管内壁、膀胱内壁甚至鼻道和副鼻窦内腔的观察。目前,新的血管 CT 仿真内窥镜已能从图像上分别将血管壁与钙化分别着伪彩色,可以分辨钙化性和非钙化性血管狭窄。

七、影响 CT 图像质量的因素

(一)分辨力

1. 空间分辨力与部分容积效应

(1)空间分辨力(spatial resolution)。空间分辨力就是图像对物体空间大小(即几何尺寸)的分辨能力。通常用每厘米内的线对数(lp/cm)来表示,线对数越高,表明空间分辨力越强,目前高档 CT 的空间分辨力已达到 24 lp/cm。也可用可辨别物体的最小直径(mm)来表示,可辨别直径越小,即空间分辨力越高。两种表示方法可以互换,其换算方法为:$5 \div \text{lp/cm} =$ 可分辨物体最小直径(mm)。矩阵(matrix)是影响空间分辨力的重要因素,矩阵越大,像素就越小,空间分辨力就越高。但是,视野(field of view, FOV)的大小同样通过影响像素的大小来影响空间分辨力。同样的矩阵,视野越大,像素尺寸就越大;反之,则像素尺寸越小。所以,两者的关系可以用以下公式来表达:

$$像素尺寸(Film)=重建视野/矩阵$$

$$矩阵=扫描视野(mm)/像素尺寸(mm)$$

影响空间分辨力的因素主要还有:①探测器的大小;②探测器排列的紧密程度(即探测器之间的间隙);③采集的原始数据总量,这又取决于扫描时间、取样频率及每次扫描参与取样的探测器数目;④重建算法。对于同一台CT,空间分辨力的提高很大程度上取决于矩阵的大小和层厚的厚薄,矩阵越大、层厚越薄,空间分辨力越高。但是同一台CT,同样的kV和mAs,空间分辨力的提高会降低密度分辨力,因为其他条件不变,像素越小(矩阵越大),每个像素成像的信息量就越少,这样就会降低密度分辨力。

(2)部分容积效应。由于CT扫描的X线束所经过的组织有一定厚度,同一扫描层面的垂直厚度内含有两种以上不同密度组织相互重叠时,这些位置的像素所获得的CT值不能如实反映其中任何一种组织的X线衰减值,这种现象被称为部分容积效应。由于部分容积效应的存在,当被扫描的正常组织或病变组织直径小于层厚时,或当某种组织仅占据层厚的一部分而不是扫描层厚内完全是此种组织时,CT图像中虽也能显示,但CT值已不能真实反映该组织的密度,而是它及与其在同一层厚内的相邻组织密度的平均值。如相邻组织密度高于该组织,CT图像上所测得的CT值就比该组织的实际值要高,反之则低,这就影响了CT图像的正确诊断。所以,当CT图像中病变组织直径小于层厚时,要及时改变层厚,使其小于病变的直径再行扫描,以获得更为正确的组织密度。如当层厚大于视神经时,虽然CT图像上能显示视神经,但此时测得的视神经的CT值因实际是视神经和部分眶内脂肪CT值的平均值而低于真正的视神经CT值。肺肿块内的小钙化点常常仅在将层厚变薄后才能发现,如在较厚的层厚内,钙化因其真正的CT值被同一像素内周围软组织密度所平均而无法显示。即使是大病灶,如其边缘是圆形或不规则形态时,其边缘的CT值常不准确,应当避免把感兴趣区放在边缘测量CT值,以免误诊。当若干小病灶累计直径不超过层厚时,不仅CT图像上被看作一个较大的病灶,测得的CT值也只是这些病灶的平均值。如纵隔内多个小淋巴结常在CT图像上被看成一个大淋巴结。相邻两个不同密度组织的斜行交界部如同时处于一个层厚内,即同一层厚内垂直方向同时包含这两种斜行的组织时,不仅CT图像上显示的交界处的CT值会失真,两者的交界也会失真而变得模糊不清。这种部分容积效应也称为周围间隙现象。如当层厚较厚(如10mm)时,肝肾交界处无论肝一侧边缘的CT值还是肾一侧边缘的CT值均会失真,肝肾交界处也变得模糊不清,看不到实际存在于两者间的脂肪间隙。如恰好肾上积有一肿瘤,它是否已侵及肝脏在较大的层厚时常造成假象,给诊断带来困难。同样,在层面内斜行的中脑导水管、侧脑室下(颞)角轮廓显示不清就是这种原因。

2.**密度分辨力**(density resolution)

密度分辨力又称低对比分辨力(low contrast resolution),即图像对组织密度差别的分辨能力。通常用百分比来表示,如某CT机的密度分辨力为0.5%,即说明当两种组织的密度差>0.5%的时候,CT图像可将它们分辨出来。影响密度分辨力的重要因素是噪声和信噪比(signal/noise ratio,SNR或S/N),而降低噪声提高信噪比的重要条件是提高探测器的效率及 X 线剂量。空间分辨力的高低也是影响密度分辨力的重要因素,像素越大,密度分辨力也会越高。因此,考虑图像密度分辨力的时候,不仅要看百分比这个指标,而且要同时考虑物体的大小和 X 线的剂量。故密度分辨力恰当的表示方法是:密度分辨力,物体直径,接受剂量。如某 CT 图像的密度分辨力为 0.35%,5 mm,3.5 rad,表示在物体直径为 5 mm、病人接受剂量为 3.5 rad 时,该 CT 的密度分辨力为 0.35%。目前,高档 CT 的密度分辨力已可达到 0.35%,2.5 mm,3.5 rad。有的文献记作 2.5 mm,0.35%,3.5 rad。对于同一台 CT,密度分辨力的提高与矩阵(即像素大小)、层厚、kV 及 mAs 几个因素有关。像素越大,层厚越厚,kV 及 mAs 越大,每个像素获得的光子量越多,密度分辨力就越高,但像素的增大、层厚的加厚,则会降低空间分辨力。所以对同一台 CT 来讲,要想获得一幅质量高的图像,要调整好空间分辨力与密度分辨力的关系,过分强调任何一方,都是不适当的,要根据想要观察的组织选择合适的矩阵和层厚,以得到优秀图像。如欲观察中耳,要特别强调空间分辨力,可以选择大矩阵,薄层厚(可以用亚毫米);在观察脑实质内病灶时,层厚则不宜太薄(一般选 4 ~ 5 mm),太薄会因密度分辨力的降低反而影响病灶的真实反映。

(二)噪声(noise)

1. 定义

指采样过程中接收到的一些干扰正常信号的信息,信噪比会因此而降低,主要影响图像的密度分辨力,使图像模糊失真。噪声的大小与单位体素间光子量的多少有关,单位体素内接收的光子量越多,体素间的光子分布相对越均衡,噪声就越小。所以,在相同扫描条件下,噪声与体素的大小有着直接的关系,体素越大,接收光子越多,各体素间光子分布的均匀度越高,量子噪声就越小;反之,则量子噪声增加,密度分辨力就会降低。

2. 降低噪声的措施

单位体积内光子接收量增加,噪声就会降低。相同扫描时间内,mAs 直接影响 X 线束发射的光子数目,所以 mAs 的增加与量子噪声成反比。增加 mAs 就是增加了光子量的输出,所以可降低噪声,反之减少 mAs 则会增加噪声。当然,量子噪声的消除不能单单依靠增加 mAs,所有影响到达探测器光子数量的成像因素都会影响量子噪声,例如准直宽度(X 线束宽度)等。kV 的大小也会影响到噪声,因为 kV 的大小反映了 X 线束能量的大小,高能量的 X 线束能够提高穿透力,从而使更多的光子到达探测器,减少了量子噪声。信噪比是评价噪声的一项技术指标。实际信号中都包含两种成分,有用信号和噪声,用来表示有用信号与噪声强度之比的参数称为信噪比,数值越大说明噪声对信号的影响越小,信号传递质量就越高,图像质量就越高;反之,图像质量就会下降。

(三)伪影(artifact)

是指原本被扫描物体中并不存在而图像上却出现的各种形态的影像。

1. 病人因素

与病人有关的一是运动伪影,包括扫描过程中病人身体的移动,病人未能屏息导致的胸腔或腹腔运动所致的伪影,可通过对病人的说明和训练来控制;心脏搏动和胃肠蠕动这些不自主的运动所造成的伪影,缩短扫描时间是行之有效的消除方法。二是由于病人体内不规则的高密度结构和异物所致,如两侧岩骨间的横行伪影、金属异物(假牙、银夹)的放射状伪影等。

2. 设备因素

有些伪影与 CT 机器性能和状态有关,如档次较低的 CT 机会因采样数据不够多或探测器排列不够紧密,在相邻两种组织密度差别较大的时候出现条纹或放射状伪影。机器故障所致的伪影较容易辨认。

八、CT 分析与诊断

在观察分析 CT 图像时,应先了解扫描的技术与方法,是平扫还是对比增强扫描。应指出,在观察影屏上的 CT 图像时,需应用窗技术(window technique),分别调节窗位和窗宽,可使某一欲观察组织如骨骼或软组织显示更为清楚。窗位与窗宽在 CT 图像上均有显示。对每帧 CT 图像要进行细致观察。结合一系列多帧图像的观察,可立体地了解器官的大小、形状和器官间的解剖关系。病变在良好的解剖影像背景上显影是 CT 的特点,也是诊断的主要根据。根据病变密度高于、低于或等于所在器官的密度而分为高密度、低密度或等密度病变。如果密度不均,有高有低,则为混杂密度病变。发现病变要分析病变的位置、大小、形状、数目和边缘,还可测定 CT 值以了解其密度的高低。如行对比增强扫描,则应分析病变有无密度上的变化,即有无强化。如病变密度不增高,则为不强化;密度增高,则为强化。强化程度不同,形式亦异,可以是均匀强化或不均匀强化或只病变周边强化,即环状强化。对强化区行 CT 值测量,并与平扫的 CT 值比较,可了解强化的程度。此外,还要观察邻近器官和组织的受压、移位和浸润、破坏等。综合分析器官大小、形状的变化,病变的表现以及邻近器官受累情况,就有可能对病变的位置、大小与数目、范围及病理性质做出判断。和其他成像技术一样,还需要与临床资料结合,并同其他影像诊断综合分析,方可做出诊断。CT 在查出病变、确定病变位置及大小与数目方面是较为敏感而且可靠的,但对病理性质的诊断,也有一定的限度。

上述 CT 图像的观察、分析与诊断是应用 CT 的基本方法,还要根据技术与检查方法的不同和诊断要求作相应的观察与分析。

九、CT 的临床应用

CT 诊断由于它的特殊诊断价值,已广泛应用于临床。但 CT 设备比较昂贵,检查费用偏高,某些部位的检查,诊断价值,尤其是定性诊断,还有一定限度,所以除颅脑和肝、胆、胰、脾等脏器疾病以外,不宜将 CT 检查视为常规诊断手段,应在了解其优势的基础上,合理地选择应用。中枢神经系统疾病的 CT 诊断价值较高,应用普遍。对颅内肿瘤、脓肿与肉芽肿、寄生虫病、外伤性血肿与脑损伤、脑梗死与脑出血以及椎管内肿瘤与椎间盘突出等病诊断效果好,诊断较为可靠。CT 脑血管造影已广泛用于诊断颅内动脉瘤、血管发育异常和脑血管闭塞以及了解脑瘤的供血动脉,其他如气脑造影等均已不用。脑灌注扫描已经被用于诊断超早期(6 h 以内)脑梗死,明显优于 MR 和 CT 的常规扫描。

头颈部疾病的 CT 诊断也很有价值。例如,对眶内占位病变、鼻窦早期癌、中耳小胆脂瘤、听骨破坏与脱位、内耳骨迷路的轻微破坏、耳先天发育异常以及鼻咽癌的早期发现等。病变明显,X 线平片虽可确诊,但 CT 检查可观察病变的细节。至于听骨与内耳骨迷路,X 线检查价值不大。

胸部疾病的 CT 诊断,随着高分辨力 CT 的应用,日益显示出它的优越性。对肺癌和纵隔肿瘤等的诊断很有帮助,肺间质和实质性病变也可以得到较好的显示。CT 对平片较难显示的病变,例如同心、大血管重叠病变的显示,更具有优越性。对胸膜、膈、胸壁病变,也可清楚显示。

心及大血管 CT 扫描可以显示冠状动脉和心瓣膜的钙化和大血管壁的钙化。对诊断冠心病有所帮助。大血管及冠状动脉的显示,需要经血管注入对比剂,行 CT 血管成像,可显示大血管形态和内腔的变化,如主动脉夹层,可以明确分辨真假腔,显示撕裂的内膜和开口,动脉瘤不仅可以显示形态,而且可以显示附壁钙化和血栓。已经证明冠状动脉 CTA 是目前疑似冠心病人的最佳筛选方法,CTA 由于无创、快速、简便易操作,已经成为四肢血管疾病的重要检查手段之一。

腹部及盆部疾病的 CT 检查应用日益广泛,主要用于肝、胆、胰、脾,腹膜腔及腹膜后间隙以及泌尿和生殖系统的疾病诊断,尤其是占位性、炎症性和外伤性病变等。胃肠病变向腔外侵犯以及邻近和远处转移等,CT 检查也有价值。当然,胃肠管腔内病变情况主要仍依赖于钡剂造影和内镜检查及病理活检。

骨骼肌肉系统疾病,多可通过简便、经济的 X 线检查确诊,使用 CT 检查较少。但 CT 对显示骨变化如骨破坏与增生的细节较 X 线为优。多层螺旋 CT 的各向同性扫描可以长轴显示长骨结构,为 CT 诊断骨骼肌肉系统疾病开辟了一条新路。

第三节　MRI 成像基础

一、MRI 基本原理与设备

(一) MRI 技术的产生与基本原理

1. MRI 技术的产生与基本原理

MRI 检查技术是在物理学领域发现磁共振现象的基础上,于 20 世纪 70 年代继 CT 之后,借助电子计算机技术和图像重建数学的进展和成果而发展起来的一种新型医学影像检查技术。MRI 是通过对主磁体内静磁场(即外磁场)中的人体施加某种特定频率的射频脉冲(RF 脉冲),使人体组织中的氢核(即质子)受到激励而发生磁共振现象;当终止 RF 脉冲后,质子在弛豫过程中感应出 MR 信号;经过对 MR 信号的接收、空间编码和图像重建等处理过程,产生出 MR 图像。MR 图像是数字化图像。人体内氢核丰富,而且用它进行 MRI 的成像效果最好,因此目前 MRI 常规用氢核来成像。

2. 质子的纵向磁化

单数质子的原子核具有自旋特性,产生小的磁场,但是人体进入静磁场(即外磁场)前,体内质子的磁矩排列无序,质子总的净磁矢量为零,进入静磁场后,质子的磁矩则呈有序排列,产生一个与外磁场磁力线方向一致的净磁矢量,称为纵向磁化。

3. 质子的进动频率与 Larmor 公式

在静磁场中,有序排列的质子作快速的锥形旋转,称进动,其频率(即每秒进动的次数)取决于质子的性质以及它所处的外加磁场场强。场强越强,进动频率越快。例如,氢质子在场强 1 tesla 时进动频率为 42.58 MHz,1.5 tesla 时则为 63.87 MHz。当向静磁场中的人体发射与质子进动频率相同的 RF 脉冲时,就能将 RF 脉冲能量传递给质子而出现磁共振现象,这个频率就称为共振频率。共振频率可由 Larmor 公式算出。Larmor 公式:$\omega_0 = \gamma \cdot \beta_0$〔其中,$\omega_0$ 为进动频率(Hz);γ 为旋磁比;β_0 为外磁场强度,场强单位为特斯拉(tesla,T)〕。

4. 磁共振现象

质子受到 RF 脉冲的激励,原来处在低能级的自旋被激发,即吸收电磁波的能量而改变能量状态,由低能级跃迁到高能级,这种现象就是磁共振现象。

5. 质子的弛豫与弛豫时间

当磁共振现象发生时,纵向磁化强度减少,产生横向磁化分量,处于不平衡状态。终止 RF 脉冲后,质子系统恢复到原来的平衡状态,这个过程称为弛豫。弛豫可以分为两种:纵向磁化恢复到原来状态,其过程称为纵向弛豫;横向磁化逐渐消失,其过程称为横向弛豫。纵向磁化由零恢复到原来数值的 63% 所需时间,为纵向弛豫时间,简称 T1。横向磁化由最大减小到最大值的 37% 所需的时间,为横向弛豫时间,简称 T2。T1 与 T2 是反映物质特征的时间常数。

6. MR 信号的产生与 MR 图像

弛豫过程是磁力线不断变化的过程,可以感应邻近的接收线圈,出现电信号。弛豫的速度决定了电信号的强弱。由于氢质子在不同组织中的环境不一致,影响了它弛豫的速度,使得人体正常组织之间、正常组织与病理组织之间在弛豫时间产生差别,这是形成磁共振影像对比的基础。不同组织间弛豫时间有差别时,信号强度也产生差别,这些信号强度的差别表现在图像中灰度的不同,这样组成的图像就是磁共振图像。

7. 脉冲序列与信号加权

MRI 是通过一定的脉冲序列实现的。所谓脉冲序列,就是用以产生磁共振信号的不同扫描参数的组合。在脉冲序列中,两次 RF 激励脉冲之间的间隔时间称重复时间(repetition time,TR)。TR 的长短决定着在 MR 图像上能否显示出组织间在 T1 上的差别,即 TR 决定 T1 信号加权。TR 越短,T1 信号对比越强;而使用长 TR 时,则不能获得这种信号对比。在脉冲序列中,从 RF 激励脉冲开始至采集回波的时间间隔称为回波时间(echo time,TE)。TE

的长短决定着在 MR 图像上能否显示出组织间在 T2 上的差别,即 TE 决定 T2 信号加权。TE 时间越长,T2 信号对比越强;使用短 TE 时,则不能获得这种信号对比。自旋回波(spin echo, SE)脉冲序列是临床最常用的脉冲序列之一。在 SE 序列中,选用短 TR(通常 <500 ms)、短 TE(通常 <30 ms)所获图像的影像对比主要由 T1 信号对比所决定,此种图像称为 T1 加权像 (T1WI);选用长 TR(通常 >1500 ms)、长 TE(通常 >80 ms)所获图像的影像对比主要由 T2 信号对比决定,此种图像称为 T2 加权像(T2WI);选用长 TR、短 TE 所获图像的影像对比,即 不由 T1 信号对比所决定,也不由 T2 信号对比所决定,而主要由组织间质子密度差别所决 定,此种图像称为质子密度加权像(PDWI)。

(二)MR 设备

MR 设备主要包括主磁体、梯度线圈、射频系统、模拟转换器、计算机、磁盘与磁带机等。

1. 磁体类型

主磁体主要用于提供静磁场,场强单位为特斯拉(T)。通常用主磁体类型来表示 MRI 设备的类型。主磁体可分为以下 3 种。

永久磁体:永久带有磁性,运作时不耗能,但热稳定性差,场强低,一般低于 0.3 T,重量大。

阻抗磁体:也称常导磁体或电磁体。只有当线圈通过电流时才有磁性,耗电能。电流通 过线圈时因阻力而生热,必须冷却,场强一般也不高。

超导磁体:主线圈由超导材料制成。只要通一次电,电流就持久地在线圈内流动并产生 一个恒定磁场。超导磁体的优点是场强高而且均匀。

2. 梯度线圈

梯度线圈用于产生梯度场,在 MR 成像中用于选层和信号的空间定位。

3. 射频系统

射频系统用于发射 RF 脉冲以激励体内质子产生 MR 信号,在接收 MR 信号时又用作 MR 信号的接收器。

4. 其他系统

包括模拟转换器、计算机、磁盘与磁带机等,用于数据处理、图像重建、显示与存储。

二、MRI 图像特点

(一)多参数成像

MRI 是多参数成像,其成像参数主要包括 T1、T2 和质子密度等。在 MRI 检查中,可分 别获取同一解剖部位或层面的 T1WI、T2WI、PDWI 等多种图像,从而有利于显示正常组织与 病变组织。

而包括 CT 在内的 X 线成像,只有密度一个参数,仅能获得密度对比一种图像。在 MRI 中,T1 加权图像(T1WI)上的影像对比主要反映的是组织间 T1 的差别;T2 加权图像(T2WI)

上的影像对比主要反映的是组织间 T2 的差别；PDWI 上的影像对比主要反映的是组织间质子密度的差别。这种多参数成像有利于组织性质的确定。例如，在 CT 图像中，如果两种组织之间的 X 线吸收率无差别，在图像上就没有密度的差别，我们就无法辨认两者。在磁共振图像中，即使两种组织的 T1 没有差别，我们还可以通过 T2 的差别来区分两者，这就显示出多种成像参数比一种成像参数的优越性。在 T1WI 中，T1 越长，信号强度越低，亮度就越低，相反短 T1 的组织则表现为高信号，即高亮度。在 T2WI 中，T2 越长，信号强度就越高，表现为高亮度；相反，短 T2 的组织则表现为低亮度。

(二)多方位成像

MRI 不必调整受检者的体位，仅仅改变不同梯度线圈的作用，就可以分别获得人体横断面(轴位)、冠状面、矢状面及任意倾斜层面图像，有利于解剖结构和病变的三维显示和定位。

(三)流动效应

体内流动的液体中的质子与周围处于静止状态的质子相比，在 MR 图像上表现出特殊的信号特征，称流动效应。血管内快速流动的血液，在 MR 成像过程中虽受到 RF 脉冲激励，但由于终止 RF 脉冲后与采集信号之间存在着时间差，使得当采集信号时，受激励的血液已经流出成像层面，因而接收不到该部分血液的信号，使流动的血液无论在 T1 加权图像还是 T2 加权图像上都表现为无信号的低亮度，这一现象称为流空现象。血液的流空现象使血管在磁共振图像上更加容易确认。

三、MRI 检查技术

(一)脉冲序列

在 MR 成像中常用的脉冲序列有 SE 序列、梯度回波(GRE)脉冲序列、反转恢复(IR)脉冲序列等。其中 SE 序列最常用，该序列的过程是：90°RF 脉冲—等待 TE/2—180°复相位脉冲—等待 TE/2—记录信号。

(二)脂肪抑制

脂肪抑制是利用特殊技术将图像上由脂肪成分形成的高信号抑制下去，使其信号强度减低，而非脂肪成分的高信号不被抑制，保持不变，用以验证高信号区是否是脂肪组织。例如在脂肪抑制 T1WI 图像上，脂肪成分的高信号被抑制，使其信号强度减低，而其他高信号成分，如脑内血肿中的正铁血红蛋白、含顺磁性黑色素颗粒的黑色素瘤等，其高信号不被抑制，仍呈高信号。一是用来确认脂肪成分的存在，二是可以显示那些被脂肪高信号掩盖的组织成分。

(三)磁共振血管成像(MR angiography,MRA)

MR 血管成像(MRA)是使血管成像的 MRI 技术，早期它无需向血管内注入对比剂即可使血管显影，检查过程简单、安全，属于无创性检查。常用的技术有时间飞跃(TOF)法、相位对比(PC)法。采用三维图像后处理可获取类似血管造影的效果，但目前 MRA 的空间分辨力有限,对显示小的血管病变不够满意,而且容易受血流方向、速度和湍流的影响出现某些假象。目前,新的应用对比剂的快速增强 MRA(CE-MRA)已经实现,可以避免血流改变对血管形态的影响,而且空间分辨力也有明显提高。

(四)磁共振水成像

MR 水成像是采用长 TE 技术获取重 T2WI,合用脂肪抑制技术,使含水器官显影。目前,MR 水成像技术主要包括:MR 胰胆管造影(MRCP)、MR 尿路造影(MRU)、MR 脊髓造影(MRM)、MR 内耳迷路成像、MR 涎腺成像等。其优点是无创、简单、影像较清楚,只要有软件,在中、低场强 MRI 机上也可完成。

(五)功能成像

应用不同的扫描技术,用图像来表现功能方面的改变,称为功能成像。主要包括弥散成像(DI)、灌注成像(PI)和血氧水平依赖成像(BOLD)等。

1. 弥散成像

利用正常组织与病理组织之间水弥散程度和方向的差别成像的技术,可以获得弥散加权像(DWI),计算弥散指数(ADC)。主要用于诊断早期缺血性脑卒中、鉴别新鲜与陈旧梗死,判断囊液的成分,肿瘤性质的鉴别等方面。

2. 灌注成像

是静脉快速注入 Gd-DTPA 进行动态 MR 扫描,借以评价毛细血管床的状态与功能。临床上主要用于肿瘤和心、脑缺血性病变的诊断。

3. 血氧水平依赖成像

是根据局部脑活动可以改变局部脑组织的血液中含氧血红蛋白与脱氧血红蛋白的比例,利用这个差别形成信号,来标记正在活动的那部分脑组织。目前,可用来判断不同脑功能的解剖位置,例如听觉、视觉、认知等方面的定位等研究。

4. MR 波谱

标记活体组织的波谱,根据波谱中化学成分的改变来进一步确定病变组织的性质。

(六)MRI 安全性

一般而言,场强低于 3.0 T 的 MRI 机对人体是安全的。但体内带有金属异物、人工铁磁性关节、动脉瘤夹等铁磁性物质的病人不应行 MRI 检查,带有心脏起搏器的病人绝对禁止行 MRI 检查,正在进行生命监护的危重病人不应行 MRI 检查。孕妇尤其是早期妊娠妇女也应慎用。

(七)MRI 的主要优点

与包括 CT 在内的 X 线检查技术相比,MRI 具有以下显著优点:

(1)不使用电离辐射,无电离损伤。

(2)软组织分辨力极佳。

(3)可行轴位、冠状面、矢状面及任意倾斜层面的多方位成像。

（4）多参数成像，对显示解剖结构和病变敏感。

（5）除能显示形态学组织学的改变外，还可进行生物化学和代谢功能方面的研究。

（八）MRI 的主要限度

MRI 检查的限度主要表现在对带有心脏起搏器或体内带有铁磁性物质的病人不能进行检查；正在进行生命监护的危重病人不能进行检查；对钙化的显示远不如 CT，难以对以病理性钙化为特征的病变做出诊断；对质子密度低的结构如肺、皮质骨显示不佳；虽然先进的 MRI 设备能进行快速成像，但常规扫描信号采集时间仍较长；设备成本昂贵，检查费用较高也是限制因素之一。

第三章
影像常用对比剂

一、X 线对比剂——影像诊断常用对比剂

(一)X 线对比剂增强的机制和引入方式

人工能将 X 线吸收的物质导入体内,改变病灶和正常组织和器官的对比,以显示其形态和功能的方法,称为造影检查。所采用的提高对比度的物质称为对比剂(contrast media)。对比剂的引入方式分为两种:①直接引入法,其中包括口服法,如食管、胃、肠的造影法;灌注法,如直肠、结肠灌注造影、逆行泌尿道造影、窦道造影等。②间接引入法,对比剂引入体内,经吸收或聚集,使脏器显影,如静脉肾盂造影,排泄性胆道造影等。

(二)X 线对比剂的种类及特点

对比剂以其对 X 线吸收程度不同分为两种。

1. 阴性对比剂(negative contrast media)

这类对比剂是一种密度低、吸收 X 线少、原子序数低、比重小的物质。X 线照片上显示为密度低或黑色的影像。常用的有空气、氧气、二氧化碳等。其中以空气应用最方便、最多、费用最低,但在人体内空气的吸收比二氧化碳慢。

2. 阳性对比剂(positive contrast media)

这类对比剂是一种密度高、吸收 X 线多、原子序数高、比重大的物质。X 线照片上显示为密度高或白色的影像。常用的对比剂有硫酸钡、碘化合物。

(1)硫酸钡(barium sulfate)是纯净的硫酸钡粉末,白色无臭,性质稳定,耐热,不溶于水或酸碱性水溶液中。在消化道内不被吸收,无毒副作用,服用安全。内服后在消化道内的排空时间与食物大致相同,多用于食管、胃、肠管、窦道及瘘管检查。用法是根据需要将其制成不同浓度(通常用重量/体积来表示浓度)的混悬剂,采用不同方法导入体内。配置方法如下。

1)普通检查用硫酸钡制剂,可根据检查目的,调制成不同的浓度。大致分为三类:①稠钡剂,硫酸钡与水的重量比为(3~4):1,呈糊状,用以检查食管。②钡餐用混悬液,硫酸钡与水的重量比为 1∶(1~2)。可另加适量辅剂,如胶粉、糖浆等,搅拌而成。用于口服检查胃肠道。③钡灌肠用混悬液,硫酸钡与水的重量比为 1∶4。

2)胃肠双重对比造影用硫酸钡制剂必须达到下列要求:①高浓度;②低黏度;③细颗粒;④与胃液混合后不易沉淀和凝集;⑤黏附性强。按其用于不同部位的浓度和用量,大致如下:食管浓度 200% 左右,口服量 10~30 ml。胃和十二指肠浓度 160%~200%,口服量50~250 ml。小肠和结肠浓度 60%~120%,灌肠 150~300 ml。因其不被吸收,故剂量不受限制。须注意非医用硫酸钡往往含有氯化钡等有毒物质,绝不可服用。

(2)碘化合物(iodide)分为两大类。

1)碘化油(lipiodol)。是无机碘制剂,为植物油与碘的结合剂。呈透明的淡黄色油液,似有蒜味,用于瘘管、子宫输卵管造影检查。用法为直接注入检查部位。注意不使其误入血管。碘化油吸收慢,因此造影完毕后,应尽量将其吸出。碘化油的含碘浓度为 40%。

2)水溶性有机碘化合物(water soluble organic iodide)。体内过程,静脉注射后主要经肾脏排泄,几乎很快全由肾小球滤过而排出。注射剂量少时,血浆浓度很低,肾小管也可分泌少量。除经肾脏排泄外,少量碘对比剂可经其他器官排泄,即所谓异位排泄,其中主要由肝胆排泄,但也有微量对比剂经小肠、胃、唾液腺、泪腺和汗腺排泄的报道。异位排泄一般临床上难以察觉,然而在肾功能不佳和所用剂量较大时,肝脏排出量可以增多。静脉注射后药物很快与脑脊液以外的细胞外液达到平衡。由于不能通过正常的血脑屏障,故脑、脊髓和脑脊液中几乎不含对比剂。根据水溶性含碘对比剂的分子结构分类如下。

离子单体(ionic monomer):每个分子有 3 个碘原子,1 个羧基,没有羟基(ioxith-halamate 例外,有一个羟基),LD50(大白鼠半数致死量)为 5~10 gI/kg。在溶液中每 3 个碘原子有 2 个离子(比率为1.5)。

离子二聚体(ionic dimer):每个分子内有 6 个碘原子,1 个羧基,1 个羟基,LD50 为 10~15 gI/kg。溶液中每 6 个碘原子有 2 个离子(比率为3)。

以上两种对比剂因溶液中含有离子存在,故命名为离子型对比剂(ionic agent)。

非离子单体(non-ionic monomer):非离子状态,每个分子有 3 个碘原子(比率为3),4~6个羟基,没有羧基,LD50 为 15~20 gI/kg。

非离子二聚体(non-ionic dimer):非离子状态,每个分子有 6 个碘原子(比率为6),8 个以上的羟基,没有羧基,LD50 为 20gI/kg。

以上两种对比剂因溶液中无离子存在,故命名为非离子型对比剂(non-ionic agent)。

目前,水溶性含碘对比剂主要用于 CT 血管注射,部分可以用于蛛网膜下腔(图 2-3-1~图 2-3-4)。

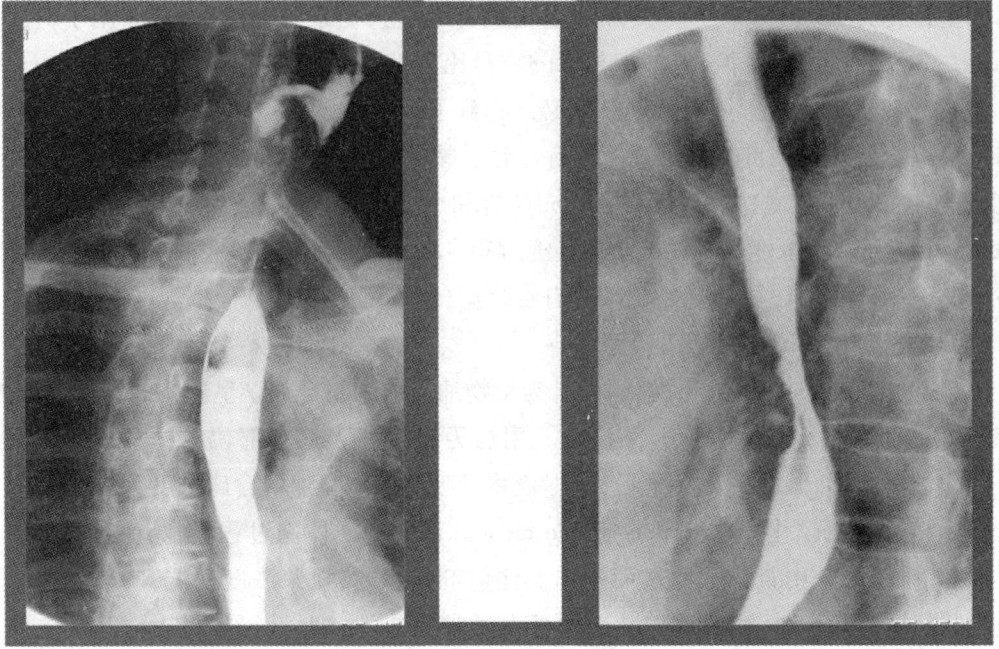

图 2 - 3 - 1　食道造影

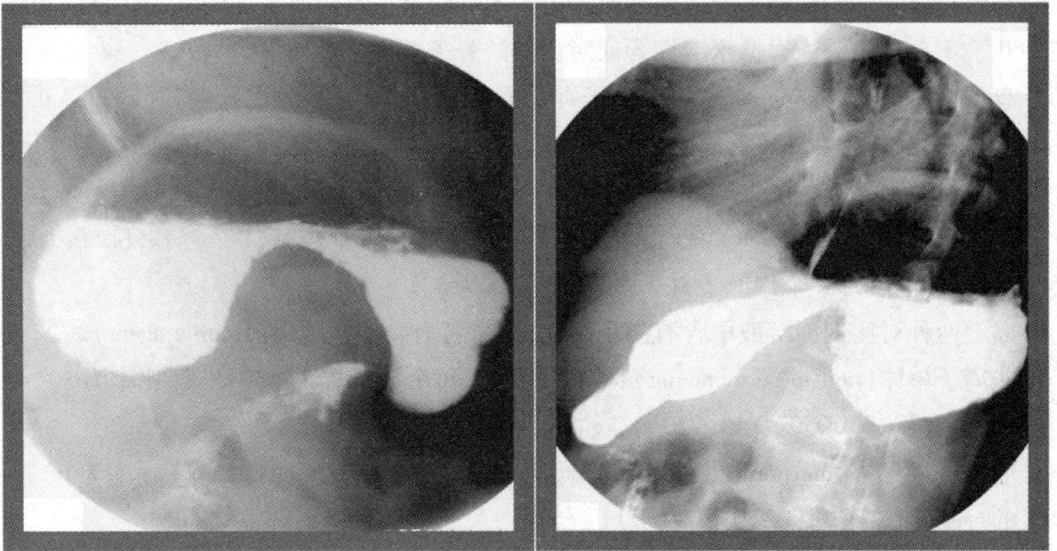

图 2 - 3 - 2　胃肠造影

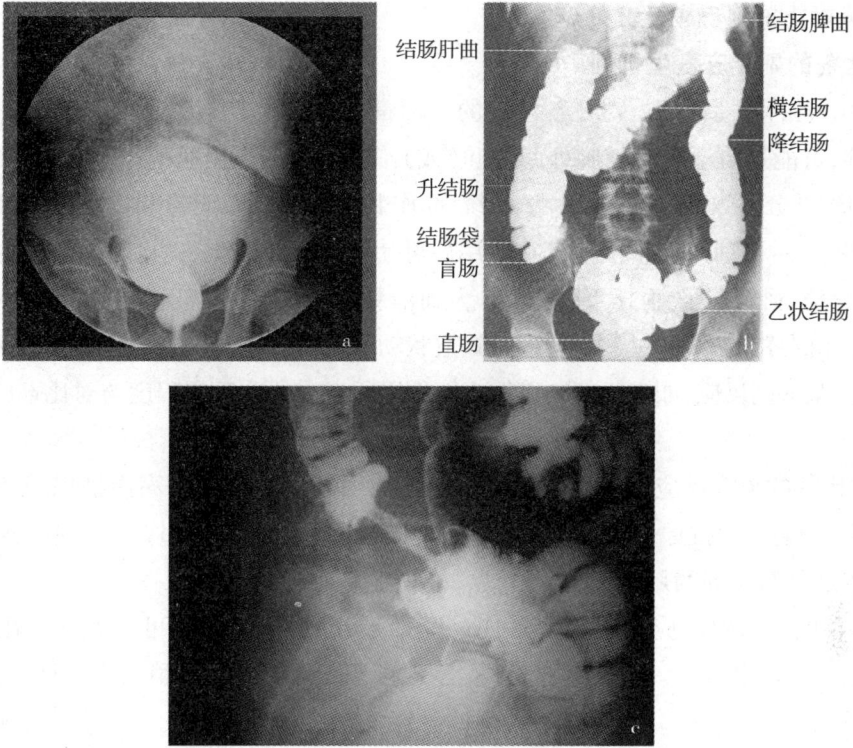

结肠肝曲　　　　　　　　　　　　结肠脾曲

升结肠　　　　　　　　　　　　　横结肠
　　　　　　　　　　　　　　　　降结肠
结肠袋
盲肠

乙状结肠

直肠

图 2 - 3 - 3　钡灌肠

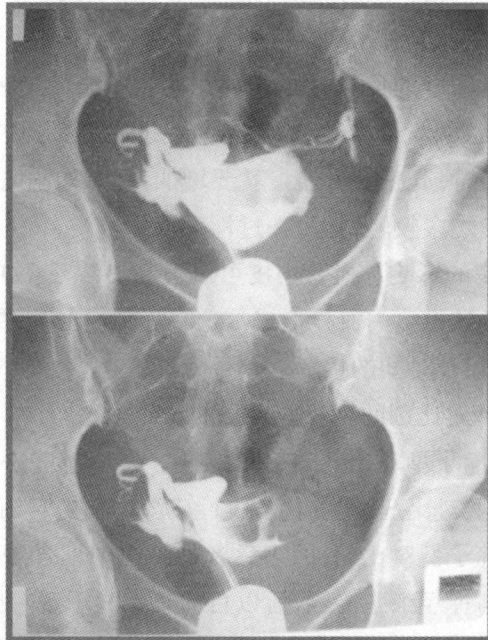

图 2 - 3 - 4　子宫输卵管造影

（三）碘对比剂副反应及其处理

1. 对比剂的副反应发生机制

（1）对比剂的毒性作用。对比剂溶液的全部毒性作用是以下3种因素的总和。①分子的化学毒性，可能是由于它对细胞外间隙和（或）细胞膜内的蛋白质的影响，以及小剂量进入细胞内对比剂分子对细胞器和酶系统的作用。②渗透压毒性，血液的渗透压为300 mOsm/kg。对比剂的高渗性使其在应用后可使液体从红细胞、内皮细胞及其他结构内移出，可产生疼痛、血管扩张、血压下降等反应及血液黏度的改变。③离子失衡，当对比剂在血管中以一定比例替代血液流过（尤其在心脏、冠状动脉及大血管内）时，由于不同离子浓度比的差别，可产生某些副反应，如室颤等。以上毒性作用所产生的副反应程度与对比剂的用量有一定关系。

（2）对比剂的免疫反应。对比剂的应用还可能因其化学毒性和高渗性以及离子失衡触发免疫反应，产生类似抗原—抗体反应的"假变态"反应，或称"假过敏"反应。这种副反应的发生及程度与对比剂的用量无关。

（3）精神因素与副反应。精神因素如过度紧张、恐惧及焦虑也可导致某些副反应的发生，例如恶心、面部潮红等。有文献报道，女性恶心等反应的发生率稍高于男性，考虑与紧张及恐惧有关。

（4）对比剂对肝肾功能的影响。除了特异性很强的胆系静脉用对比剂外，常规用CT血管内用对比剂的排泄，90%以上的量是经过肾脏。这样主要的影响是使肾脏的负担加重。对于肾功能正常的患者来讲，很少因对比剂的应用产生不良反应。但是，对于那些本来肾功能就有损害的患者就有可能发生对比剂性肾中毒，而且对比剂的用量越大，注药前肾小球滤过率越低，发生对比剂性肾中毒的危险性越高。肾功能不全的患者应尽量避免使用血管内对比剂，必须用时，也要注意尽量减少对比剂剂量。肝脏是除肾脏外对比剂排泄的主要途径，因此当肾脏功能有损害时，肝脏的排泄量就要增加，此时如同时有肝脏疾病存在，就有可能对肝脏产生影响，这种影响多较轻，且为一过性。

（5）对比剂对凝血机制的影响。血管内皮可以被高渗溶液（如比率为1.5的对比剂）损伤，受损的血管内皮可以导致血管内血栓形成。这在静脉注射高渗对比剂时尤为明显，因为此时对比剂与血管内皮有较长时间的接触。

（6）离子型和非离子型对比剂的副反应发生的对比。

1）分子的化学毒性。离子型对比剂的结构内含有羧基，使它对血浆蛋白（包括酶系统）的结合力明显高于非离子型对比剂，它的化学毒性（尤其是在直接接触中对神经系统的化学毒性）因此而明显高于非离子型对比剂，因为后者的结构中不含羧基。在蛛网膜下腔内（脑脊液中）的对比剂是直接与神经细胞接触，所以目前禁止离子型对比剂用于蛛网膜下腔。非离子型对比剂与血清钙的结合甚少，又不含钠盐，其化学毒性也因此而较离子型明显降低。

2）渗透压毒性。渗透压毒性主要取决于渗透压的高低，并不取决于有无离子存在。渗透压高达1500 mOsm/kg的离子单体对比剂无疑毒性最高。离子二聚体与非离子单体的渗透压为 500 ~ 700 mOsm/kg,也高于血液,但是已经低于离子单体。非离子二聚体的渗透压只有 300 mOsm/kg,是等渗,所以渗透压毒性最低。

3)离子失衡。非离子对比剂不含离子,应用时不会产生因离子失衡导致的副反应,这是它优于离子型对比剂的一个方面。

4)假变态(假过敏)反应。这些副反应的发生及程度与对比剂的用量无关。当然非离子型对比剂较离子型对比剂的危险性要小得多。

5)对比剂对肝肾功能的影响。多数文献认为对肝肾的影响,离子型和非离子型对比剂之间无明显差异。

6)对比剂对凝血机制的影响。比率较高(3、6)的对比剂与比率较低(1.5)的对比剂相比有较小的因血管内皮损伤造成的血栓形成的危险性。但是,离子型对比剂在试管内及血管内的抗凝作用要强于非离子型对比剂。在这一点上,低渗离子型对比剂有其独特的优势,由于它的低渗(比率为3),对血管内皮的损伤较高渗离子型(单体)对比剂要轻得多,而由于它是离子型对比剂,故抗凝作用又高于非离子型对比剂。

2. 对比剂的副反应表现

(1)从反应症状的程度上可分为:轻度,无须治疗,很快恢复正常;中度,需要治疗,用药后即可恢复正常,但无须监护;重度,危及生命,要立即采取抢救措施。

(2)副反应的临床表现:较轻的有全身或局部发热、局部疼痛、喷嚏、恶心、呕吐、头痛、腹痛、荨麻疹、流泪、结膜充血等;严重的有喉头水肿、支气管痉挛、肺水肿、抽搐、血压下降、休克、昏迷甚至呼吸、心跳停止。

3. 对比剂反应的高危因素

(1)肝肾功能有损害者,尤其是中度损害以上。

(2)心肺功能不全的病人。

(3)有过敏倾向者,如哮喘、荨麻疹、枯草热患者和有药物及食物过敏史者。

(4)甲状腺功能亢进患者。

(5)糖尿病患者。

(6)有对比剂过敏史者。

(7)各种因素导致的体质严重虚弱者。

4. 对比剂反应的预防

(1)CT 室必须装备必要的各种抢救用药品以备随时取用,同时要配备氧气瓶(或管道)、吸痰器随时准备应用。如遇严重反应,在自己抢救的同时要尽快通知有关科室医师前来协助抢救。

(2)增强前准备工作要做好,首先详细了解有关病史、药物过敏史,以及早发现对比剂反应的高危因素,采取对应措施。

(3)应用对比剂前一定要做碘过敏试验,以静脉法为宜。需要注意的是,部分患者在做过敏试验时可发生严重副反应,要有准备,以免措手不及。

（4）最好采用非离子型对比剂。

5. 对比剂反应的处理

处理原则是轻度反应不必采取措施，但要留病人观察十余分钟，以免万一反应加重便于及时处理；中度反应及重度反应要立即停止对比剂的注射，保持静脉通道，并首先静脉注射地塞米松 10 ~ 30 mg，同时根据不同形式的反应立即采取必要的抢救措施，抢救措施的基本原则是对症治疗。

6. 关于对比剂肾病（contrast induced nephropathy，CIN）

近年来，对于血管内注射对比剂导致的肾功能下降受到高度重视，对比剂肾病的概念开始被提出，中国对比剂安全使用委员会制定的《对比剂使用指南》中指出：对比剂肾病是指排除其他原因的情况下，血管内途径应用对比剂后 3 天内肾功能与应用对比剂前明显降低。判断标准为血清肌酐升高至少 44 μmol/L（5 g/L）或超过基础值 25%。

（四）相关参数对 CT 增强效果的影响

多层螺旋 CT 的扫描时间明显缩短，相关参数对 CT 增强效果的影响就更加突出，因此应当加以强调。

1. 对比剂注射流率对增强效果的影响

CT 动脉期的强化效果取决于血管内碘的流量，因此要想提高增强效果，必须提高扫描时血管内碘的浓度（流量），可取的方法之一就是提高注射流率（velocity）。增加对比剂注射流率可以提高强化峰值。高流率能够提高增强效果的根本是增加了碘流（iodine delivery rate，IDR），其计算单位为 gI/s（每秒克碘）。以 300 mgI/ml 为例，当流率从 1 ml/s 分别增加到 3 ml/s 和 5 ml/s 时，碘流率分别从 0.3 gI/s 增加到 0.9、1.5 gI/s。提高注射流率的另一个结果是在提高了峰值的同时，峰值时间也相应提前。有文献研究结果表明，用浓度 300 mgI/ml 的对比剂，容量 90 ml，当流率从 3 ml/s 提高到 5 ml/s 时，峰值时间从（32 ±2.8）s 提前到（28 ±2.8）s。

2. 对比剂浓度（concentration）对增强效果的影响

为了提高强化效果，可以采取提高注射流率的方法，但是注射流率的提高有一定的限度，过快会导致对比剂外渗等不良反应的发生。如果用大剂量低浓度对比剂还会有导致水肿的危险。高浓度对比剂的应用不仅可提高血管内碘的浓度、降低注射速度，还可以减少对比剂的总注射剂量，使应用低剂量的对比剂进行成像成为可能。高浓度对比剂是指浓度 ≥ 350 mgI/ml 的对比剂。在相同碘含量、相同注射流率的前提下，高浓度对比剂可以提高增强效果。因为增加对比剂的浓度，可以使强化峰值明显升高。同时，对比剂浓度越高，到达峰值的时间也越短。高浓度对比剂的黏稠度（viscosity）比常规浓度对比剂高得多。例如 20 ℃时，300 mgI/ml 碘海醇的黏稠度为 11.8（cP）+，400 mgI/ml 的碘迈伦则高达 27.5（cP）+。后者由于黏稠度太高，不仅注射起来比较困难，注射进血管后，也会由于难以混匀而产生血管内密度不均匀的现象。所以，在注射前一定要加温到 37 ℃，此时黏稠度会大大降低，例如，400 mgI/ml 的碘迈伦会降低到 12.6（cP）+。

3. 对比剂总量对增强效果的影响

对比剂总量的改变可以影响到峰值、峰值时间和峰值持续时间 3 个方面。即使是用同样的注射流率,当总量差别较大的时候,峰值和峰值时间都会有差别。增加对比剂剂量不仅可以提高峰值,使强化效果更加明显,同时峰值时间也在推迟。后一种现象在多层螺旋 CT 增强扫描中尤其应当引起注意。对比剂总剂量还决定了峰值持续时间的长短,这个结果对于指导多层螺旋 CT 增强扫描程序的设定有重要意义,多层螺旋 CT 可以在短时间内用亚毫米层厚扫描一个较长的范围,这样与单层螺旋 CT 比较,即使适当减少对比剂的用量,只要延迟时间把握准确,同样能够获得优秀的强化效果。对比剂总量的减少,不仅可以减少对比剂副反应的发生概率,而且可以减少对比剂肾病的发生概率。

二、MRI 对比剂——影像诊断常用对比剂

MRI 具有良好的软组织对比,可以反映出人体组织间的物理、化学上的差异,但在显示病变的特异性上较差,常达不到定性诊断要求。因此开发了 MRI 对比剂,常用的是二乙三胺五乙酸钆(gadolinium diethylenetriamine pentaacetic,Gd-DTPA),其为顺磁性物质,目前已广泛应用于临床。还有一些对比剂问世,如含 Fe 的超顺磁性物质、以 Mn 为基础的细胞内对比剂等。

第四章
介入放射学

一、定义与分类

介入放射学是在影像诊断学、选择或超选择性血管造影、细针穿刺和细胞病理学等新技术基础上发展起来的。它包括两个基本内容:①以影像诊断学为基础,利用导管等技术,在影像监视下对一些疾病进行非手术治疗;②在影像监视下,利用经皮穿刺、导管等技术取得组织学、细菌学、生理和生化资料,以明确病变的性质。即在医学影像设备监视导向下,利用较小的创伤手段,达到诊断或治疗为目的的医疗手段的总称。

介入放射学分为血管性和非血管性技术。前者是指在血管内进行的治疗和诊断性操作,也称之为介入血管造影或治疗性血管造影;后者是指在血管以外进行的治疗和诊断性操作。血管内介入技术是应用选择性或超选择性血管造影,先明确病变部位、性质、范围和程度之后,根据适应证,经插入血管内的导管进行栓塞、血管腔内血管成形术和灌注药物等治疗。

二、经导管栓塞术

经导管栓塞术也称为栓塞治疗,是经动脉或静脉内导管将栓塞物质有控制地注入病变或器官的供应血管内,使之发生闭塞,中断血供,以期达到控制出血、治疗肿瘤和血管性病变及消除患病器官功能的目的。

1. 控制出血
栓塞治疗可以控制体内多种原因引起的出血。

(1)外伤性出血。身体各部闭合性和贯通性外伤出血均可应用。栓塞可达到根治和为手术创造条件的目的。肝、脾外伤性破裂出血,骨盆骨折所致腹膜后大出血等,经导管栓塞可治愈。有时经导管栓塞是作为抢救生命、为手术创造条件的术前准备。

(2)胃食管静脉曲张出血。经皮肤穿刺做胃冠状静脉插管栓塞,止血成功率达95%。其他部位的血管畸形等也可采用栓塞治疗。

（3）肿瘤出血。身体各部位肿瘤出血均可行栓塞治疗，而且安全有效。

（4）溃疡出血。胃十二指肠出血，经胃十二指肠动脉栓塞。

2. 治疗血管性疾病

动静脉畸形、动静脉瘘及动脉瘤等可用栓塞治疗，对中枢神经系统的病变治疗价值更大。

3. 治疗肿瘤

栓塞治疗肿瘤有手术前栓塞与姑息治疗两种。

（1）手术前栓塞。手术前栓塞肿瘤供血动脉和肿瘤血管，可以阻断肿瘤血供，使肿瘤缩小，减少手术时出血，且使肿瘤同邻近组织分界清楚，利于彻底切除。肿瘤血供阻断，回流静脉中若有瘤栓，手术时可避免肿瘤扩散。肿瘤缺血坏死，对机体起抗原刺激作用，有可能改善机体的免疫能力。目前认为，肾癌手术前应进行栓塞，其他肿瘤如脑膜瘤也适于术前栓塞。

（2）姑息治疗。对于不能手术切除的肿瘤，为缓解症状，减少痛苦，可用栓塞治疗。其中部分病例在栓塞后由于肿瘤缩小，患者情况改善，由不能手术而转变成可手术切除。在姑息治疗的患者中，也可采用放射性微粒作为栓塞物，注入肿瘤血管内起内放疗作用。

4. 消除病变器官的功能

（1）内科性脾切除。这一术语的含义是用非手术的导管栓塞术消除脾功能，如不同原因引起的脾功能亢进、脾肿大。可经导管栓塞脾动脉，造成脾实质的部分或全部梗死，抑制或消除亢进的脾功能。目前，多主张部分性脾栓塞，保留部分脾功能，不影响机体的免疫功能，效果较好。

（2）内科性肾切除。不宜手术或血管成形术治疗的肾内动脉分支狭窄所致高血压、肾病所致严重的蛋白尿、恶性高血压晚期肾衰患者、肾衰患者血液透析出现大量腹水及不明原因的大量血尿等，可经导管栓塞患侧肾动脉，造成患肾缺血梗死，上述症状与体征可以消除。

5. 栓塞治疗的反应与并发症

器官动脉栓塞后，由于组织缺血，可引起疼痛、发热，还可有恶心、呕吐、反射性肠郁张或麻痹性肠梗阻等，这些反应，称之为栓塞后综合征。一般在1周内逐渐减轻、消失。在严格掌握适应证和规范操作的情况下，栓塞治疗的并发症发生率并不高，但偶有严重并发症发生，如栓塞物误入正常血管，可造成正常器官的缺血、梗死或坏疽等。栓塞后器官缺血，抵抗力下降，或栓塞物被污染而发生感染，如脾栓塞后可以出现脾脓肿等。

三、经皮腔内血管成形术（PTA）

经皮腔内血管成形术是经导管等器械扩张或再通动脉粥样硬化或其他原因所致的血管狭窄或闭塞性病变。原主要用于肢体动脉，以后扩展至内脏动脉，如脑动脉、肾动脉、冠状动脉等，并由动脉发展至静脉，如下腔静脉狭窄、人造血管、移植血管狭窄或闭塞的治疗。

四、经导管灌注药物治疗

1.血管收缩治疗

经导管灌注加压素是治疗胃肠道出血的有效方法之一,主要用于胃食管静脉曲张出血、胃黏膜弥漫性出血、溃疡出血和肠道出血。

2.化疗药物灌注治疗

化疗药物对肿瘤的作用大多是非特异性的,静脉给药后全身毒副反应严重,而肿瘤局部药物浓度不高。选择性动脉灌注化疗药物治疗,可增加肿瘤局部的药物浓度,延长肿瘤细胞同高浓度药物的接触时间,减轻药物的全身毒副反应,提高化疗的效果。

3.溶栓治疗

经导管灌注溶栓药物进行溶栓治疗是在静脉溶栓基础上发展起来的有效治疗方法。尿激酶、链激酶是常被选用的药物。前者无抗原性,疗效可靠,应用更为普遍。此外,组织型纤维蛋白溶酶原激活剂(t-PA)是较为理想的纤溶剂,主要应用于冠状动脉、脑动脉和周围血管的溶栓治疗。溶栓治疗中应对患者的出血、凝血状态进行严密监护,一旦发现出血倾向,应立刻停止治疗。

第五章
呼吸系统(肺与纵隔)

胸部疾病种类繁多,胸部又具有良好的自然对比,因此 X 线检查和 CT 检查在胸部的应用很普遍。由于 MRI 的流空效应,不使用对比剂,心血管也可成像,有助于了解纵隔肿瘤与心脏大血管的关系,MRI 检查常用于纵隔肿瘤的定位和定性诊断。肺内空气对超声波的反射强烈,使超声检查对肺部病变的诊断受到限制。超声检查主要用于胸腔积液的诊断、超声导引胸膜下肺内病变穿刺活检和胸腔积液引流。

第一节 检查技术

一、X 线检查

1. 胸部摄影(chest radiography)

胸部摄影是胸部疾病最常用的检查方法,常规摄影体位如下。

(1)正位。通常为后前位,站立前胸壁靠片,双臂尽可能内旋,X 线自背部射入。不能站立的患者,采用仰卧前后位。

(2)侧位。患侧侧胸壁靠片,两手抱头,X 线自健侧射入。

(3)斜位。常用于显示肋骨腋段的骨折。

(4)前弓位、立位。主要用于显示肺尖部及与锁骨、肋骨重叠的病变。

2. 胸部透视(chest fluoroscopy)

方法简单,可多体位观察病变,并可观察膈肌的活动度及心脏的搏动状态等。透视不易发现细微病变,因此仅作为胸部摄影补充检查。

3. 特殊检查

高千伏摄影(high kV radiography),即应用电压不低于 120 kV,5 ~ 7 mAs 的摄影。由于 X 线穿透力强,可减少胸壁软组织、肋骨对肺内病变的干扰,使肺纹理显示清楚,有利于中央型肺癌、纵隔病变及尘肺等的观察。由于 DR、CT 及 MRI 的应用,高千伏摄影应用已不多。

4. 血管造影检查

血管造影主要有肺动脉及支气管动脉造影,用于检查肺动脉瘤、肺动静脉瘘、肺动脉发育不良及不明原因的咯血。由于螺旋 CT,尤其是多层 CT 增强扫描的应用,肺部血管造影也已很少应用。

二、CT 检查

1. 普通扫描(平扫)

系不使用对比剂的常规扫描,扫描范围通常从肺尖至肺底,也可根据定位片所见,进行局部选层扫描。对于多数胸部病变,平扫能满足诊断要求。平扫通常分别使用肺窗观察肺,纵隔窗(或称软组织窗)观察纵隔。

2. 增强扫描

通常是在平扫的基础上进行,为经静脉快速注射对比剂后再进行的扫描,仅使用纵隔窗观察。主要用于鉴别病变为血管性或非血管性,明确纵隔病变与心脏大血管的关系,了解病变的血供情况,帮助鉴别良、恶性病变等。

3. 高分辨力 CT 扫描

高分辨力 CT 扫描技术为薄层(1～2 mm)扫描及高分辨力算法重建图像的检查技术。主要用于观察病灶的微细结构,对弥漫性肺间质病变及支气管扩张的诊断具有突出效果,常多用肺窗观察,它是常规扫描的一种补充。

4. 动态扫描

注射对比剂后对某感兴趣区行多次快速扫描,以了解对比剂的浓度变化,主要用于明确血供丰富的病灶或血管性病变。

5. CT 灌注成像

在静脉快速灌注对比剂时,对感兴趣区层面进行动态 CT 扫描,从而获得感兴趣区时间—密度曲线,曲线中 CT 值的变化,可反映组织中碘聚集量随时间的变化而变化,因此可有效地反映局部肺组织血流灌注量的改变。

6. 多层面 CT 扫描

系 X 线管一次旋转过程中同时获得 4、8 或 16 层面图像数据的成像系统。多层面 CT 扫描明显缩短胸部扫描的时间,提高纵轴方向的空间分辨力。多层面 CT 扫描可对肺部病灶进行多方位观察,且具有肺结节分析功能、肺支气管成像、肺含气量测定及支气管仿真内镜功能等。

三、MRI 检查

1. 检查方式

自旋回波(SE)、反转恢复及饱和恢复序列,以自旋回波最常用。此外,有减少呼吸运动伪影的呼吸触发相位编码技术、心电门控技术、流动补偿技术、快速自旋回波(FSE)及平面回波(EPI)等技术。常规应用 SE-T1WI 及 FSE-T2WI。

2. 扫描断面

常规先行横断面成像,必要时行冠状面或矢状面成像。

3. 肺血管成像

成像技术有时间飞越法和相位对比法两种。时间飞越法是利用流动相关增强效应,相位对比法是利用血流中的相位效应。

第二节　正常影像学表现

一、X 线检查

1. 胸廓

正常胸部 X 线影像是胸腔内、外各种组织、器官包括胸壁软组织、骨骼、心脏大血管、肺、胸膜和膈肌等相互重叠的综合投影。某些胸壁软组织和骨结构可以投影于肺野而形成能与病变混淆的阴影。

(1)胸壁软组织。①胸锁乳突肌(sternocleidomastoid muscle)和锁骨下皮肤皱褶。胸锁乳突肌与颈根部软组织在两肺尖内侧形成外缘锐利、均匀致密的阴影。锁骨下皮肤皱褶为与锁骨下缘平行的宽 3~5 mm 的薄层软组织影,系锁骨上皮肤及皮下组织的投影。②胸大肌(pectoral muscle,major)。肌肉发达的男性,于两侧肺野中外带可形成扇形致密阴影,下缘锐利,呈一斜线与腋前皮肤皱褶续连。两侧胸大肌影可不对称。③乳房及乳头。女性乳房可重叠于两肺下野形成下缘清楚、上缘不清且密度逐渐变淡的半圆形致密阴影,其下缘向外与腋部皮肤续连。乳头在两肺下野相当于第 5 前肋间处,形成小圆形致密阴影,多见于年龄较大妇女,也可见于男性,多两侧对称。

(2)骨性胸廓。由胸椎、肋骨、胸骨、锁骨和肩胛骨组成。①胸椎。正位向上横突可突出于纵隔影之外,与肺门重叠时不要误为肿大淋巴结。②肋骨。肋骨后段呈水平向外走行,前段自外上向内下斜行。肋骨前后端不在同一水平,一般第 6 肋骨前端相当于第 10 肋骨后端的高度。前段肋骨扁薄,不如后段肋骨的影像清晰。第 1~10 肋骨前端有肋软骨与胸骨相连,肋软骨不显影,肋骨前端呈游离状。成人肋软骨常见钙化,表现为不规则的斑片致密阴影,不要误认为肺内病变。肋骨及肋间隙常被用作胸部病变的定位标志。肋骨有多种先天性变异,如颈肋(cervical rib)、杈状肋(bifurcation of rib)及肋骨融合(fusion of rib)。③胸骨。正位胸片上,胸骨几乎完全与纵隔影重叠,仅胸骨柄两侧外上角可突出于纵隔影。侧位及斜位片上胸骨可以全貌显示。④锁骨。两侧锁骨内端与胸骨柄形成胸锁关节,两侧胸锁关节应对称,否则为投照位置不正。锁骨内端下缘有半月形凹陷,为菱形韧带附着处。边缘不规则时,勿误认为骨质破坏。⑤肩胛骨。肩胛骨内缘可与肺野外带重叠,勿误认为胸膜肥厚。青春期肩胛骨下角可出现二次骨化中心,勿误认为骨折。

（3）胸膜。胸膜(pleura)菲薄,分包裹肺和叶间的脏层和与胸壁、纵隔及横膈相贴的壁层,两层胸膜之间为潜在的胸膜腔。在胸膜返折处且X线与胸膜走行方向平行时,胸膜可显示为线状致密阴影。后前位片常见于第2肋骨下缘,表现为与肋骨下缘平行的线形阴影称伴随阴影。常规胸部正位片多可见水平裂胸膜,表现为从腋部第6肋骨水平向内止于肺门外1 cm处的水平线状致密阴影。侧位片上,斜裂胸膜表现为自后上(第4、5胸椎水平)斜向前下方的线状致密阴影,在前肋膈角后2～3 cm处与膈肌相连,水平裂起自斜裂中点,向前水平走行达前胸壁。

肺叶间裂的变异常见的有奇叶副裂,系肺的发育过程中,奇静脉被包入发育中的右肺芽内,由奇静脉两侧的四层胸膜形成,表现为自右肺尖部向奇静脉方向走行的弧形线状致密阴影,以小圆点状的奇静脉为终止点,其内侧肺组织即奇叶。

2. 肺

（1）肺野。充满气体的两肺在胸片上表现为均匀一致较为透明的区域称肺野。两侧肺野透明度基本相同,其透明度与肺内所含气体量成正比。为便于指明病变部位,通常人为地将两侧肺野分别划分为上、中、下野及内、中、外带。横的划分:分别在第2、4肋骨前端下缘引一水平线,即将肺分为上、中、下三野。纵的划分:分别将两侧肺纵行分为三等分,即将肺部分为内、中、外三带。此外,第一肋圈外缘以内的部分称为肺尖区,锁骨以下至第2肋圈外缘以内的部分称为锁骨下区(图2-5-1)。

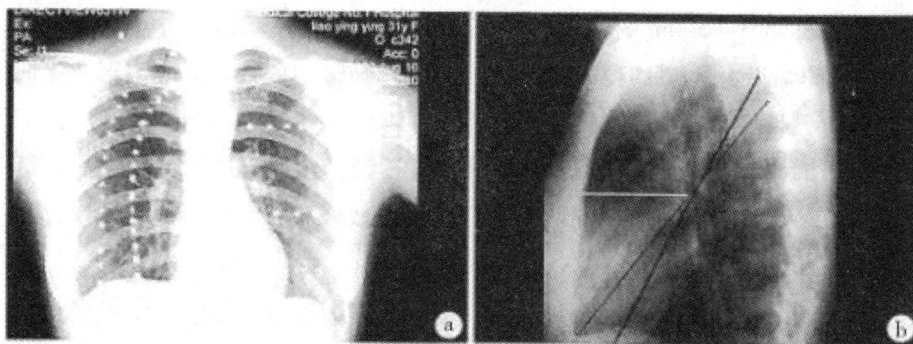

图2-5-1 正常胸部正、侧位片

a.后前位,肺野划分如虚线所示;b.侧位,细黑线代表右侧斜裂,白线代表水平裂,粗黑线代表左侧斜裂

（2）肺门。肺门影主要由肺动脉、肺叶动脉、肺段动脉、伴行支气管及肺静脉构成。正位胸片上,肺门位于两肺中野内带第2～5前肋间处,左侧比右侧高1～2 cm,两侧肺门可分上、下两部。上、下两部相交形成一钝的夹角,称肺门角,而相交点称肺门点,右侧显示较清楚。右下肺动脉内侧有含气的中间支气管衬托而轮廓清晰,正常成人其横径不超过15 mm。左下肺动脉由于心脏影的遮盖不能见其全貌。侧位胸片上两侧肺门大部重叠,右肺门略偏前。肺门表现似一尾巴拖长的"逗号",其前缘为上肺静脉干,后上缘为左肺动脉弓拖长的逗号尾

巴由两下肺动脉干构成。

（3）肺纹理。在充满气体的肺野,可见自肺门向外呈放射分布的树枝状影,称为肺纹理 (lung's markings)。肺纹理由肺动脉、肺静脉组成,其中主要是肺动脉分支,支气管、淋巴管 及少量间质组织也参与肺纹理的形成。在正位胸片上,肺纹理自肺门向肺野中、外带延伸, 逐渐变细,至肺野外围几乎不能辨认。下肺野肺纹理比上肺野多而粗,右下肺野肺纹理比左 下肺野多而粗(图2-5-2)。

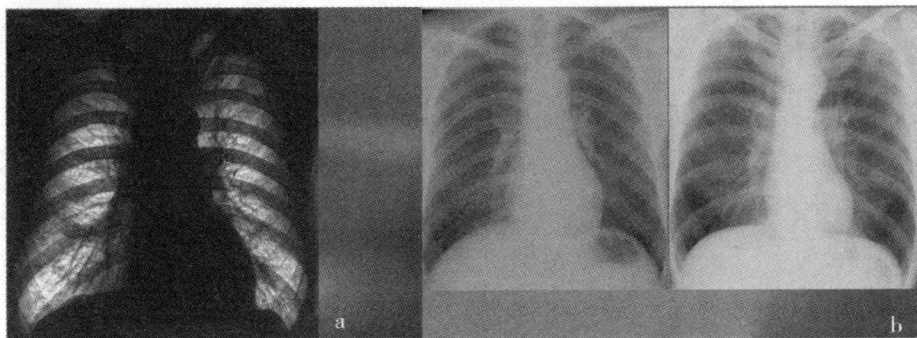

图2-5-2 肺纹理

a.肺纹理呈干树枝状密影。b.DR显示干树枝状肺纹理

（4）肺叶、肺段、肺小叶。肺叶(lobe)由叶间胸膜分隔而成,右肺分为上、中、下3个肺 叶,左肺上、下2个肺叶。肺叶与肺野的概念不同,肺叶前后重叠。肺叶由2~5个肺段组 成,每个肺段有单独的段支气管。肺段常呈圆锥形,尖端指向肺门,底部朝向肺的外围,肺段 间没有明确边界。各肺段的名称与其相应的支气管一致。肺段由多数的肺小叶组成。肺小 叶既是解剖单位,是功能单位,肺小叶由小叶核心、小叶实质和小叶间隔组成。小叶核心主 要是小叶肺动脉和细支气管,其管径约1 mm。小叶实质为小叶核心的外围结构。小叶间隔 由疏松结缔组织组成,内有小叶静脉及淋巴管走行。小叶的大小不完全一致,直径为10~ 25 mm。每个小叶又由3~5个呼吸小叶(又称腺泡)构成。终末细支气管直径0.6~ 0.8 mm,在腺泡内继续分出1、2、3级呼吸细支气管,然后再分为肺泡管、肺泡囊,最后为肺 泡。肺泡壁上有小孔,称为肺泡孔,空气可经肺泡孔相互沟通。呼吸细支气管、肺泡管、肺泡 囊、肺泡为肺的气体交换部分。

肺叶:胸片上,借显影的叶间胸膜可分辨肺叶,多不能完整地显示肺叶的界限,但结合正 侧位胸片常可推断各肺叶的大致位置。

右肺上叶:位于右肺前上部,上缘达肺尖,下缘以横裂与中叶分隔,后缘以斜裂与下叶 为界。

右肺中叶:位于右肺前下部,上缘以横裂与上叶为界,下缘以斜裂与下叶分隔,自横裂最 外端向内,向下斜行至右膈内侧部,内界直达右心缘,呈三角形。

右肺下叶:位于右肺后下部,以斜裂与上叶及中叶分界。

左肺上叶:相当于右肺上叶和中叶所占据的范围。

左肺下叶:相当于右肺下叶所占据的范围。

正位胸片上,上叶下部与下叶上部重叠,中叶与下叶下部重叠。侧位胸片上,上叶位于前上部,中叶位于前下部,下叶位于后下部,彼此不重叠。

副叶:是由副裂深入肺叶内形成,属于肺分叶的先天变异。奇叶为常见的变异,因奇静脉位置异常,奇静脉与周围的胸膜反折形成奇副裂,分隔右肺上叶内侧部分成为奇叶。奇副裂呈细线状影,自右肺尖部向内、下走行至肺门上方,终端呈一倒置的逗点状,是奇静脉断面的垂直投影。

肺段:胸片上不能显示其界限。在病理情况下,单独肺段受累,可见肺段的轮廓。肺段的名称与相应的支气管一致。

肺小叶:胸片上不能显示其轮廓。单个肺小叶实变可表现为直径 1~2 cm 的片状阴影。一个腺泡的直径为 4~7 mm。当腺泡范围内发生实变时,胸片上可表现为类圆形结节状致密阴影,称腺泡结节样病变。

(5)气管、支气管。在高千伏胸片上,气管和肺门区的主支气管、叶支气管可以显示。气管在第 5~6 胸椎平面分为左、右主支气管。气管分叉部下壁形成隆突,分叉角为 60°~85°。两侧主支气管逐级分出叶、肺段、亚肺段、小支气管、细支气管、呼吸细支气管、肺泡管和肺泡囊。

右侧主支气管分出上叶支气管后至中叶支气管开口前的一段称为中间支气管。左侧无中间支气管。

右下叶支气管共分出背、内、前、外、后 5 支肺段支气管,左下叶支气管则分为背、内前、外、后 4 支肺段支气管。

3.纵隔

纵隔(mediastinum)位于胸骨之后,胸椎之前,介于两肺之间,上为胸廓入口,下为横膈。两侧为纵隔胸膜和肺门。其中包含心脏、大血管、气管、食管、主支气管、淋巴组织、胸腺、神经及脂肪等。

胸片上除气管及主支气管可分辨外,其余结构缺乏对比。只能观察其与肺部邻接的轮廓。纵隔的分区在判断纵隔病变的来源和性质上有重要意义。纵隔的分区方法有多种,有较为简单的六分区法,即在侧位胸片上,从胸骨柄体交界处至第 4 胸椎下缘画一水平线,其上为上纵隔,其下为下纵隔;以气管、升主动脉及心脏前缘的连线作为前、中纵隔的分界,再以食管前壁及心脏后缘连线作为中、后纵隔的分界。从而将上、下纵隔各分为前、中、后三区,共 6 区。

4.横膈

横膈(diaphragm)由薄层肌腱组织构成,分左右两叶,介于胸、腹腔之间,两侧均有肌束附着于肋骨、胸骨及腰椎。横膈上有多个连接胸腹腔结构的裂孔,主动脉裂孔有主动脉、奇静脉、胸导管和内脏神经通过;食管裂孔有食管及迷走神经通过;腔静脉裂孔有腔静脉通过。

此外,还有胸腹膜裂孔及胸骨旁裂孔,为横膈的薄弱区,是膈疝的好发部位。

左右横膈均呈圆顶状,一般右膈顶在第 5 肋前端至第 6 前肋间水平,通常右膈比左膈高 1~2 cm。横膈的圆顶偏内侧及前方,所以呈内高外低,前高后低。正位胸片上,膈内侧与心脏形成心膈角,外侧逐渐向下倾斜,与胸壁间形成尖锐的肋膈角。侧位片上,膈前端与前胸壁形成前肋膈角;圆顶后部明显向后、下倾斜,与后胸壁形成后肋膈角,位置低而深。平静呼吸状态下,横膈运动幅度为 1~2.5 cm,深呼吸时可达 3~6 cm,横膈运动两侧大致对称。横膈的局部发育较薄弱或张力不均时,向上呈一半圆形凸起,称为局限性膈膨出,多发生于前内侧,右侧较常见,深吸气时明显,为正常变异。有时在深吸气状态下,横膈可呈波浪状,称为"波浪膈",系因膈肌附着于不同的肋骨前端,在深吸气时受肋骨的牵引所致。

二、CT 检查

胸部的组织复杂,包括低密度的含气的肺组织、脂肪组织,中等密度的肌肉组织及高密度的骨组织。由于这些组织的密度差异很大,因而其 CT 值范围宽广,在观察胸部 CT 时,至少需采用两种不同的窗宽和窗位,分别观察肺野与纵隔,有时还需采用骨窗,以观察胸部骨骼的改变。胸部 CT 图像是胸部不同层面的断层图像,普通 CT 只能进行胸部横断面成像,多层螺旋 CT 除横断面成像外,可行冠状面及矢状面的成像。

1. 胸壁

纵隔窗观察可分辨胸大肌、胸小肌。胸大肌前方为乳腺。胸小肌较薄,位于胸大肌上方之后。后胸壁肌肉较复杂。腋窝的前壁为胸大肌和胸小肌,后壁是背阔肌、大圆肌及肩胛下肌。腋窝内充满大量脂肪,检查时如上肢不上举可见腋窝走行的血管影,勿误认为淋巴结。

胸骨柄呈前凸后凹的梯形,两侧后方的凹陷为锁骨切迹,与锁骨头形成胸锁关节。胸骨体呈长方形,成人剑突多呈小三角形高密度影。胸椎位于后胸廓中央。肋骨断面呈弧形排列,第 1 肋软骨钙化突向肺野内,不要误认为肺内病灶。肩胛骨于胸廓背侧呈长形斜条状结构,前方可见喙突,后方可见肩峰及肩关节盂的一部分。螺旋 CT 三维重建可立体显示胸部骨骼。

2. 纵隔

前纵隔位于胸骨后方,心脏大血管之前。前纵隔内有胸腺组织、淋巴组织、脂肪组织和结缔组织。胸腺位于上纵隔血管前间隙内,分左、右两叶,形状似箭头,尖端指向胸骨,胸腺边缘光滑或呈波浪状。儿童胸腺外缘常隆起,成年人胸腺外缘平直或凹陷。胸腺的密度取决于其内的脂肪含量,老年人胸腺几乎全部为脂肪组织代替,仅见一些细纤维索条状结构。前纵隔淋巴结包括前胸壁淋巴结和血管前淋巴结,前者 CT 上难以显示。血管前淋巴结位于两侧大血管前方,沿上腔静脉、无名静脉及颈总动脉前方排列。

中纵隔为心脏、主动脉及气管所占据的部位。中纵隔结构多,包括气管与支气管、大血管及其分支、膈神经及喉返神经、迷走神经、淋巴结及心脏等。心脏各房室之间有少量脂肪组织,所以 CT 上可大致区分各房室。左、右心膈角区可见三角形脂肪密度影,常对称性出现,右侧多大于左侧,为心包外脂肪垫,注意不要误认为病变。中纵隔淋巴结多数沿气管、支气管分布,主要有气管旁淋巴结、气管支气管淋巴结、奇静脉淋巴结、支气管肺淋巴结(肺门淋巴结)、隆突下淋巴结。CT 不能显示走行于纵隔内的神经。后纵隔为食管前缘之后,胸椎前及椎旁沟的范围。后纵隔内有食管、降主动脉、胸导管、奇静脉、半奇静脉及淋巴结。后纵隔淋巴结沿食管及降主动脉分布,与隆突下淋巴结交通。

纵隔淋巴结接受纵隔、两肺、胸壁及膈的淋巴引流,右侧汇入支气管淋巴干,左侧汇入胸导管。

3. 肺

常规 CT 只能从某横断面上观察某一个断面的肺野或肺门。两肺野可见由中心向外围走行的肺血管分支,由粗渐细,上下走行或斜行的血管则表现为圆形或椭圆形的断面影。有时中老年人两肺下叶后部近胸膜下区血管纹理较粗,系仰卧位扫描时肺血的坠积效应所致,勿误认为异常。肺叶及肺段支气管与肺动脉分支血管的相对位置、伴行关系及管径的大小较为恒定,肺动脉的管径与伴行的支气管管径相近。

右肺门:右肺动脉在纵隔内分为上、下肺动脉,上肺动脉常很快分为分支分别伴行于右上叶的尖、后、前段支气管。下肺动脉在中间段支气管前外侧下行中,先分出回归动脉参与供应右上叶后段。然后由右中叶动脉、右下叶背段动脉分出,最后分出 2 ~ 4 支基底动脉供应相应的基底段。右肺静脉为 2 支静脉干,即引流右上叶及右中叶的右上肺静脉干和引流右下叶的右下肺静脉干。

左肺门:左上肺动脉通常分为尖后动脉和前动脉分别供应相应的肺段。左肺动脉跨过左主支气管后即延续为左下肺动脉,左下肺动脉先分出左下叶背段动脉和舌叶动脉,然后分出多支基底动脉供应相应的基底段。左肺静脉也为 2 支静脉干,即引流左上叶的静脉进入纵隔后与左中肺静脉汇合形成左上肺静脉干,引流左下叶的左下肺静脉干。

叶间裂:由于叶间裂处实际是其两侧相邻肺叶的边缘部分,普通 CT 图像上其边缘部分的微细血管、支气管等结构已不能显示,所以在肺窗上表现为透明带。当叶间裂走行与扫描平面接近垂直或略倾斜时,则可显示为细线状影。高分辨力 CT 图像上,叶间裂可清楚显示为线状影。横断面上斜裂可见于第 4 胸椎平面以下的层面,表现为从纵隔至侧胸壁的横行透明带影;水平叶间裂因其与扫描平面平行,可表现为三角形或椭圆形无血管透明区。多层螺旋 CT 冠状面或矢状面成像易于显示叶间胸膜。叶间裂是识别肺的标志,左侧以斜裂前方为上叶,后方为下叶。右侧在中间段支气管以上层面,斜裂前方为上叶,后方为下叶;在中间段支气管以下层面,斜裂前方为中叶,后方为下叶。

肺段:肺段的基本形态为尖端指向肺门的锥体状。CT 图像上不能显示肺段间的界限,只能根据肺段支气管及血管的走行定位。发生肺段范围内的病变时,则可显示肺段的形态。

肺小叶:普通 CT 难以显示肺小叶结构。高分辨力 CT 可显示肺小叶呈不规则的多边形或截头锥体形,底朝向胸膜,尖指向肺门,其直径 10 ~ 25 mm。CT 显示构成小叶核心的小叶肺动脉和细支气管,其管径约 1 mm。小叶实质为小叶核心的外围结构,主要为肺腺泡结构,其内可见高密度的斑点状微小血管断面影。小叶间隔构成肺小叶的边缘,主要由来自胸膜基质的结缔组织构成,表现为长 10 ~ 25 mm 的均匀线状致密阴影,易见于胸膜下,且与胸膜垂直。小叶间隔内的小静脉多可显示,表现为点状或伸向胸膜的线状影。

4. 横膈

横膈为圆顶状的肌性结构,大部分紧贴于相邻脏器如心脏、肝脾等,且密度与相邻器官相似,CT 常难以显示这些部位的横膈影。膈肌前方附着于剑突与两侧肋软骨上,多呈光滑的或轻微波浪状线形影,少数呈不规则或边缘不清的宽肌肉带影。横膈后下部形成两侧膈肌脚,为膈肌与脊柱前纵韧带相连续而形成,简称膈脚。

第三节　肺部基本病变

一、支气管阻塞

支气管阻塞由腔内阻塞或外在性压迫所致。腔内阻塞的病因可以是异物、肿瘤、炎性狭窄、分泌物淤积、水肿,也可以是血块等。外压性阻塞主要由邻近肿瘤或肿大淋巴结压迫所致。阻塞的病因、程度和时间不同,可引起不同的阻塞改变。支气管阻塞可引起阻塞性肺气肿、阻塞性肺炎和阻塞性肺不张。

(一) 阻塞性肺气肿

肺气肿是指终末细支气管以远的含气腔隙过度充气、异常扩大,可伴有不可逆性肺泡壁的破坏,分局限性和弥漫性阻塞性肺气肿(obstructive emphysema)。局限性阻塞性肺气肿系因支气管部分性阻塞产生活瓣作用,吸气时支气管扩张空气进入,呼气时空气不能完全呼出,致使阻塞远侧肺泡过度充气。弥漫性阻塞性肺气肿则为终末细支气管慢性炎症及狭窄,形成活瓣性呼气性阻塞,终末细支气管以远的肺泡过度充气伴有肺泡壁破坏。

1. X 线检查

局限性阻塞性肺气肿表现为肺部局限性透明度增加,其范围取决于阻塞的部位。一侧肺或一个肺叶的肺气肿表现为一侧肺或一叶肺的透明度增加,肺纹理稀疏,纵隔移向健侧,病侧横膈下降。支气管异物引起者透视下可有纵隔摆动,即呼气时纵隔移向健侧,吸气时恢复正常位置。弥漫性阻塞性肺气肿表现为两肺野透明度增加,常有肺大泡出现,肺纹理稀疏。肺气肿晚期,肺组织及毛细血管床破坏加重,气肿区小血管变细减少,肺野透明度明显增加;胸廓前后径及横径均增大,肋间隙增宽,横膈低平且活动减弱;心影狭长呈垂位心形,中心肺动脉可以增粗,外围肺血管纹理变细,严重者出现肺动脉高压及肺源性心脏病(简称肺心病)。

2. CT 检查

局限性阻塞性肺气肿表现为某断面上肺局限性透明度增加,肺纹理稀疏。CT 对局限性肺气肿的检出比 X 线检查敏感,可显示阻塞的部位甚至阻塞的原因。弥漫性阻塞性肺气肿表现为肺纹理稀疏、变细、变直。在肺的边缘部常可见大小不等的肺大泡影。高分辨力 CT 可显示肺小叶的结构及异常改变,可发现早期肺气肿(图 2 - 5 - 3)。

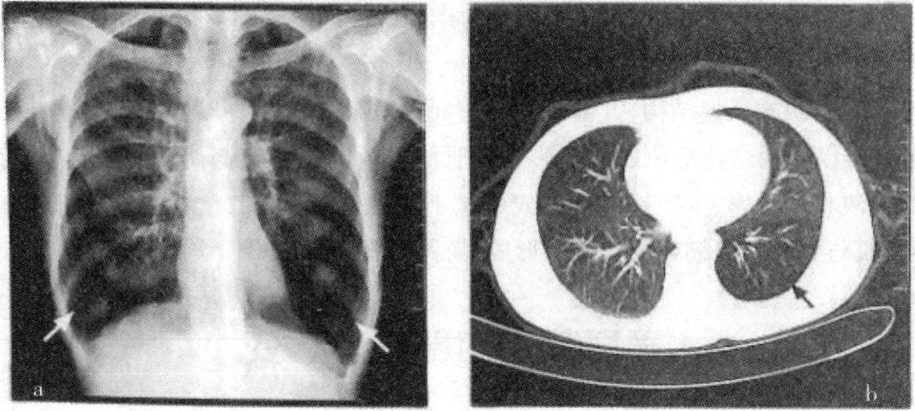

图 2 - 5 - 3　阻塞性肺气肿

a. 两下肺肺气肿:胸部平片,可见两下肺野透明度增加(↑),肺纹理减少,肋间隙增宽,
膈肌低平;b. 左下叶肺气肿:CT 平扫,肺窗观察,左下叶肺透明增加,肺纹理减少(↑)

(二)阻塞性肺不张

阻塞性肺不张为支气管腔内完全阻塞、腔外压迫或肺内瘢痕组织收缩引起,以支气管阻塞最为多见。支气管突然完全阻塞后(如支气管异物或血块),肺泡内气体多在 18 ~ 24 h 内被吸收,相应的肺组织萎陷。阻塞性肺不张的影像学表现与阻塞的部位和时间有关,也与不张的肺内有无已经存在的病变有关。阻塞可以在主支气管、叶或段支气管、细支气管,从而导致一侧性、肺叶、肺段和小叶的肺不张。

1. X 线检查

(1)一侧性肺不张。患侧肺野均匀敛密,肋间隙变窄,纵隔向患侧移位,横膈升高。健侧有代偿性肺气肿表现。

(2)肺叶不张。不张肺叶缩小,密度均匀增高,相邻叶间裂呈向心性移位。纵隔及肺门可有不同程度向患部移位。邻近肺叶可出现代偿性肺气肿。

(3)肺段不张。单纯肺段不张较少见,后前位一般呈三角形致密阴影,基底向外,尖端指向肺门,肺段缩小。

(4)小叶不张。为多数终末细支气管被黏液阻塞所致,表现为多数小斑片状。

2. CT 检查

(1)一侧性肺不张。不张的肺缩小,呈边界清楚锐利的软组织密度结构,增强扫描可见明显强化,常可发现支气管阻塞的部位和原因。

(2)肺叶不张。右肺上叶不张表现为上纵隔右旁的三角形或窄带状软组织密度影,尖端指向肺门,边缘清楚。左肺上叶不张表现为三角形软组织密度影,底部与前外胸壁相连,尖端指向肺门,其后外缘向前内方凹陷。右肺中叶不张较常见,表现为右心缘旁三角形软组织密度影,其尖端指向外侧。肺下叶不张 CT 表现为脊柱旁的三角形软组织密度影,尖端指向肺门,其前外缘锐利,患侧横膈升高,肺门下移。

(3)肺段不张。常见于右肺中叶的内、外段,表现为右心缘旁三角形软组织密度影,边缘内凹。

(4)小叶不张。CT 表现与 X 线表现相似(图 2-5-4、图 2-5-5)。

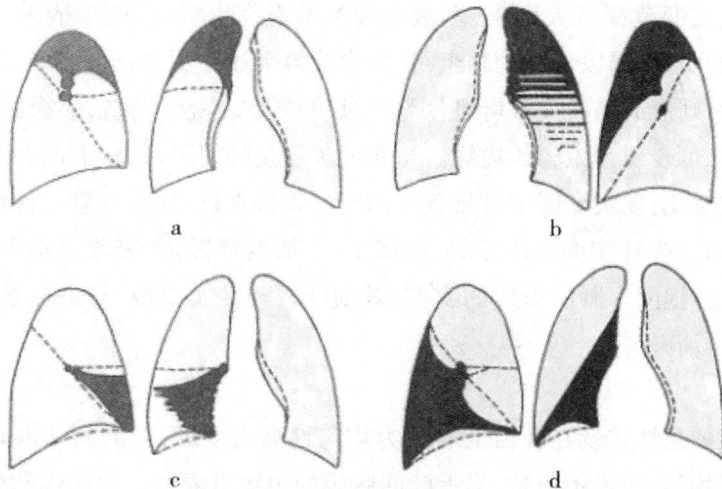

图2-5-4　肺不张示意图（黑色区域）
a.右上叶肺不张；b.左上叶肺不张；c.右中叶肺不张；d.右下叶肺不张

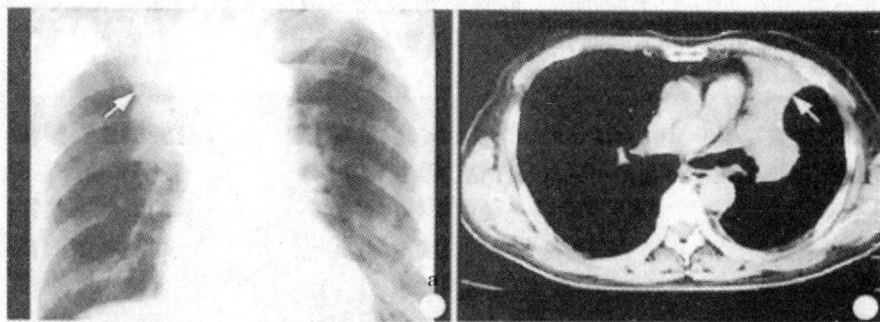

图2-5-5　肺不张
a.胸部平片,右上叶肺不张,呈倒三角形（↑）；b.CT纵隔窗,左上叶肺不张（↑）并左上肺门肿块

二、肺实变

肺实变指终末细支气管以远的含气腔隙内的空气被病理性液体、细胞或组织所替代。病变累及的范围可以是腺泡、小叶、肺段或肺叶,也可以是多个腺泡、小叶受累而其间隔以正常的肺组织。

常见的病理改变为炎性渗出、水肿液、血液、肉芽组织或肿瘤组织。肺实变常见于大叶性肺炎、支气管肺炎及其他肺炎;也见于肺泡性肺水肿、肺挫伤、肺出血、肺梗死、肺结核、肺泡癌及真菌病等。肺实质的急性炎症主要变化为渗出(exudation),肺泡内的气体被渗出的液体、蛋白及细胞所代替,多见于各种急性炎症、渗出性肺结核、肺出血及肺水肿。肺泡内的渗出液可通过肺泡孔向邻近肺泡蔓延,病变区与正常肺组织间无截然分界,呈逐渐移行状态。

1. X 线检查

X 线胸片上实变范围可大可小,多数连续的肺泡发生实变,则形成单一的片状致密阴影;多处不连续的实变,隔以含气的肺组织,则形成多个灶性影,边界模糊。如实变占据 1 个肺段或整个肺叶,则形成肺段或大叶性阴影。实变中心区密度较高,边缘区较淡,但当其边缘至叶间胸膜时,可表现为锐利的边缘。当实变扩展至肺门附近,较大的含气支气管与实变的肺组织常形成对比,在实变区中可见含气的支气管分支影,称支气管气像或空气支气管征(air bronchogram)。炎性实变经治疗后,可在 1~2 周内消散,在吸收过程中,病变常失去均匀性。肺出血或肺泡间水肿所形成的实变,其演变较炎性实变快,经适当治疗,可在数小时或 1~2 天内完全消失。

2. CT 检查

以渗出为主的急性实变在肺窗上表现为均匀性高密度影,大的病灶内常可见空气支气管征。病灶密度均匀,边缘不清楚,靠近叶间胸膜的边缘可清楚。渗出性病变的早期或吸收阶段,实变区可表现为较淡薄的毛玻璃样影,其内常可见肺血管纹理。纵隔窗上急性渗出性病变可完全不显示。慢性过程的实变密度多高于急性病变所引起的实变密度,病灶的边缘也多较清楚。实变小而局限于腺泡时,实变影则表现为数毫米至 1 cm 大小的结节状,形似梅花瓣状,边缘常较清楚(图 2 - 5 - 6)。

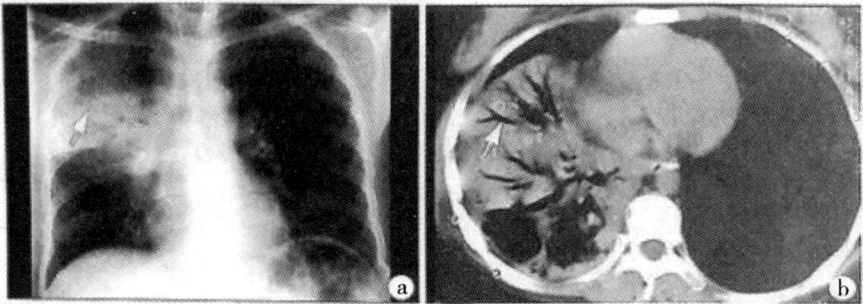

图 2 - 5 - 6 肺实变

a. 胸部平片,右上叶肺实变,其中可见空气支气管征(↑);b. CT,右下叶肺实变,可见空气支气管征(↑)

三、空洞与空腔

空洞(cavity)为肺内病变组织发生坏死后经引流支气管排出后而形成的。空洞壁可由坏死组织、肉芽组织、纤维组织、肿瘤组织所形成,多见于结核、肺癌。根据洞壁的厚度可分厚壁空洞与薄壁空洞。厚壁空洞的洞壁厚度≥3 mm。薄壁空洞的洞壁厚度<3 mm。空腔（intrapulmonary air containing space）与空洞不同，是肺内生理腔隙的病理性扩大，肺大泡、含气肺囊肿及肺气囊等部属于空腔。

1. X 线检查

薄壁上洞的洞壁为薄层纤维组织、肉芽组织及干酪组织，呈圆形、椭圆形或不规则的环形，空洞壁内外光滑清楚，多无液面，其周围无大片状阴影，可有斑点状病灶，多见于肺结核，肺转移瘤也可呈薄壁空洞。厚壁空洞的洞壁厚度多在5 mm以上，空洞周围有高密度实变区，内壁光滑或凹凸不平，多见于肺结核及周围型肺癌。结核性空洞壁外面整齐清楚，空洞内常无或仅有少量液体。周围型肺癌的空洞壁外面呈肿瘤形态，洞壁内面凹凸不平，有时可见壁结节。空腔的壁薄而均匀，周围无实变，腔内无液体。合并感染时，腔内可见气—液面，空腔周围可见实变影。寄生虫囊肿如包虫囊肿穿破后，当囊液及内囊完全咳出可形成含气囊腔，如部分囊液排出则囊腔内可形成气—液面以及内囊塌陷漂浮于液面上的水上浮莲征。

2. CT 检查

结核性空洞多见于上叶尖段、后段或下叶背段，癌性空洞多位于上叶前段及下叶基底段。空洞直径>3 cm者多为肿瘤，空洞外壁不规则或呈分叶状，内壁凹凸不平或呈结节状，多为癌性空洞。洞壁壁厚<4 mm者多为良性病变，>15 mm者多为恶性病变。偏心性空洞与壁之间形成半月形空气影，称为空气半月征，为空洞内曲菌球的特征性表现。结核性空洞周围多可见纤维条索影、结节状或斑片状卫星病灶以及与肺门相连的支气管壁的增厚。癌性空洞有时可见支气管狭窄或阻塞，可见阻塞性肺炎征象。先天性肺囊肿的囊壁多较薄且较均匀，厚度在1 mm左右。肺大泡的壁较先天性肺囊肿的壁更薄，不到1 mm，厚度均匀。肺大泡多发生于胸膜下区，大小差异很大，一般较小，大者可占据1个肺叶或更大（图2-5-7～图2-5-9）。

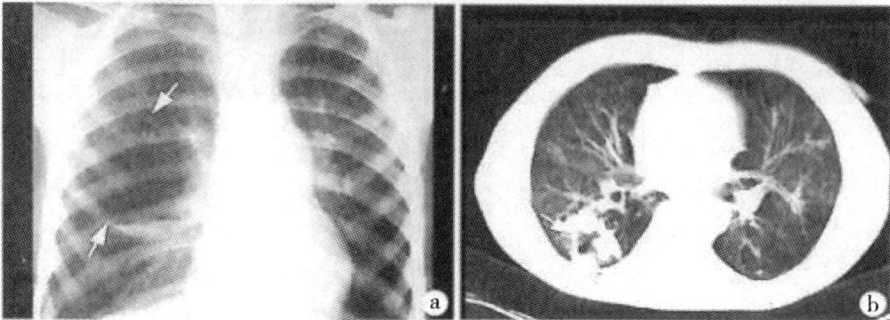

图2-5-7 空腔与空洞

a. 胸部平片，右肺野空腔影（↑）；b. CT肺窗，空洞（↑）形态不规则，洞壁内缘凹凸不平，外缘呈分叶状，为癌性空洞

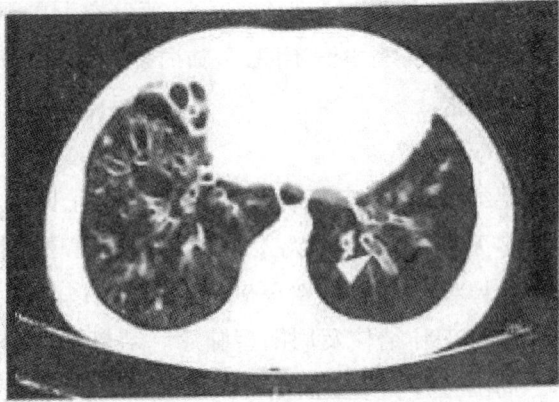

图 2 - 5 - 8　支气管柱状扩张

CT肺窗，双肺多发支气管扩张，表现为"轨道征"

（△）和"印戒征"（↑）

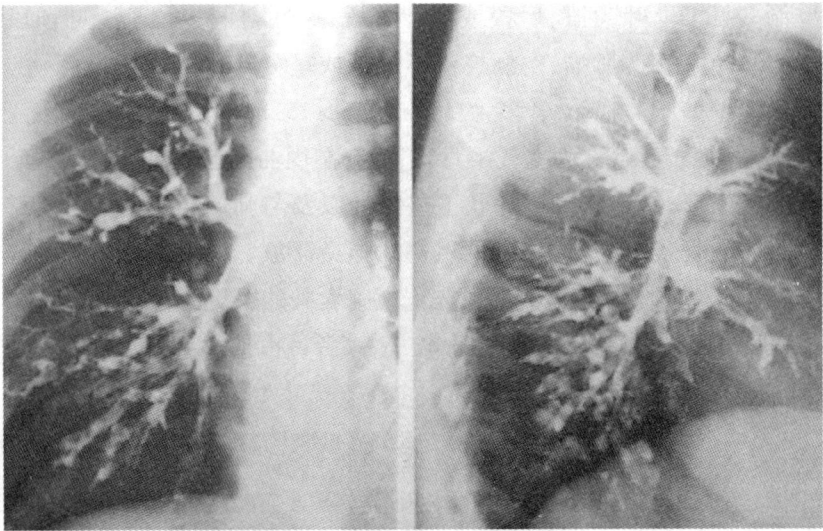

图 2 - 5 - 9　支气管造影

四、结节与肿块

结节与肿块是病灶以结节或肿块（nodule or mass）为基本的病理形态，其直径小于或等于 2 cm 的称结节，>2 cm 的为肿块。结节或肿块可单发，也可多发。单发者常见于肺癌、结核球、炎性假瘤等，多发者最常见于肺转移瘤，其他可见于血源性金黄色葡萄球菌肺炎、坏死性肉芽肿、多发性肺囊肿及寄生虫囊肿等。结节与肿块除了其大小不同外，其他表现相同，因此以肿块为代表予以叙述。

1. X 线检查

肺良性肿瘤多有包膜，是边缘锐利光滑的球形肿块。错构瘤可有"爆玉米花"样的钙化。

含液囊肿密度较淡,透视下囊肿随深呼吸而有形态的变化。肺恶性肿瘤多呈浸润性生长,边缘不锐利,常有短细毛刺向周围伸出,靠近胸膜时可有线状、幕状或星状影与胸膜相连而形成胸膜凹陷征。较大的恶性肿瘤特别是鳞癌,中心易发生坏死而形成厚壁空洞。结核球常为圆形,其内可有点状钙化,周围常有卫星病灶。炎性假瘤多为 5 cm 以下类圆形肿块,肿块上方或侧方常有尖角状突起,病变近叶间胸膜或外围时可见邻近胸膜的粘连、增厚。转移瘤常多发,大小不一,以中下野较多,密度均匀,边缘整齐。

2. CT 检查

肿块的轮廓可呈多个弧形凸起,弧形相间则为凹入而形成分叶形肿块,称为分叶征,多见于肺癌。瘤体内有时可见直径 1 ~ 3 mm 的低密度影,称为空泡征;瘤体边缘可有不同程度的棘状或毛刺状突起,称为棘状突起或毛刺征;邻近胸膜的肿块其内呈纤维反应收缩牵拉胸膜可形成胸膜凹陷征,多见于周围型肺癌。肿块内如发现脂肪密度影,则有助于错构瘤的诊断。结核球周围常有多少不一、大小不等的小结节状卫星病灶及厚壁的引流支气管。癌性肿块可见引流到肺门的癌性淋巴管炎。增强扫描结核球仅周边环形轻度强化;肺良性肿瘤可不强化或轻度均匀性强化;肺恶性肿瘤常为均匀强化或中心强化,且常呈一过性强化。肺部炎性假瘤可呈环状强化或轻度均匀性强化。结节可为腺泡状结节(直径在 1 cm 以下),边缘较清楚,呈梅花瓣状的结节,即相当于腺泡范围的实变,也可为粟粒状结节影(4 mm 以下)。粟粒型肺结核的结节具有大小一致、分布均匀的特点。癌性淋巴管炎所形成的粟粒结节,分布可不均匀(图 2 – 5 – 10)。

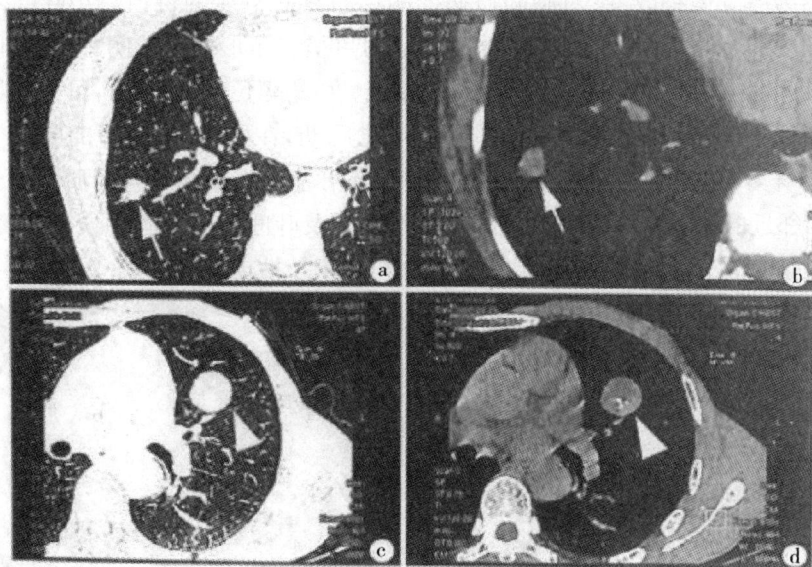

图 2 – 5 – 10　结节与肿块

a.、b.肺窗和纵隔窗,显示肺内结节(↑),边缘不规则,短毛刺,结节内密度不均匀,病理为肺腺癌;c.、d.肺窗和纵隔窗,显示肺内肿块(△),边缘光整,肿块内可见钙化和脂肪密度,病理为错构瘤

五、网状、细线状及条索状阴影

肺部的网状、细线状及条索状阴影是间质性病变的反映。肺间质病变是指以侵犯肺间质为主的病变,实际上常同时伴有肺实质的改变。肺间质的病理改变可以是渗出或漏出,炎性细胞或肿瘤细胞浸润,纤维结缔组织或肉芽组织增生。常见的肺间质病变有慢性支气管炎、特发性肺纤维化、癌性淋巴管炎、全肺及结缔组织病变等。肺间质病理改变的性质不同、范围不同、时间不同,影像学表现可有所不同;应用不同的影像学检查方法,其影像学表现也可有不同。

1. X 线检查

较大的支气管、血管周围间隙的病变表现为肺纹理增粗、模糊。发生于小支气管、血管周围间隙及小叶间隔的病变,表现为网状与细线状影或蜂窝状影。局限性线条状阴影可见于肺内病变沿肺间质引向肺门或向外围扩散,如肺癌肿块与肺门之间或与胸膜之间的细条状阴影;肺结核愈合后,其周围肺间质可发生纤维化,表现为条索状阴影,走行不规则,粗细不一。小叶间隔内有液体或组织增生,可表现为不同部位的间隔线。常见的有间隔 B 线,表现为两下肺野近肋膈角处的外带有数条垂直于胸膜的线状阴影,长约 2 cm,也可见中上肺野外带,多见于肺静脉高压、肺间质水肿。

2. CT 检查

CT 检查对肺间质病变的检出很敏感,尤其是高分辨力 CT 可以发现早期轻微肺纤维化,显示小叶间隔增厚等微细改变,对肺间质病变的诊断具有重要的价值。小叶间隔增厚表现为与胸膜相连的线状阴影,长 1~2 cm,病变明显时可呈多角形的网状阴影。肺纤维化时,由于广泛的小叶间隔增厚,相邻增厚的小叶间隔相连,在胸膜下 1 cm 以内,可见与胸壁平行的弧形线状影,长 2~5 cm,称为胸膜下线。肺纤维化后期,在两中、下肺野的胸膜下区可见蜂窝状影。高分辨力 CT 不但可敏感检出肺小结节,还可鉴别实质结节与间质结节。间质结节常分布在肺门邻近的血管支气管束、小叶间隔、胸膜下及叶间裂处。肺间质较广泛的纤维化,可见肺组织扭曲变形、病变区肺组织容积缩小,亦可见牵拉性支气管扩张(图 2 - 5 - 11)。

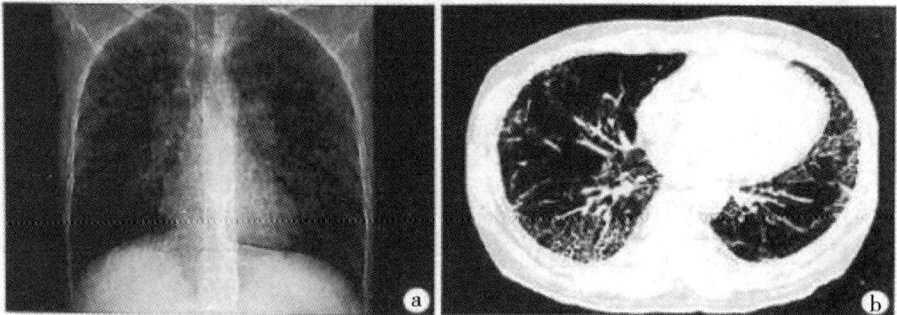

图 2 - 5 - 11 肺间质病变

a. 胸部平片,肺弥漫性网状阴影;b. CT 肺窗,两肺线状和网状阴影,以胸膜下区为著,形成蜂窝状,为特发性肺纤维化

六、钙化

钙化(calcification)在病理上属于变质性病变,受到破坏的组织局部脂肪酸分解而引起酸碱度变化时,钙离子以磷酸钙或碳酸钙的形式沉积下来,一般发生在退行性变或坏死组织内,多见于肺或淋巴结干酪性结核病灶的愈合阶段。某些肺内肿瘤组织内或囊肿壁也可发生钙化。两肺多发钙化除结核外,还可见于矽肺、骨肉瘤肺内转移、肺泡浆菌病及肺泡微石症。

1. X 线检查

表现为密度很高、边缘清楚锐利、大小形状不同的阴影,可为斑点状、块状及球形,呈局限或弥散分布。肺结核或淋巴结结核钙化呈单发或多发斑点状;矽肺钙化多表现为两肺散在多发结节状或环状钙化,淋巴结钙化是蛋壳样。

2. CT 检查

在纵隔窗上钙化的密度类似于骨骼密度,CT 值常可达 100 HU 以上。层状钙化多为良性病灶,多见于肉芽肿性病变。错构瘤的钙化呈爆米花样;周围型肺癌的钙化呈单发点状或局限性多发颗粒状、斑片状钙化;肺门淋巴结蛋壳状钙化常见于肺尘埃沉着症。通常钙化在病灶中所占的比例越大,良性的可能性就越大。弥漫性小结节状钙化多见于肺泡微石症、含铁血黄素沉着症和矽肺。

第四节　胸膜病变

一、胸腔积液

多种疾病可累及胸膜产生胸腔积液。病因不同,可以是感染性、肿瘤性、变态反应性,也可以是化学性或物理性。液体性质也不同,可以是血性、乳糜性、胆固醇性,也可以是脓性。可以是渗出液,也可以是漏出液。

1. X 线检查

(1)游离性胸腔积液(free pleural effusion)。少量积液最先积聚于位置最低的后肋膈角,因而站立后前位检查多难以发现。液量达 250 ml 左右时,于站立后前位检查也仅见肋膈角变钝、变浅或填平。随液量增加可依次闭塞外侧肋膈角,掩盖膈顶,其上缘在第 4 肋前端以下,呈外高内低的弧形凹面。中量积液上缘在第 4 肋前端平面以上,第 2 肋前端平面以下,中下肺野呈均匀致密阴影。大量积液上缘达第 2 肋前端以上,患侧肺野呈均匀致密阴影。有时仅见肺尖部透明,可见肋间隙增宽,横膈下降,纵隔向健侧移位。

(2)局限性胸腔积液 (localized pleural effusion)。包裹性积液(encapsulated effusion)为胸膜炎时,脏、壁层胸膜发生粘连使积液局限于胸膜腔的某一部位,多见于胸下部侧后胸壁。切线位片上,包裹性积液表现为自胸壁向肺野突出之半圆形或扁丘状阴影,其上下缘与胸壁的夹角呈钝角,密度均匀,边缘清楚,常见于结核。

（3）叶间积液（interlobar effusion）。为局限于水平裂或斜裂的叶间裂积液,可单独存在,也可与游离性积液并存。发生于斜裂者,正位 X 线检查多难以诊断,侧位则易于发现,典型表现是叶间裂部位的梭形影,密度均匀,边缘清楚。游离性积液进入叶间裂时多局限于斜裂下部,表现为尖端向上的三角形密度增高影。叶间积液可由心衰或结核引起,少数肿瘤转移也可表现为叶间积液。

（4）肺底积液（subpulmonary effusion）。为位于肺底与横膈之间的胸腔积液,右侧较多见。被肺底积液向上推挤的肺下缘呈圆顶形,易误诊为横膈升高。肺底积液所致的"横膈升高"圆顶最高点位于偏外 1/3,且肋膈角深而锐利,可资鉴别。

2. CT 检查

少量、中等量游离性积液表现为后胸壁下弧形窄带状或新月形液体样密度影,边缘光滑整齐,俯卧位检查可见液体移至前胸壁下。大量积液则整个胸腔为液体样密度影占据,肺被压缩于肺门呈软组织影,纵隔向对侧移位。包裹性积液表现为自胸壁向肺野突出的凸镜形液体样密度影,基底宽而紧贴胸壁,与胸壁的夹角多呈钝角,边缘光滑,邻近胸膜多有增厚,形成胸膜尾征。叶间积液表现为叶间片状或带状的高密度影,有时呈梭状或球状,积液量多时可形似肿瘤,易误诊为肺内实质性肿块（图 2 – 5 – 12、图 2 – 5 – 13）。

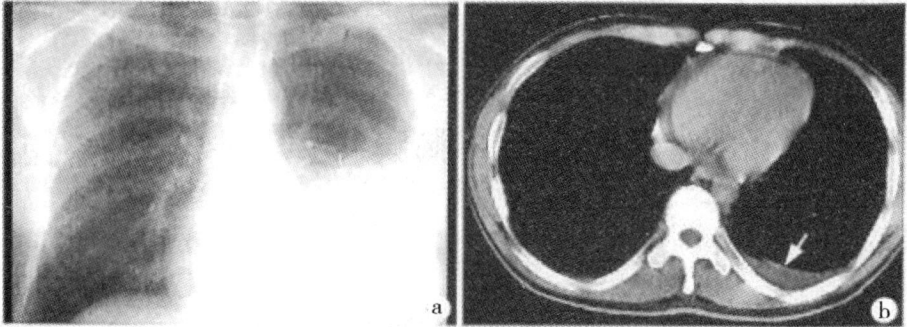

图 2 – 5 – 12 胸腔积液

a. 胸部平片,左侧胸腔积液（↑）;b. CT 纵隔窗,左侧少量胸腔积液（↑）

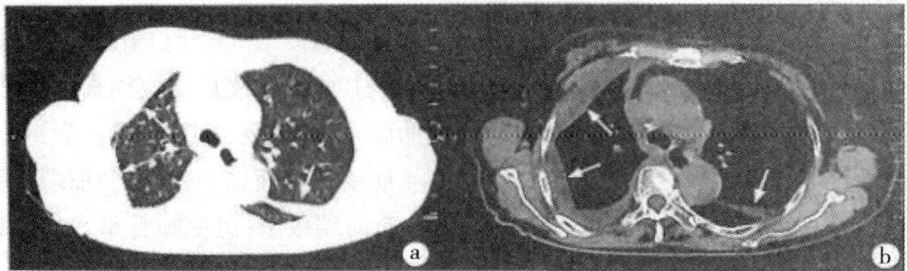

图 2 – 5 – 13 右侧包裹性积液和左侧叶间积液

a. CT 肺窗;b. CT 纵隔窗,自右侧胸壁突向肺野的多个梭形液体密度影（↑）,为包裹性积液;左侧叶间裂处见沿叶间裂走向的液体密度影（↑）,为叶间积液

二、气胸与液气胸

空气进入胸膜腔内为气胸(pneumothorax)。空气进入胸腔是因脏层或壁层胸膜破裂。前者多在胸膜下肺部病变的基础上发生,称自发性气胸,如严重肺气肿、胸膜下肺大泡、肺结核及肺脓肿等,当胸膜裂口具活瓣作用时,气体只进不出或进多出少,可形成张力性气胸。后者为壁层胸膜直接损伤破裂,体外空气进入胸腔,如胸壁穿通伤、胸部手术及胸腔穿刺。胸膜腔内液体与气体同时存在为液气胸(hydropneumothorax)。外伤、手术后及胸腔穿刺后均可产生液气胸。

1. X 线检查

气胸区无肺纹理,为气体密度。少量气胸时,气胸区呈线状或带状,可见被压缩肺的边缘,呼气时显示较清楚。大量气胸时,气胸区可占据肺野的中外带,内带为压缩的肺,呈密度均匀软组织影。同侧肋间隙增宽,横膈下降,纵隔向健侧移位,对侧可见代偿性肺气肿。如脏、壁层胸膜粘连,可形成局限性或多房局限性气胸。液气胸时立位片可见气—液面,严重时,气—液面横贯胸腔,如脏、壁层胸膜粘连,上可形成局限性或多房性液气胸。

2. CT 检查

肺窗上气胸表现为肺外侧带状无纹理的高透亮区,其内侧可见弧形的脏层胸膜呈细线状软组织密度影,与胸壁平行。肺组织有不同程度的受压萎陷,严重时整个肺被压缩至肺门呈球状,伴纵隔向对侧移位,横膈下降。液气胸由于重力关系,液体分布于背侧,气体分布于腹侧。可见明确的液气平向及萎陷的肺边缘。液气胸由于胸膜粘连可局限于胸腔的一部(图 2 - 5 - 14)。

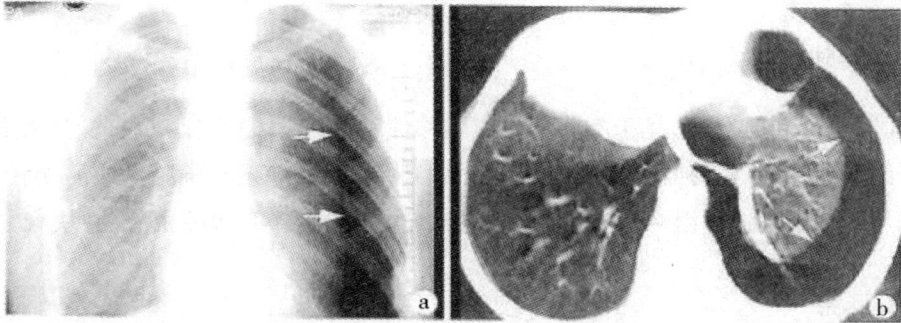

图 2 - 5 - 14 气胸

a. 胸部平片,左侧带状透明影(↑),内无肺纹理,为气胸区;b. CT,外周无肺组织的极低密度区(↑),为气胸区,左肺向内受压

三、胸膜肥厚、粘连及钙化

胸膜炎性纤维素渗出、肉芽组织增生、外伤出血机化均可引起胸膜增厚、粘连及钙化(pleural chickening, adhesion and calcification)。胸膜增厚与粘连常同时存在。轻度局限性胸

膜增厚粘连多发生在肋膈角区。胸膜钙化多见于结核性胸膜炎、出血机化、肺尘埃沉着症。

1. X 线检查

胸膜肥厚、粘连表现为肋膈角变浅、变平、膈运动轻度受限。广泛胸膜增厚粘连时,可见患侧胸廓塌陷,肋间隙变窄,肺野密度增高,肋膈角近似直角或闭锁,横膈升高且顶变平。横膈运动微弱或不动,纵隔可向患侧移位。胸膜钙化时在肺野边缘呈片状、不规则点状或条状高密度影。包裹性胸膜炎时,胸膜钙化可呈弧形或不规则环形。

2. CT 检查

胸膜肥厚表现为沿胸壁的带状软组织影,厚薄不均匀,表面不光滑,与肺的交界面多可见小的粘连影。胸膜肥厚可达 1 cm 以上,胸膜增厚达 2 cm 时多为恶性。胸膜钙化多呈点状、带状或块状的高密度影,其 CT 值接近骨骼(图 2 - 5 - 15)。

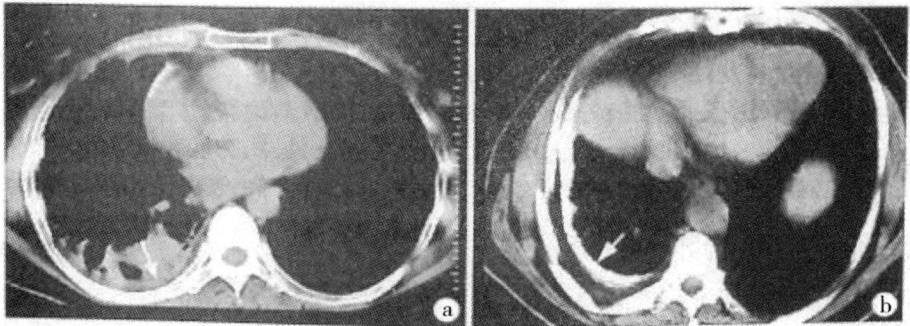

图 2 - 5 - 15　胸膜肥厚、粘连、钙化

a. 右侧胸膜增厚(↑),粘连;b. 右侧胸膜带状钙化影(↑)

四、胸膜肿块

胸膜肿块(pleural mass)见于胸膜原发或转移性肿瘤,多为胸膜间皮瘤,少数为来自结缔组织的纤维瘤、平滑肌瘤、神经纤维瘤等,也可见于机化性脓胸及石棉肺形成的胸膜斑块等。胸膜肿瘤可为局限性或弥漫性,弥漫性均为恶性,可伴或不伴有胸腔积液,肿块合并胸水多为恶性。

1. X 线检查

表现为半球形、扁丘状或不规则形肿块,密度均匀,边缘清楚,与胸壁呈钝角相交,胸膜外脂肪层完整。弥漫性间皮瘤可伴胸腔积液,转移瘤可伴有肋骨破坏。

2. CT 检查

除 X 线检查所见外,有时可见肿块周边与胸膜相延续而形成胸膜尾征。增强扫描肿块多有较明显强化。弥漫性胸膜肿瘤多呈弥漫性,胸膜增厚,表面高低不平,呈结节状或波浪状,范围较广者可累及整个一侧胸膜。机化性脓胸或石棉肺斑块多伴有钙化。

第五节　纵隔改变

纵隔本身病变及(或)肺内病变可引起纵隔形态、位置改变。纵隔的形态改变多表现为纵隔增宽。纵隔增宽分为局限性和非对称性。引起纵隔增宽的病变时为肿瘤性、炎症性、出血性、淋巴性和血管性,以纵隔肿瘤最常见。胸腔、肺内及纵隔病变均可使纵隔移位,肺不张及广泛胸膜增厚可牵拉纵隔向患侧移位;胸腔积液、肺内巨大肿瘤及偏侧生长的纵隔肿瘤可推压纵隔向健侧移位。

1. X 线检查

纵隔内肿瘤、淋巴结增大、动脉瘤均可表现为纵隔肿块,纵隔相应部分变形。畸胎瘤所含牙齿、动脉瘤壁钙化、淋巴结结核钙化均表现为纵隔内更高密度影。腹腔组织或脏器疝入胸腔也可使纵隔增宽、变形,空腔脏器疝入时,可见空气影。一侧肺气肿时,过度膨胀肺连同纵隔向健侧移位。一侧主支气管内异物引起不完全阻塞时,两侧胸腔压力失去平衡,呼气时患侧胸腔内压升高,纵隔向健侧移位,吸气时纵隔恢复原位,称此为纵隔摆动。

2. CT 检查

根据 CT 值可将纵隔病变分为四类:脂肪密度、实性、囊性及血管性病变。脂肪瘤以右心膈角多见。实性病变可见于良、恶性肿瘤,淋巴结肿大等。囊性病变表现为圆形或类圆形液体样密度影,心包囊肿多位于右心膈角。支气管囊肿好发于支气管周围部、气管或食管旁及肺门部。主动脉瘤可见血管中的弧形钙化。CT 增强检查对鉴别血管性与非血管性、良性与恶性肿块很有价值。血管性病变增强检查可明确显示动脉瘤、动脉夹层及附壁血栓。实性病变中,良性病变多均匀轻度强化,恶性病变多不均匀较明显强化。囊性病变仅见囊壁轻度强化,脂肪密度病变仅见其内的血管强化。

第六节　比较影像学

一、胸部影像检查的比较

1. X 线检查

X 线胸片经济简便、应用广泛、整体感强,是胸部疾病诊断的基本方法。X 线检查的目的主要是:明确胸部是正常还是异常,随访复查可对肺部病变进行动态观察或判断疗效,了解术后改变或术后病变的复发情况。健康普查可早期发现症状不明显的疾病。X 线的不足之处是微细病灶易漏诊,对病变的定位及定性诊断均较难。

2. CT 检查

CT 检查易于发现胸部病变和显示病变特征,可用于 X 线胸片诊断困难的所有病变的检查。应用增强扫描、动态扫描以了解病变的血供情况。可显示心影后及后肋膈角等处隐匿性病灶,减少漏诊,提高病变检出率。多层 CT 的低计量扫描可用于肺癌的普查。

3. MRI 检查

MRI 检查多用于纵隔和肺门病变的诊断,主要是了解肺部病变对纵隔的侵袭情况,了解纵隔病变对心脏大血管的侵袭情况。鉴别纵隔或肺门病变是血管性还是非血管性,不使用对比剂也可显示纵隔或(和)肺门的淋巴结肿大。根据肺泡渗出病变 T1WI、T2WI 信号推测渗出的成分,根据胸腔积液 T1WI、T2WI 信号表现推测胸水的成分。肺部 MRI 信号弱,难以显示肺的微细结构;显示病灶的钙化不敏感,也难以显示胸部骨折及气胸;心跳和呼吸运动易引起伪影,影响图像的观察与分析。

二、胸部影像检查的优选

诸多医学成像技术都可用于胸部疾病的诊断,但如何合理利用这些成像技术,做到既经济又省时、既简便又准确,是临床上经常遇到的问题。一个临床医师掌握影像成像原理和各影像成像技术在胸部应用的优势和限度十分必要。X 线、CT、MRI 和超声检查在胸部的应用各有其优势和限度,彼此间可以互相补充、互相印证,进行胸部影像检查时要进行优选。其原则如下:

因地而异:尽管用于胸部影像学检查的成像技术有 X 线、CT、MRI 和超声检查,但目前由于各地经济发展不平衡,并不是每个医疗单位或医疗部门均具备这些成像设备,比如 MRI 设备尚未普及。因此,进行检查优选的时候,要因地制宜,根据本地区、本单位的实际情况出发,进行优选。

因时而异:疾病的发生发展是有其过程和规律的,比方说大叶性肺炎的充血期,如用 X 线检查多无异常所见,但应用高分辨力 CT 多能发现异常。如胸部严重创伤的患者,时间性很强,那么应首选 X 线检查。对于肺内小结节转移灶的显示,CT 有优势。

因病而异:什么疾病选用什么检查,这一问题非常重要。比如 MRI 不能观察慢性支气管炎、肺气肿;气胸、肺粟粒性病变等。CT 观察肋骨骨折还不如 X 线胸片。疑肺门淋巴结肿大可直接选用 MRI。行胸腔穿刺引流时,可首选超声检查。对胸膜肥厚、粘连与钙化的显示,MRI 和超声不如 X 线和 CT。MRI 显示纵隔病变与血管性病变、鉴别横膈上、下病变明显有优势。

因人而异:一般来说,影像学检查的选择原则应该先简单后复杂,先经济后昂贵。由于患者间的经济状况有很大的不同,患者的需求也不一样,各种影像学检查的费用差别也较大,所以在进行检查优选的时候,必须同时考虑患者的经济承受能力。同时,也可在向患者充分说明各种影像成像技术的优势与限度的基础上,让患者选择检查方法。

第七节　支气管疾病

支气管扩张症(bronchiectasis)是指支气管内径呈不同程度异常增宽。少数为先天性,多数为后天性,男女发病无明显差异,好发于儿童及青壮年。

【临床与病理】

后天性支气管扩张的主要发病机制是:①慢性感染引起支气管壁组织的破坏;②支气管内分泌物淤积与长期剧烈咳嗽,引起支气管内压增高;③肺不张及肺纤维化对支气管壁产生的外在性牵拉。这三个因素互为因果,促成并加剧支气管扩张。先天性支气管扩张病理改变为管壁平滑肌、腺体和软骨减少或缺如,同时有支气管上皮脱落、支气管壁内炎性细胞浸润、管壁肿胀和周围纤维组织增生。

支气管扩张一般发生在3~6级分支,根据形态可分为:①柱状型支气管扩张;②曲张型支气管扩张;③囊状型支气管扩张。三种类型可同时混合存在或以其中一种形态为主出现。支气管扩张可两肺同时存在,两肺呈广泛者较少见,尤以右肺下叶、左肺下叶和左肺舌叶多见。咳嗽、咳痰和咯血为支气管扩张的三大主要症状。合并感染时,可发热、畏寒和白细胞增高,反复感染者,可出现呼吸困难和杵状指。

【影像学表现】

目前,常规X线检查仅作为初选,确定支气管扩张的存在、类型和范围主要依靠CT,尤其是高分辨力CT。

其CT主要表现为:①柱状型支气管扩张时,当支气管水平走行而与CT层面平行时可表现为"轨道征";当支气管和CT层面呈垂直走行时可表现为管壁圆形透亮影,呈"印戒征"。②囊状型支气管扩张时,支气管远端呈囊状膨大,成簇的囊状扩张可形成葡萄串状阴影,合并感染时囊内可出现液平及囊壁增厚。③曲张型支气管扩张可表现为支气管径呈粗细不均的囊柱状改变,壁不规则,可呈念珠状。④当扩张的支气管腔内充满黏液栓时,表现为律状或结节状高密度影,类似"指状征"改变(图2-5-16)。

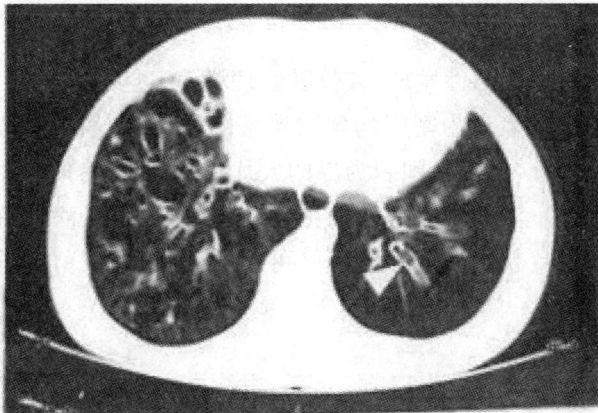

图2-5-16 支气管柱状扩张

CT肺窗,双肺多发支气管扩张,表现为"轨道征"(△)和"印戒征"(↑)

第八节　肺炎

肺炎(pneumonia)为肺部常见病、多发病,肺炎可按病因学和解剖学分类。按病因学可分为感染性、理化性、免疫性和变态反应性,其中感染性最常见。按病变的解剖分布可分为大叶性、小叶性及间质性肺炎。实际上单从影像学观察来判断肺炎是由何种病原体所致常有困难,但影像学能真实反映肺炎的有无、所处部位、分布形态以及动态变化,从而为临床诊断和治疗提供重要的影像学信息。

一、大叶性肺炎

大叶性肺炎(lobar pneumonia)是细菌性肺炎中最常见的一种,多为肺炎链球菌致病。炎症累及整个肺叶或多个整肺叶,也可呈肺段分布。

【临床与病理】

典型的病理变化分为四期,即充血期、红色肝样变期、灰色肝样变期及消散期。早期为充血期,病变部位毛细血管充血扩张,肺泡内仍有空气但可有少量浆液性渗出。此后肺泡充满黏稠的渗出液,其中有纤维素和许多红细胞,使肺组织切面呈红色,为红色肝样变期。随病变发展,肺泡内红细胞减少,代之以大量白细胞,肺组织切面呈灰色,为灰色肝样变期。经及时治疗,1周后开始转入消散期,肺泡内纤维蛋白渗出物溶解、吸收,肺泡重新充气。

多数患者发病前有受凉、过度劳累或上呼吸道感染。起病急,寒战高热、胸痛、咳较黏稠或典型铁锈色痰。下叶肺炎可刺激膈胸膜,疼痛放射至腹部。血白细胞总数及中性粒细胞明显增高。

【影像学表现】

1. X线表现

大叶性肺炎充血期,可无阳性发现,或仅肺纹理增多,透明度略低。至实变期(包括红色肝样变期及灰色肝样变期)表现为密度均匀的致密阴影,炎症累及肺段,表现为片状或三角形致密阴影;累及整个肺叶,呈以叶间裂为界的大片致密阴影,有时致密阴影内,可见透亮支气管影,即支气管充气征。消散期时实变区密度逐渐减低,由于病变的消散不均,表现为大小不等、分布不规则的斑片状阴影。炎症最终可完全吸收,或只留少量索条状阴影,偶可机化演变为机化性肺炎。

2. CT表现

由于CT密度分辨力高,在充血期即可发现病变区呈磨玻璃样阴影,边缘模糊。病变区血管仍隐约可见。实变期时可见呈大叶或肺段分布的致密阴影,在显示空气支气管征方面CT较X线胸片更清晰。消散期随病变的吸收,实变阴影密度减低,呈散在、大小不等的斑片状阴影,最后可完全吸收。消散期的表现易与肺结核或小叶性肺炎相混淆,了解患者的发病经过和临床表现、体征与实验室检查有助于诊断。

【诊断与鉴别诊断】

急性大叶性肺炎有典型临床表现,结合 X 线胸片即可确诊。CT 检查的目的:①早期肺炎(实变前期)的检出;②对不典型病例,如消散缓慢、反复发作、年龄较大患者,应与阻塞性肺炎相鉴别。

二、支气管肺炎

支气管肺炎(bronchopneumonia),亦称小叶性肺炎(lobular pneumonia);多见于婴幼儿、青少年和老年及极度衰弱的患者,或为手术后并发症。

【临床与病理】

病理变化为支气管周围的肺实质炎症,以小叶支气管为中心经过终末细支气管延及肺泡,在支气管和肺泡内产生炎性渗出物。病变范围是小叶性的,呈散在性两侧分布,但可融合成大片。由于细支气管炎性充血、水肿,易致细支气管不同程度的阻塞,可出现小叶性肺气肿或肺不张。

临床表现发病急骤,有高热寒战、咳嗽、咳泡沫黏液脓性痰,常有胸痛、呼吸困难。

【影像学表现】

1. X 线表现

病变多在两肺中下野的内、中带。肺纹理增多、增粗、模糊。沿肺纹理分布有斑片状模糊致密阴影,密度不均。密集的病变可融合成较大的片状。

2. CT 表现

CT 扫描,见两肺中下部支气管血管束增粗,大小不同的结节状及片状阴影,边缘模糊,多个小片状阴影可融合成大片状。有时在小片状阴影间,可见 1～2 cm 的类圆形透亮阴影,系小叶支气管部分性阻塞引起的小叶性过度充气(图 2 - 5 - 17)。

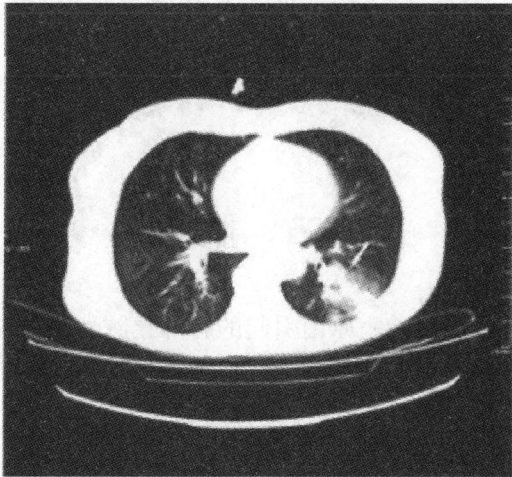

图 2 - 5 - 17　小叶性肺炎

CT 肺窗,两肺下野内中带可见条片状密度增高影,

边缘模糊,以左侧明显并已部分融合(↑)

【诊断与鉴别诊断】

支气管肺炎有明显的临床症状,典型病例通常 X 线胸片即可诊断,一般不需 CT 检查。对迁延或反复发作者,CT 检查旨在了解有无并发支气管扩张。

三、间质性肺炎

间质性肺炎(interstitial pneumonia)系以肺间质炎症为主的肺炎,包括支气管壁、支气管周围的间质组织和肺泡壁。

多见于小儿,常继发于麻疹、百日咳或流行性感冒等急性传染病。

【临床与病理】

病变主要为小支气管壁及肺间质的炎性细胞浸润,炎症可沿淋巴管扩展引起淋巴管炎及淋巴结炎。小支气管的炎症、充血及水肿可引起部分性或完全性阻塞。

临床上除原发急性传染病的症状外,常同时出现气急、紫绀、咳嗽。但体征较少。

【影像学表现】

1. X 线表现

两肺门及中下肺野纹理增粗、模糊,并可见网状及小斑片状阴影。由于细支气管的部分阻塞,有时伴有弥漫性肺气肿。肺门周围间质内炎性浸润,可使肺门密度增高、轮廓模糊、结构不清。

2. CT 表现

间质性肺炎的早期或轻症病例,高分辨力 CT 见两侧支气管血管束增粗,呈不规则改变,并伴有磨玻璃样阴影,代表支气管周围间质内炎性浸润并伴有肺泡内炎性浸润及少量渗出。较重者可伴有小叶性实变,表现为小斑片状阴影。肺门及纵隔淋巴结可有增大。

【诊断与鉴别诊断】

间质性肺炎应与支气管肺炎相鉴别。支气管肺炎以两肺中下野散在小片状阴影为主要表现。

第九节　肺脓肿

肺脓肿(lung abscess)系由多种病原菌引起的肺部化脓性感染,早期为化脓性肺炎,继而发生坏死、液化和脓肿。

【临床与病理】

病理变化为化脓性肺炎导致细支气管阻塞,小血管炎性栓塞,肺组织坏死继而液化,经支气管咳出后形成脓腔。有时肺脓肿发展迅速,脓液破溃到胸腔形成脓气胸和支气管胸膜瘘。急性期经体位引流和抗生素治疗,脓腔可缩小而消失。如治疗不彻底,脓肿周围纤维组织增生,脓肿壁变厚而转变为慢性肺脓肿。急性肺脓肿有急性肺炎的表现,如有高热寒战、咳嗽咳痰、胸痛,全身中毒症状较明显。

【影像学表现】

1. X 线表现

病灶呈浓密的团状阴影,占据一个或多个肺段,病灶中有厚壁的透亮空洞。急性期,由于脓肿周围炎性浸润存在,使空洞壁相当厚且外缘模糊,空洞常为中心性,亦可为偏心性,壁虽厚,但内壁常较光整,底部常见气—液平面。慢性期,空洞周围炎性浸润逐渐吸收减少,空洞壁逐渐变薄,腔也慢慢缩小,周围有较多紊乱的条索状纤维病灶。

2. CT 表现

CT 较易显示实变阴影内的早期坏死后液化,从而可早期确立肺脓肿的诊断。CT 对脓肿壁的显示也较胸部平片清晰,同时易于判断脓腔周围情况、鉴别脓肿位于肺内或胸膜腔内、是否伴有少量胸腔积液、脓肿处有无局部胸膜增厚,也可正确判断肺脓肿是否破入胸腔而引起的局限性脓胸或脓气胸等(图 2 - 5 - 18)。

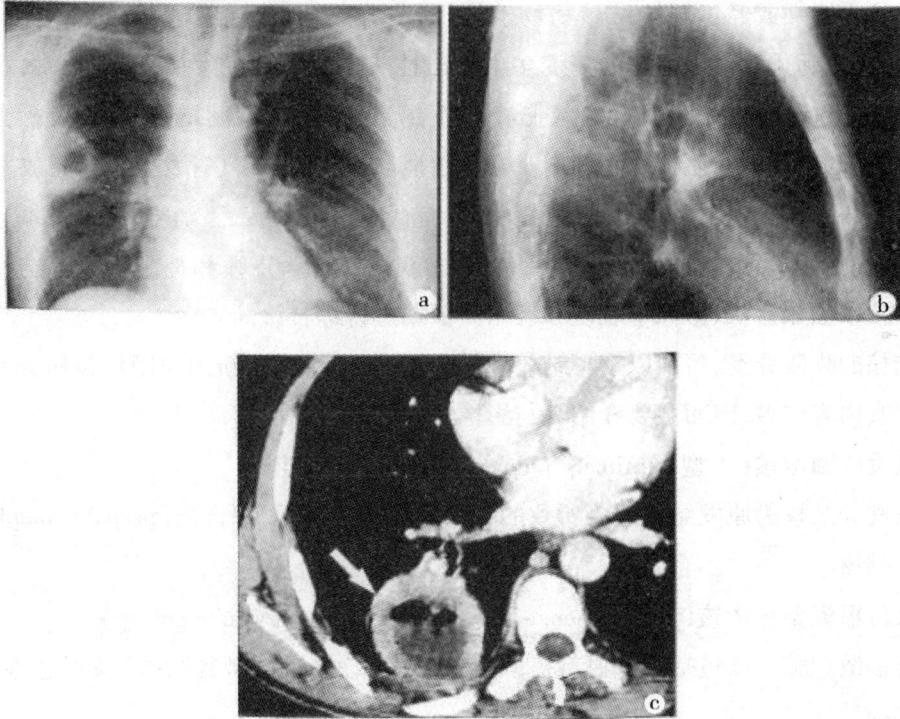

图 2 - 5 - 18　肺脓肿

a. 、b. 胸片示右肺上叶空洞影,其内可见气—液平面;c. CT 增强,可见右下肺厚壁空洞,

其内可见气—液平面,洞壁呈较明显强化(↑)

【诊断与鉴别诊断】

肺脓肿空洞主要应与肺结核空洞和肺癌空洞进行鉴别。结核性空洞多发生在肺上叶尖

段、后段和下叶背段,通常较小,壁薄,壁内缘光滑,外壁也较光整与清晰,周围常有多发小斑片状或条索状卫星病灶,或有其他肺野的播散病灶。癌性空洞多见于老年人,厚壁空洞,空洞常呈偏心性,空洞内壁缘高低不平,可有癌结节,空洞外壁可有分叶及毛刺征。

第十节　肺结核

肺结核(pulmonary tuberculosis)是由人型或牛型结核杆菌引起的肺部慢性传染病。

【临床与病理】

基本病理变化是渗出、增殖和变质。以渗出性为主的病变表现为浆液性或纤维素肺泡炎。该变化发生在病变早期,或机体免疫力低下,或菌量少却毒力强,或变态反应较强情况下。若菌量少、毒力较低,或人体抵抗力较强,对结核杆菌产生一定免疫力时,病变则以增殖为主的结核性结节肉芽肿为特征。增殖性病变周围也可出现渗出性病变,两者常混合存在。当人体抵抗力增强或经正规抗结核药物治疗,细菌可逐渐被控制、消灭,病变可吸收、纤维化、纤维包裹或钙化。变质为主的病变多由渗出性或增生性病变发展而来,常常以菌量大、毒力强、机体抵抗力低、变态反应增高或未适当治疗时发生。细菌增殖,病灶可扩大、溶解、液化和空洞形成,并可经血行发生肺内及全身性播散,也可经支气管发生肺内播散。

肺结核的临床表现不一,可无明显症状,或有低热、盗汗、疲乏、消瘦、食欲不振、咳嗽、咯血、胸痛和气促等。急性血行播散者,可有高热、寒战、咳嗽、昏睡和神志不清等全身中毒症状。肺结核以临床症状、影像学表现和痰菌为依据进行综合诊断。

肺结核的临床分类,目前以中华结核病学会于1998年制定新的中国结核病分类标准为主。由于其内容较多,因而主要介绍其与影像学密切相关的内容。

1. 原发性肺结核(Ⅰ型)(primary pulmonary tuberculosis)

原发性肺结核为原发结核感染所致的临床病症,包括原发综合征(primary complex)和胸内淋巴结结核。

2. 血行播散型肺结核(Ⅱ型)(hemo-disseminated pulmonary tuberculosis)

血行播散型肺结核包括急性血行播散型肺结核(急性粟粒型肺结核)及亚急性、慢性血行播散型肺结核。

3. 继发性肺结核(Ⅲ型)(secondary pulmonary tuberculosis)

继发性肺结核是肺结核中的一个主要类型,包括浸润性肺结核与慢性纤维空洞性肺结核。

4. 结核性胸膜炎(Ⅳ型)(pleuritis,tuberculous)

临床上已排除其他原因引起的胸膜炎,包括结核性干性胸膜炎、结核性渗出性胸膜炎、结核性脓胸。

5.其他肺外结核(Ⅴ型)

其他肺外结核按部位及脏器命名,如骨关节结核、结核型脑膜炎、肾结核、肠结核等。

【影像学表现】

(一)原发性肺结核(Ⅰ型)

原发性肺结核又名原发综合征,多见于儿童和青少年,少数为成人。

1.X线表现

原发性肺结核的典型表现有3个X线征。①原发浸润。肺近胸膜处原发病灶,多位于中上肺野,其他肺野则少见。为局限性斑片状阴影,中央较浓密,周边较淡而模糊,当周边炎症吸收后则边缘略清晰。②淋巴管炎。从原发病灶向肺门走行的条索状阴影,不规则,此阴影仅一过性出现,一般不易见到。③肺门、纵隔淋巴结肿大。结核菌沿淋巴管引流至肺门和纵隔淋巴结,引起肺和纵隔淋巴结肿大。表现为肺门增大或纵隔边缘肿大淋巴结突向肺野。增大的淋巴结有时可压迫支气管,引起相应肺叶的不张。

原发病灶经治疗后易于吸收,少数原发病灶可以干酪样变,形成空洞。但淋巴结炎常伴不同程度的干酪样坏死,愈合较慢,愈合后可残留钙化。当原发病灶吸收后,原发性肺结核则表现为胸内或纵隔内淋巴结结核。淋巴结内部干酪灶可破溃至血管和支气管产生血行或支气管播散。

2.CT表现

CT扫描可更清晰地发现肺门及纵隔淋巴结增大,显示其形态、大小、边缘轮廓和密度等,对隆突下淋巴结增大,X线胸片不易显示,而CT可以清晰显示。同时,CT可早期发现原发灶内的干酪样坏死,表现为病灶中心相对低密度区(图2-5-19、图2-5-20)。

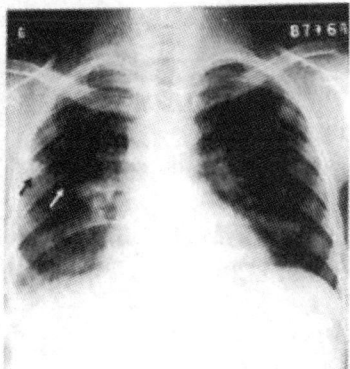

图2-5-19 原发性肺结核(原发综合征)

X线胸片,可见典型"哑铃"状变化,包括:①右肺中野外带斑片状原发浸润灶(黑↑);②条索状阴影为淋巴管炎(白↑);③右肺门淋巴结增大,突向肺野

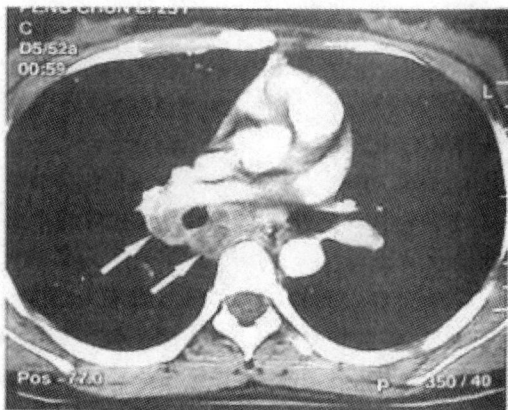

图2-5-20 原发性肺结核(胸内淋巴结结核)

CT增强扫描,可见右肺门及隆突下多发淋巴结增大并融合,表现为多环状强化(↑)

(二)血行播散型肺结核(Ⅱ型)

此型为结核菌经血行播散的结核。由于结核菌的毒力不同、菌的数量及机体免疫功能状况等因素,可分为急性、亚急性及慢性血行播散型肺结核。

1. X 线表现

(1)急性血行播散型肺结核。又称急性粟粒型肺结核(acute miliary tuberculosis)。表现为两肺弥漫性粟粒状阴影,粟粒大小为 1～2 mm,边缘清晰。粟粒影像特点主要为"三均匀",即分布均匀、大小均匀和密度均匀。

(2)亚急性血行播散型肺结核。病灶多见于两肺上、中肺野,粟粒状阴影大小不一、密度不均、分布不均;病灶可融合,或增殖硬结和钙化,也可纤维化呈条索状阴影,甚至部分病灶可形成空洞透亮区;同时,常伴两下肺透过度增高的代偿性肺气肿,双膈降低,心影垂直,上可见胸膜增厚与粘连。

(3)慢性血行播散型肺结核。病变类似于亚急性血行播散型肺结核表现,只是大部分病变呈增殖性改变,病灶边缘基本清晰,纤维条索状阴影更明显,或者病灶钙化更多见,胸膜增厚和粘连更显著等。同时,两肺纹理增粗紊乱更明显。

2. CT 表现

CT 扫描,特别是高分辨力 CT,因为分辨力提高,更易清晰显示粟粒性病灶,尤其对早期急性粟粒型肺结核显示优于胸片,利于确诊。表现为两肺广泛分布 1～2 mm 大小的点状阴影,密度均匀、边界清楚、分布均匀,与支气管走行无关。亚急性或慢性血行播散型肺结核 CT 与 X 线胸片所见相似,主要表现为多发大小不一的结节阴影,上肺结节多,且大于下肺结节。同时,对部分病灶的小空洞或钙化、胸膜增厚或钙化显示更清晰(图 2 - 5 - 21)。

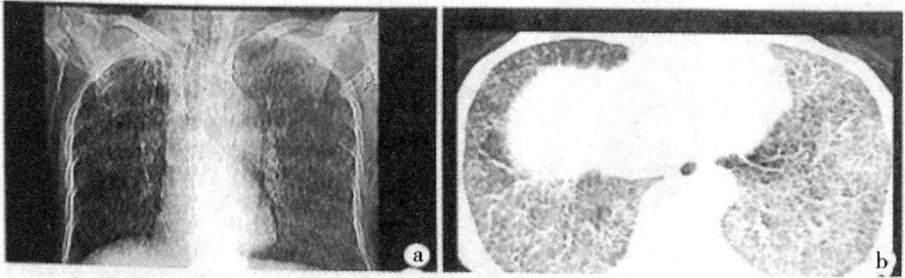

图 2 - 5 - 21　急性粟粒型肺结核

a. X 线胸片,示右上肺空洞及浸润灶,伴双肺弥漫分布的粟粒结节阴影,结节具有"三均匀"表现;b. CT 肺窗,示双肺弥漫分布的粟粒结节阴影

(三)继发性肺结核(Ⅲ型)

继发性肺结核为成年结核中最常见的类型。包括浸润病变、干酪病变、增殖病变、空洞病变、结核球以及纤维、钙化等多种不同性质的病变。

浸润型肺结核(infiltrative pulmonary tuberculosis):多为已静止的原发病灶的重新活动,或为外源性再感染。由于机体对结核菌已产生特异性免疫力,病变常局限于肺的一部分,多在肺上叶尖段、后段及下叶背段。

1. X 线表现

X 线表现多种多样,可以一种为主或多种征象混合并存,主要可见以下 8 种征象。①局限性斑片阴影。见于两肺上叶尖段、后段和下叶背段,右侧多于左侧。②大叶性干酪性肺炎。为一个肺段或肺叶呈大片致密性实变,密度中心较高,边缘模糊。③增殖性病变。呈斑点状阴影,边缘较清晰,排列成"梅花瓣"或"树芽"状阴影,为结核病的典型表现。④结核球(tuberculoma)。圆形、椭圆形阴影,大小 0.5~4 cm,常见 2~3 cm,边缘清晰,轮廓光滑,偶有分叶,密度较高,内部常见斑点、层状或环状钙化。结核球周围常见散在的纤维增殖性病灶,称"卫星灶"。⑤结核性空洞。圆形或椭圆形病灶内,见透亮区。空洞壁薄,内壁一般较规则,有时可呈厚壁不规则空洞。常见一条或数条粗大条状阴影与空洞相连,表示引流大气管与空洞相通。⑥支气管播散病变。结核空洞干酪样物质经引流支气管排出,引起同侧或对侧的支气管播散。表现为沿支气管分布的斑片状阴影,呈腺泡排列,或相互融合成小叶阴影。⑦硬结钙化。增殖性病灶好转后可有钙盐沉着,病灶呈边缘锐利的高密度阴影,完全钙化者,呈骨样密度的斑片状或小块状阴影。致密阴影长期无变化,表示结核病痊愈。钙化也可产生在支气管壁或胸膜以及淋巴结内。⑧小叶间隔增厚。表现为条索状及网状阴影。

2. CT 表现

CT 表现与 X 线表现相似,但显示病变大小、形态、范围、轮廓、密度及其与周围结构间关系更清晰、客观和准确,从而更易确立诊断和了解病变的转归。例如:①发现病灶内小空洞和小钙化。②准确了解空洞壁的情况,包括厚壁或薄壁空洞,内壁是否规则等。③了解结核球形态、密度和轮廓等,从而与肺内其他肿块进行鉴别。尤其是增强扫描时,结核球常不强化或表现为边缘环状强化。④CT 可显示由空洞或淋巴结结核破溃所致的支气管内膜结核改变,表现为支气管内壁黏膜不规则,管壁同心脏增厚,局部管腔狭窄或扩张(图 2-5-22)。

慢性纤维空洞性肺结核(chronic fibro-cavitary pulmonary tuberculosis):属于继发性肺结核晚期类型,肺组织受结核病灶破坏,形成慢性纤维空洞,肺内有多种不同性质的病变,病程达数年或数十年之久,是由于未经彻底治疗、病变恶化、反复进展演变而来。

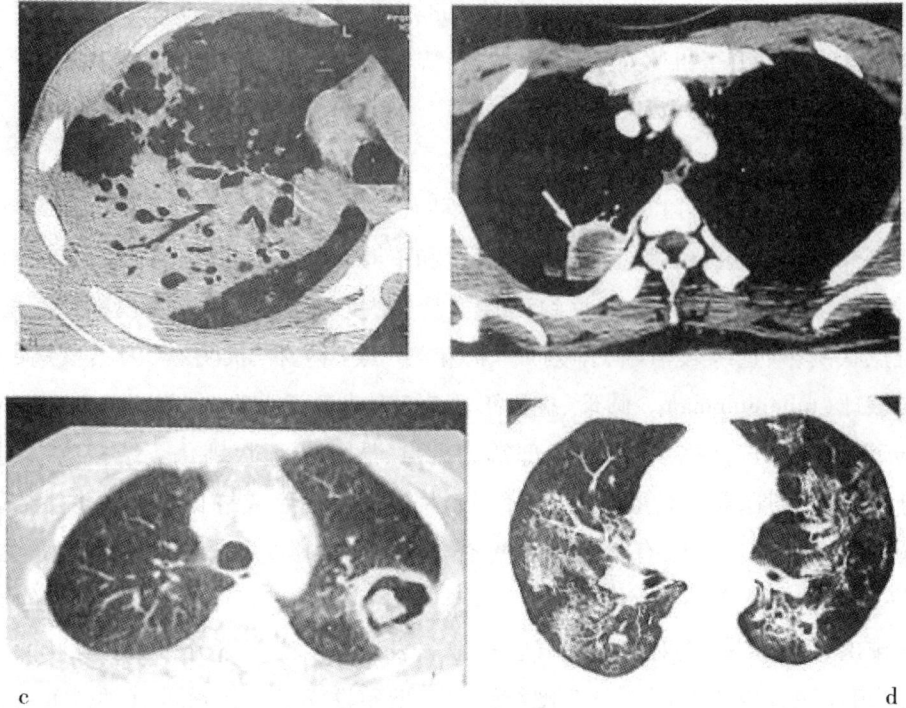

图 2 - 5 - 22　浸润性肺结核

a. 干酪性肺炎:薄层高分辨力重组 CT 图像,纵隔窗观察,示右上肺大叶性实变,其内可见多发"虫蚀样"空洞;b. 结核球:CT 增强,可见右上肺结核球呈环形强化(↑),以及后外侧方的卫星灶;c. 结核性空洞:CT 纵隔窗,示左上肺结核性空洞,内合并曲菌球形成;d. 肺结核间质性改变:CT 肺窗,两肺弥漫磨玻璃样密度阴影,细网状线阴影,微结节及小叶间隔增厚

1. X 线表现

X 线表现有以下几种征象:①单侧或双侧肺上中部不规则透亮区。②空洞壁厚,壁周有大量纤维粘连,使洞壁固定而坚硬。③多支引流支气管与空洞相通,呈条索轨道状阴影。④空洞周围有大片渗出和干酪病变,也可见不同程度的钙化。⑤双肺上叶收缩,双肺门上抬,肺纹理紊乱,呈垂柳状。⑥双肺中下叶透过度增加。⑦纵隔变窄,呈滴状心。⑧肋间隙增宽,双膈变平下降,呈桶状胸。⑨胸膜增厚及粘连。⑩常见支气管播散性结核病灶。

2. CT 表现

CT 表现基本同 X 线表现(图 2 - 5 - 23)。

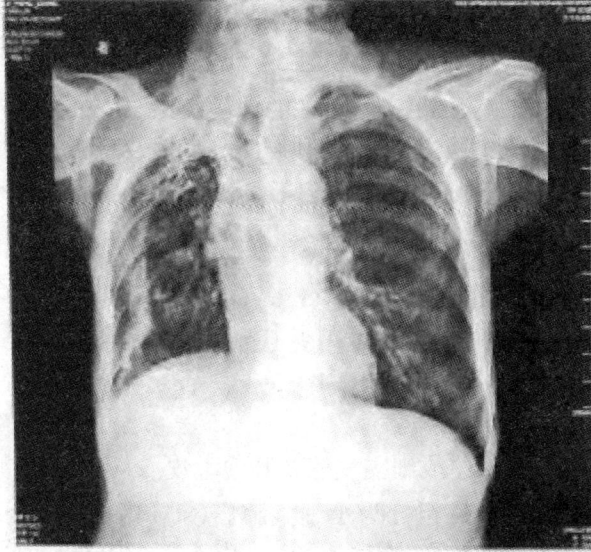

图 2-5-23　纤维空洞性肺结核

右上肺不规则致密阴影,内有小空洞;右侧肺门上提,呈
垂柳状;上纵隔和气管向右侧移位;右侧胸膜肥厚、钙化

(四)结核性胸膜炎(Ⅳ型)

结核性胸膜炎或单独发生,或与肺部结核病变同时出现。病因为:胸膜下肺结核灶或胸壁结核直接侵犯或为肺结核和肺门纵隔淋巴结结核中结核菌经淋巴管逆流至胸膜所致,也可为结核菌的血行播散,机体变态反应增强,结核菌与其代谢产物的刺激使胸膜产生炎症。胸膜结核可分为结核性干性胸膜炎(dry pleurisy)和结核性渗出性胸膜炎(exudative pleurisy)。后者临床多见,常为单侧胸腔渗液,偶尔两侧胸腔渗液,一般为浆液性,偶为血性。

X 线及 CT 检查:均可见不同程度的胸腔积液表现,慢性者可见胸膜广泛或局限性增厚表现,但有时为叶间、肺底积液或包裹性积液,CT 诊断更优。

【诊断与鉴别诊断】

肺结核的影像学表现复杂繁多,结合病史、影像学表现的特点以及痰液检查结果,一般不难做出诊断。但不同性质的病变与其他非结核病变有相似之处,应注意鉴别。①结核球与周围型肺癌的鉴别,结核球多数为圆形,边界整齐,无毛刺,少有胸膜凹陷征,内部常有环形、弧形或斑状钙化,周围多有卫星灶。周围型肺癌多为分叶状肿块,有短细毛刺,钙化少见,多有胸膜凹陷征。②结核性空洞与癌性空洞的鉴别,结核性空洞通常空洞壁薄,壁内、外缘较光滑,空洞周围常有不同性质的结核病灶。癌性空洞由肿瘤发生坏死液化后形成,多为厚壁空洞,常为偏心脏,外壁多呈分叶状,可有毛刺,壁内缘多高低不平,有结节状突起。

常规 X 线胸片可以解决肺结核的大部分诊断问题。CT 扫描可以发现胸片难以显示的隐蔽性病灶,对于急性粟粒型肺结核可早于 X 线胸片发现。CT 可提供结核病灶的细节,有助于鉴别诊断。肺结核治疗后的复查,摄 X 线胸片简单、经济,无疑为主要方法。

第十一节　肺肿瘤

肺肿瘤分原发性与继发性两类。原发性肿瘤又分良性及恶性,其中良性肿瘤少见,恶性肺肿瘤中98%为原发性支气管肺癌(primary bronchogenic carcinoma),少数为肺肉瘤。

一、原发性支气管肺癌

近20年来,肺癌的发病率与死亡率急剧上升。吸烟、大气污染及工业致癌物质为发病率升高的最主要因素。

【临床与病理】

肺癌起源于支气管上皮、腺体或细支气管及肺泡上皮。从临床角度考虑,目前国内外主要根据其生物学行为不同,将肺癌粗分为小细胞肺癌(small cell lung cancer)及非小细胞肺癌(non-small cell lung cancer)两大类,后者又主要包括鳞癌(squamous carcinoma)、腺癌(adenocarcinoma)、腺鳞癌(adenosquamous carcinoma)和大细胞癌(large cell carcinoma)等。

影像学上常按照肺癌的发生部位分为三型。①中央型,肿瘤发生在肺段和肺段以上支气管。②周围型,肿瘤发生于肺段以下支气管。③弥漫型,肿瘤发生在细支气管或肺泡,弥漫分布两肺。

肺癌的临床表现多种多样,最常见的有咳嗽、咳痰、咯血、胸痛及发热等。有时无临床症状,仅在查体中偶然发现。其临床症状和体征取决于原发肿瘤的部位和大小、周围结构侵犯、转移灶的部位以及副肿瘤综合征等。

【影像学表现】

1. X线表现

中央型肺癌:其病理类型按发生率高低依次为鳞癌、小细胞癌、腺癌和大细胞癌。X线上,肺门阴影增深、增大和肺门区块阴影为其直接征象,同时常伴有间接征象,包括局限性肺气肿、阻塞性肺炎和肺不张等表现 。

周围型肺癌:病理类型最常见为腺癌,其次为鳞癌和腺鳞癌等。如发生于肺尖的癌,特称肺沟癌(pancoast tumor),其主要表现为肺内球形肿块。肿块常见不规则的分叶、短细的毛刺和不规则的厚壁空洞等,肿块内钙化很少见。

弥漫型肺癌:病理类型最常见为细支气管肺泡细胞癌(bronchioloalveolar carcinoma),表现为两肺广泛分布的细小结节,较多为不对称分布。病变呈进行性发展,有融合倾向。融合病灶呈肿块状,甚至发展为整个肺叶的实变,在融合病灶内可出现不规则支气管充气征。

2. CT表现

中央型肺癌。①支气管改变。主要包括支气管壁增厚和支气管腔狭窄。正常支气管壁厚度均匀,为1~3 mm,但肿瘤浸润时,在周围充气的肺组织衬托下,可清晰显示支气管壁的规则增厚、狭窄等改变。②肺门肿块。表现为分叶状或边缘不规则的肿块,常同时伴有阻塞性肺炎或肺不张。阻塞性肺炎表现为受累支气管远侧肺组织实变,多为散在分布。发生肺不张时则表现为肺叶或肺段的均匀性密度增高并伴有容积缩小。③侵犯纵隔结构。中央型肺癌常直接侵犯纵隔结构,特别是受侵犯的血管可表现受压移位、管腔变窄或闭塞、管壁不规则等改变。④纵隔肺门淋巴结转移。增强扫描可明确显示肺门、纵隔淋巴结增大的部位、大小及数量。

周围型肺癌。CT扫描,特别是高分辨力CT扫描能提供较X线胸片更清晰的图像,有利于显示结节或肿块的边缘、形态、内部结构特点及密度变化等,从而更易明确诊断。如不规则的分叶、放射状毛刺和偏心性厚壁空洞等,同时更易见到胸膜凹陷征。直径3 cm以下的肺癌,肿块内可见小圆形及管状低密度阴影的空泡征或支气管充气征。增强扫描时,肿块呈密度均匀的中等或以上增强,更有助于肺癌的诊断。另外,增强CT对发现肺门纵隔淋巴结转移更敏感。

弥漫型肺癌。CT表现两肺弥漫不规则分布的结节,多在1 cm以下,边缘模糊,常伴有肺门、纵隔淋巴结转移。病变融合后可见大片肺炎样实变阴影,近肺门部可见支气管充气征。细支气管肺泡细胞癌由于癌细胞分泌多量黏液,实变区密度较低呈毛玻璃样改变,并可见到其中高密度的隐约血管影,为其重要特征。

【诊断与鉴别诊断】

1. 中央型肺癌

中央型肺癌诊断要点是发现支气管腔内结节或肿块,支气管壁增厚、狭窄或完全闭塞,以及肺门肿块和并发的阻塞性肺炎及肺不张。纵隔结构受侵及淋巴结转移也是诊断的重要依据。主要应与支气管内膜结核相鉴别。支气管内膜结核也可见阻塞性肺炎和肺不张,同时支气管壁内缘不规则而外缘光滑,一般不形成管壁肿块,管壁增厚较轻。确诊需经支气管镜活检(图2-5-24、图2-5-25)。

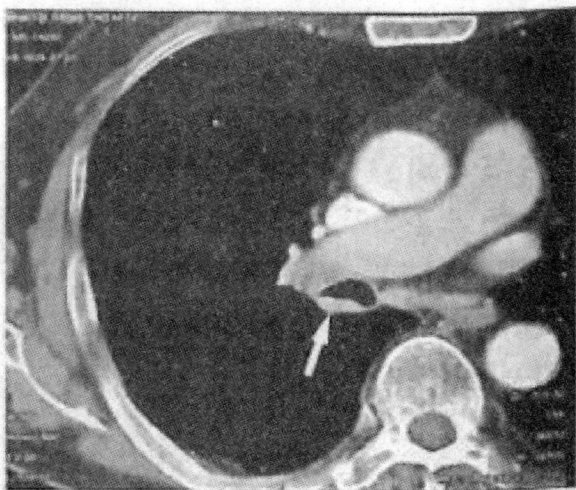

图2-5-24　早期中央型肺癌

CT增强,清晰显示右中间支气管壁的不规则增厚、管腔狭窄(↑)

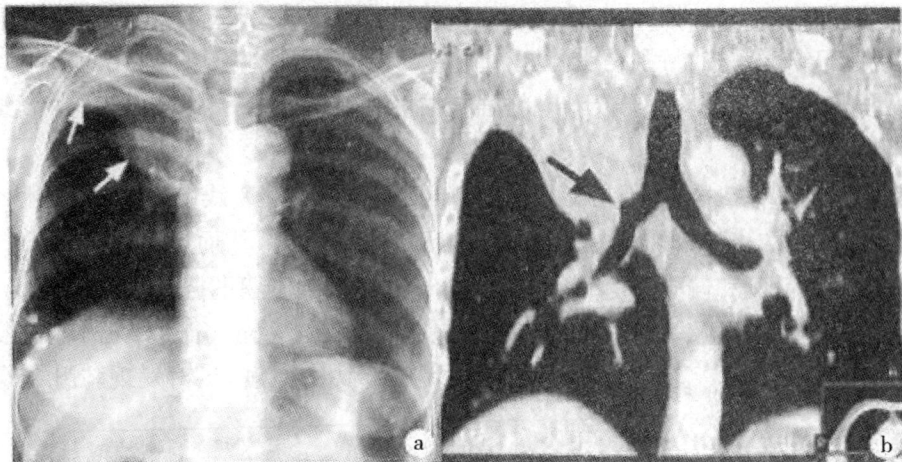

图 2 – 5 – 25　中晚期中央型肺癌

a. X 线胸片,示右肺门肿块伴右上肺不张,肿块与不张肺下缘共同构成反"S"征(↑);

b. CT冠状位重组图像,示右上叶支气管起始部呈锥形截断(↑),右上叶肺不张

2. 周围型肺癌

周围型肺癌诊断要点是外围肺组织内发现结节或肿块,直径 3 cm 以下者多有空泡征、支气管充气征、分叶征、毛刺征以及胸膜凹陷征。直径较大者可有分叶征,肿块内可发现癌性空洞。CT 增强扫描时,肿块可有中等以上强化。如果同时发现肺门和纵隔淋巴结肿大,则更有助于肺癌的诊断。周围型肺癌应与炎性假瘤(inflammatory pseudotumor)结核球及肺错构瘤(pulmonary hamartoma)相鉴别。炎性假瘤一般边缘光滑,无毛刺,无或偶有分叶。结核球边缘清楚,无毛刺,偶有分叶,肿块内可有环状或斑片状钙化,病变周围常有"卫星灶"。肺错构瘤常边缘光滑锐利,无毛刺,如果 CT 上见到骨骼或脂肪成分,则可明确诊断(图 2 – 5 – 26、图 2 – 5 – 27)。

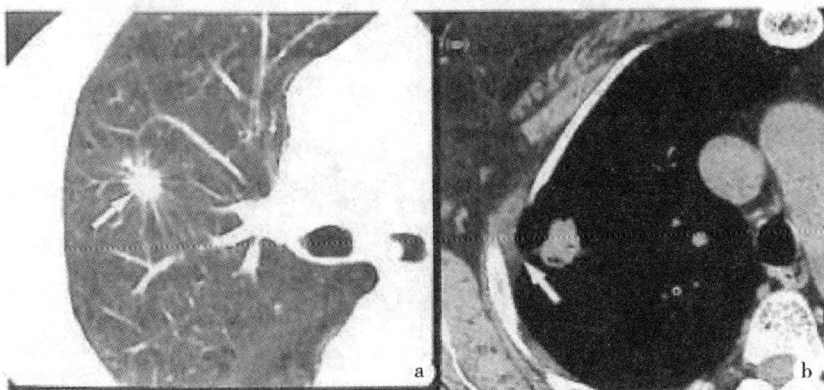

图 2 – 5 – 26　早期周围型肺癌

a. CT 肺窗,示右肺结节(↑),周边可见放射状细毛刺征;b. CT 纵隔窗,示右肺分叶状结节,内部多发小泡征,外侧可见胸膜凹陷征(↑)

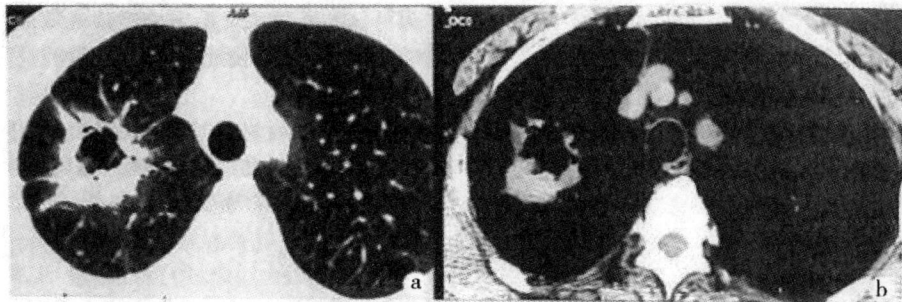

图 2 -5 -27 中晚期周围型肺癌

a. CT 肺窗,示右上肺不规则空洞型肿块阴影,边缘可见分叶、毛刺及胸膜凹陷征;b. CT 纵隔窗,示厚壁空洞,内壁凹凸不整,可见壁结节,病理为鳞癌

二、继发性肺肿瘤

人体许多部位的恶性肿瘤可以经血液、淋巴或直接蔓延等途径转移至肺部成为肺转移瘤(pulmonary metastasis)。

【临床与病理】

肺转移瘤的临床表现不一,多数患者以原发肿瘤的症状为主,常伴有恶病质。某些患者可无呼吸道症状而在查体时发现,也有时原发肿瘤尚未被发现而已有肺部转移,有时原发肿瘤切除后数年又发生肺转移。身体大多数恶性肿瘤细胞经静脉回流至右心通过肺动脉迁移至肺部,也可自肺门及纵隔淋巴结的转移瘤逆行播散至肺内淋巴管,或纵隔、胸壁的恶性肿瘤可直接蔓延侵及肺部。肺转移瘤可引起咳嗽、咳痰、胸痛、咯血等症状。

【影像学表现】

1. X 线表现

常表现为两肺多发棉球样结节,密度均匀,大小不一,轮廓清楚。以两肺中、下野外带较多,也可局限于一侧肺野。少数可为单发球形病灶。血供丰富的原发肿瘤可以发生粟粒状转移,较多分布在中、下肺野。偶可表现为多数小片状浸润。淋巴道转移可表现为两肺门或(和)纵隔淋巴结增大,同时自肺门有向外呈放射状分布的条索状阴影,沿条索状阴影可见串珠状小点阴影。

2. CT 表现

CT 扫描对发现肺部转移灶较 X 线胸片敏感。表现为两肺弥漫性结节或多发球形病灶,边缘光滑,密度均匀,以中下肺野及胸膜下区较多。某些转移瘤中可发生空洞和出现钙化或骨化。高分辨力 CT 尤其对淋巴道转移的诊断有其独特的优势,除见肺门及纵隔淋巴结增大外,还见支气管血管束增粗、小叶间隔增厚,并且沿支气管血管束、小叶间隔可见多数细小结节阴影(图 2 -5 -28)。

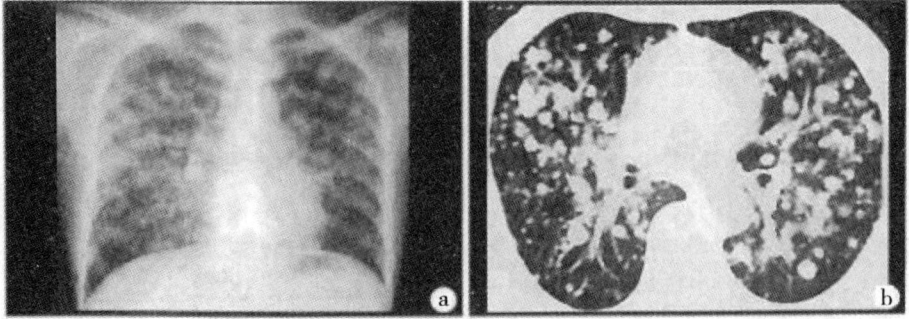

图 2 - 5 - 28　肺转移癌

a. 正位胸片,示两侧肺内多发大小不等的结节阴影,以两中下肺外带多见;b. CT 肺窗,
示两下肺多发大小不等的结节阴影,边缘光滑、清晰

【诊断与鉴别诊断】

肺转移瘤的诊断根据原发肿瘤的病史及影像学表现并不困难。少数无原发癌病史的肺部单发转移瘤常不易确诊,应结合病史,详细检查各脏器,必要时行肺部肿块穿刺活检。

第十二节　纵隔原发肿瘤

纵隔原发肿瘤(primary mediastinal tumor)种类繁多,但各类肿瘤在纵隔内均有好发或特定的部位,因此,了解纵隔内肿瘤的准确部位,从而能够明确诊断。CT 和 MRI 较胸片具有明显的优势,尤其在判断肿瘤与周围结构间关系,如肿瘤是否侵犯周围结构等方面有十分重要的价值。

【临床与病理】

纵隔肿瘤早期无明显症状,或仅有胸骨后不适及隐痛。肿瘤逐渐长大,压迫或侵及邻近器官,可出现相应压迫症状。上腔静脉受压可出现颈静脉增粗,头颈面部及上胸部水肿;气管受压可出现刺激性干咳、气急;喉返神经受压可出现声音嘶哑;交感神经受压可出现 Horner 综合征;迷走神经受压可出现心率慢、恶心、呕吐;膈神经受压可出现呃逆及膈麻痹;食管受压可出现吞咽困难。皮样囊肿或畸胎瘤破入支气管时可咳出毛发及皮脂物。1/3 胸腺瘤患者有重症肌无力,并常因重症肌无力而就诊。临床表现有重症肌无力的患者 10% 可有胸腺瘤。少数胸骨后甲状腺肿患者可有甲状腺功能亢进的症状。

【影像学表现】

1. 纵隔内肿块定性诊断原则

(1)肿块位置与定性诊断。①胸腔入口区,伴有气管受压移位和变形。成年人多为甲状腺肿瘤(thyroid tumor),儿童常为淋巴瘤。②前纵隔区,心脏大血管交界区之前常见为胸腺瘤(thymoma)和畸胎瘤(teratoma),前心膈区的肿块多为心包脂肪垫、脂肪瘤和心包囊肿。③中纵隔区,淋巴组织丰富,故淋巴瘤(lymphoma)最常见,其次为气管支气管囊肿。④后纵隔区,神经组织丰富,故神经源性肿瘤多见,可伴有局部脊柱骨质异常。⑤其他,主动脉走行区,常为主动脉迂曲扩张、主动脉瘤和主动脉夹层;食管走行区,食管钡餐检查异常者,多为食管肿瘤。

(2)纵隔肿块组织特性分析。①CT 检查能鉴别实性、囊性和脂肪性病变,实性病变 CT 值常为 30 ~ 40 HU 或以上;囊性病变 CT 值常为 0 ~ 20 HU,但囊液内含有蛋白成分或囊内出血可提高到 30 ~ 40 HU,不易与实性成分区别;脂肪性病变 CT 值一般为负值,其范围常为 −100 ~ −80 HU。而且高密度钙化或骨化的发现率高于普通 X 线检查。②MRI 在鉴别组织特性方面更优。通常在 SE 序列中,实性病变,T1WI 和 T2WI 上常为灰白色;脂肪性病变,在 T1WI 和 T2WI 上常为白色,并且行脂肪抑制技术,白色高信号明显被抑制而呈低信号;囊性病变,T1WI 上为黑色,T2WI 上为白色;血管内流动血液为无信号黑色区。③CT 和 MRI 还可以进行动态增强扫描,从而了解肿瘤的血供情况。如气管支气管囊肿和心包囊肿常无强化,或仅有边缘轻中度环形强化;相反神经源性肿瘤常强化明显。同时,增强扫描能够对主动脉迂曲、主动脉瘤和主动脉夹层进行鉴别。

(3)纵隔肿块、良恶性鉴别。①肿块边缘状态。良性肿瘤边缘光滑锐利清晰,与邻近结构界限清楚,脂肪层存在。恶性肿瘤边界模糊不清,与邻近结构的脂肪层消失,附近的骨骼呈侵蚀性破坏。良性肿瘤如果影响骨骼,则表现为骨质破坏区规则并边缘硬化改变。②恶性肿瘤常并发胸腔和心包腔转移积液,并可见胸膜或心包膜上的多发转移结节。如侵袭性胸腺瘤和胸腺癌,常可出现此种表现。③纵隔内结构受累情况。良性肿瘤多表现为纵隔结构的压迫移位。恶性肿瘤可致上腔静脉受累梗阻或内有血栓、癌栓。喉返神经和膈神经受累则分别表现为声带麻痹与膈肌升高、矛盾运动。远处转移征象,如多发转移等。

2. 纵隔内肿块的诊断要点

(1)前纵隔肿块诊断要点。①甲状腺肿瘤在胸片上常发现气管向一侧移位或变形狭窄,并且 CT 或 MRI,尤其是增强扫描可清楚显示肿块与颈部甲状腺相连。淋巴管瘤形态常不规则,但边缘轮廓清晰,CT 扫描其密度均匀呈水样,MRI T1WI 上为黑色低信号,T2WI 上为白色高信号。CT 和 MRI 动态增强扫描,肿块边缘或肿块内细条状间隔呈轻中度强化。②胸腺瘤和畸胎瘤均发生在前纵隔中部。如果 CT 和 MRI 上发现骨化和(或)脂肪成分,则为畸胎瘤诊断的有力依据。③心包囊肿位于前肋膈角区,胸片上呈泪滴状,右侧较左侧多见。CT 扫描为水样密度,T1WI 为低信号,T2WI 为高信号。④心包脂肪垫和脂肪瘤也常位于前肋膈角区,CT 显示其密度为负值,T1WI 和 T2WI 上均为高信号。

(2)中纵隔肿块诊断要点。①淋巴结病变是中纵隔最常见的病变,主要包括纵隔淋巴结结核、结节病、转移性淋巴结和淋巴瘤等。如果右上纵隔气管旁淋巴结肿大合并肺内区域性结核病变,同时 CT 上显示部分淋巴结有环状或斑片状钙化,MRI T2WI 显示肿大,淋巴结信号偏低,增强 CT 或 MRI 显示肿大,淋巴结边缘环状轻度强化,则是纵隔淋巴结结核的可能性很大。结节病主要表现为两侧肺门对称性增大和气管支气管旁的淋巴结肿大。淋巴瘤和转移性淋巴结肿大单凭影像学难以区别,须结合临床表现和实验室检查综合判断,确诊依靠病理诊断。②气管、支气管囊肿也是中纵隔常见的肿块,其 CT 和 MRI 表现类似于心包囊肿,主要依据部位进行鉴别。

(3)后纵隔肿块诊断要点。①神经源性肿瘤是后纵隔肿块最常见的肿瘤,主要包括神经鞘瘤和神经纤维瘤。CT 和 MRI 增强扫描常显示肿瘤大部分或部分强化十分明显,同时可见局部脊柱或肋骨的骨质改变等,如果可见肿瘤伸入椎管内,并且致同侧椎间孔扩大,肿瘤形态呈"哑铃状"改变,则常常为神经鞘瘤。②食管肿瘤也可表现为后纵隔肿块,食管癌常伴有吞咽困难;食管平滑肌瘤可能吞咽困难不明显,但行食管钡餐检查,一般可明确诊断。

(组稿:林彬)

第三篇　超声诊断学

第一章
超声成像

超声波(ultrasound)属于机械波,由声源发生的声振动在介质中传播产生,超声波是指振动频率每秒 20 000 次(Hz,赫兹)以上,超过人耳听觉阈值上限的声波。

第一节　成像原理与设备

一、与超声波有关的基本物理量

1. 声速(c)

单位时间内声波在介质中传播的距离,单位为 m/s(米/秒)。介质中声速的高低遵循下列公式:$c = \sqrt{k/p}$,k 为介质弹性系数,p 为介质的密度。声速在固体、液体、气体三大介质中,除个别交叉外,总的趋势是固体中最高,液体中次之,气体中最低。人体软组织声速与液体近似,平均为 1540 m/s;也是迄今为止各种医用超声仪器设计、制造的基本假设之一。

2. 频率(f)

单位时间内介质质点振动的次数单位为 Hz(赫兹)。频率是由声源发射声波时所决定。目前,超声诊断常用的频率范围为 2.5 ~ 20 MHz,1 MHz = 10^6 Hz。

3. 波长(λ)

超声在传播中两个相邻的位相相同的质点之间的长度,即声波在完整周期内通过的距离。在人体软组织中传播的声波的波长为 0.075 ~ 0.6 mm。

声速、频率、波长之间的关系为 $c = f \cdot \lambda$。超声在同一介质中传播时由于声速已经确定不变,由上式可知频率越高,则波长越短,穿透力也越差,因此做涎腺、甲状腺、乳腺等浅表部位的超声应选择高频探头;反之,频率越低,则波长越长,穿透力也越强,因此做腹部、泌尿、妇产等较深部位脏器的超声应选择中频探头,做心脏检查一般选择低频探头。频率和波长在超声成像(ultrasonography,USG)中是两个极为重要的参数,波长决定了成像的极限分辨力,而频率则决定了成像的组织深度。

4. 声阻抗(z)

声波在传播过程中,介质对它的阻力称声阻抗,单位 Pa·s/m(瑞利),它是一个十分重要的参量,它和声波传播过程有很大关系。实质上,超声诊断技术应用都和声阻抗有关,声阻抗 z 在数值上等于介质的密度 p 和声速 c 的乘积($z = p·c$)。

二、超声波的物理特性

1. 方向性或指向性

由于超声波频率极高,而波长很短,在介质中呈直线传播,因此具有良好的指向性,是超声对人体器官进行定位探测的基础,但超声声束在远场区则有一定的扩散。USG 中多使用聚焦式声束,以提高图像质量。

2. 反射、折射和散射

两种声阻抗不同的介质相接触处称为界面。超声波入射到界面大于入射波波长且界面声阻差大于 0.1% 时则产生反射和折射。反射声束的多少取决于构成界面的两种介质的声阻差和入射声束的多少,界面声阻差越大,入射声束越多,则反射越多。折射即超声波入射界面后声束的方向发生改变,改变的程度与入射声束与界面的夹角有关。如遇到界面远小于声波波长的微细结构或不规则小界面(如红细胞)时则会发生散射。反射是 USG 的基础,利用这一特性可显示不同组织的界面轮廓。

3. 吸收与衰减超声

在介质中传播时声能逐渐减少,称为衰减。人体组织的衰减机制比较复杂,除了声束的远场扩散、界面反射和散射使其声能衰减外,还有介质的吸收导致的衰减,包括介质的黏滞性、导热率和弛豫性。不同组织对入射超声的吸收衰减程度不一,这主要与组织中蛋白质和水的含量有关。超声在人体组织中的衰减程度依递减顺序为骨质和钙质、肝组织、脂肪组织和液体,通过液体几乎无衰减,而通过骨质和钙质则明显衰减。

4. 多普勒效应

超声声束遇到运动的反射界面时,其反射波的频率将发生改变,此即超声波的多普勒(Doppler)效应。这一物理特性已广泛用于心脏血管等活动脏器的检查。

三、超声成像基本原理

USG 基本原理是利用超声波的良好指向性和反射、散射、折射以及多普勒效应等物理特性,将超声波束发射到体内,并在组织中传播,当正常组织或病理组织的声阻抗存在一定差异时,它们组成的界面就发生反射和散射,再将此回波信号接收,加以检波、放大等处理后显示为波形、曲线或切面图像,借此进行疾病诊断。

四、超声检查设备

超声仪器设备类型较多,主要有 A、B、M、D 型(包括彩色多普勒和频移多普勒)。其中

B 型超声诊断仪仍是现代超声诊断设备中的核心组成部分,它主要由超声换能器(探头)、主机、显示器以及电源等部分组成。目前,医院中最常用的还是彩色多普勒超声显像仪,它是以二维超声断层图像(B 型超声)为主体兼有彩色多普勒血流显像(color Doppler flow imaging,CDFI)和频谱多普勒(脉冲多普勒、连续多普勒)以及 M 型显示等多种功能。

第二节　检测技术与要点

常规超声检查一般包括 B 型超声、频谱多普勒超声和 CDFI。近年来,随着超声医学的迅猛发展,临床上又出现了组织多普勒超声成像、超声组织弹性成像、三维(四维)超声、超声斑点追踪技术及介入超声、超声造影等新的检查技术。

第三节　图像特点及限度

二维超声图像,即 B 型超声图像,是扫查部位的断面图像。依据各种组织结构间声阻抗差的大小以明(白)暗(黑)不同的灰度来反映回声之有无和强弱,从而显示正常组织器官和病变的形状、轮廓、大小及声学性质。根据组织内部声阻抗和声阻抗差的大小,将人体组织器官分为四种类型(表 3 - 1 - 1)。

表 3 - 1 - 1　人体组织器官声学类型

反射类型	灰度	二维超声	组织器官
无反射型	黑色暗区	无回声	尿、胆汁、血液等液性物质
少反射型	低亮度	低回声	心、肝、胰、脾等实质器官
多反射型	高亮度	高回声	血管壁、心瓣膜、脏器包膜等
全反射型	极高亮度	强回声,后方有声影	骨骼、钙斑、结石、含气肺、肠管

CDFI 可显示某一断面的血流信号,属实时二维血流成像技术。频谱多普勒血流成像可定量分析心血管内某一点处的血流方向、速度及性质,用于检测有关的血流动力学参数。多普勒血流成像均可反映器官组织的血流灌注。

应当指出,超声检查也有其局限性。由于超声物理性质所致,使其超声图像容易受气体和皮下脂肪的干扰,对骨骼、肺和肠管的检查受到限制;USG 中的伪像亦较多,显示范围较小,图像整体性不如 X 线、CT 或 MRI;此外,超声图像的质量还受受检者的个人经验和操作技术影响。

第四节　临床应用与选择

　　超声检查已广泛应用于内、外、妇产、儿、眼及周围血管等临床各科,成为许多内脏、软组织器官首选的影像学检查方法。在早期妊娠的诊断、围产医学中,超声检查均有相当的价值;在计划生育、健康体检或防癌普查工作中,超声已成为重要的检查方法;腔内超声、术中超声有助于微小病变的早期发现,对于肿瘤侵犯范围的精确定位、有无周围淋巴结转移等也有相当重要的价值;介入性超声对某些疾病的诊断和治疗也起到很大作用。

　　　　　　　　　　　　　　　　　　　　　　　（组稿:岳馨　审核:赵南义）

第二章
超声诊断基础

第一节　超声诊断概述

超声医学及进展

超声医学是研究超声波在医学领域的应用,融医学、声学和电子工程技术于一体的新兴学科。主要用于超声诊断学、超声治疗学和生物医学超声工程等的研究。这里主要介绍超声诊断学,它是超声医学的重要组成部分。

超声诊断是指根据超声波的某些物理特性,利用超声诊断仪检查人体、诊断疾病的非创伤性检查方法。

(一)超声成像基本知识

详见"第三篇第一章第一节成像原理与设备"。有关超声波的概念、物理特性、超声成像原理及超声成像特点,参见表3-2-1。

表3-2-1　超声成像基本知识

内容纲要	内容详解要点
超声波概念	频率 >20 000 Hz,超过人耳听觉阈值上限的声波
超声波物理特性	方向性、反射、折射和散射、吸收与衰减、多普勒效应
超声波成像原理	利用超声波反射、折射、散射、多普勒效应等物理特性,当组织的声阻抗存在一定差异时,其界面就会产生反射及散射回波,将回波信号接收,经检波、放大等处理后即形成图像
超声图像的特点	液性物质——无回声,实质脏器——低回声,包膜、瓣膜——高回声,钙化、骨骼、气体——强回声

(二)超声医学进展

超声诊断的应用仅有 50 余年的历史,时间虽不算长久,但发展很快,其发展趋势表现在以下几个方面。

1. 探头

由体外用的长形、圆形、凸形探头,发展到腔内探头、管内探头。

2. 色彩

由黑白显示、灰阶显示、彩阶显示发展到彩色显示。

3. 时间

由慢速扫查发展到快速扫查。

4. 空间

由一维、二维超声诊断发展到三维、四维实时动态显示。

5. 声学造影

由右心造影发展到左心造影和心肌灌注造影。

6. 介入性超声

介入诊断和介入治疗。

7. 新技术方面

组织多普勒、超声斑点跟踪成像、三维超声、组织弹性成像等。

第二节 超声检查技术及图像分析

一、超声检查技术

1. 检查前准备

为取得清晰的图像,超声检查前应做好准备工作。腹部消化系统检查一般应在空腹时进行,经腹妇产科、盆腔部位及泌尿系统检查时应适度充盈膀胱,以避免气体干扰。由于某种原因不能憋尿或者需要观察子宫或前列腺内细微结构时,可选择经阴道或经直肠的腔内探头;做心脏超声时,某些需要观察有无左心耳血栓或房间隔有无缺损时,可选择经食管腔内超声检查。

2. 检查体位

常规采取仰卧位,也可根据需要取侧卧位或俯卧位、半卧位或站立位。露出皮肤,涂布耦合剂,探头紧贴皮肤进行扫查。

3. 常规超声检查

一般包括二维超声检查、频谱多普勒超声和彩色血流多普勒显像检查。二维超声检查能清晰实时显示各脏器的形态结构、空间位置、连续关系等,为超声检查的基础。频谱多普勒超声检查包括脉冲多普勒超声和连续波多普勒超声两种检查技术。前者能对心血管某一点处的血流方向、速度及性质进行分析;后者能对心血管内声束一条线上的血流方向、速度及性质进行分析。

4.超声成像新技术

(1)组织多普勒。

(2)彩色多普勒能量图。

(3)声学造影。

(4)经食道超声心动图、心脏内及血管内超声以及经阴道、经直肠等腔内超声。

(5)三维超声等。

二、超声图像分析

1.二维声像图

对器官和组织的超声观察应当包括以下内容:①外形,是否有肿大、缩小或形态异常,异常团块的形态、大小及部位;②边界,是否清晰,有无包膜,有无"暗环"征和"边缘强化"征;③内部结构,呈无回声、低回声、强回声或混合回声,分布均匀或不均匀;④后方回声,增强、衰减或者无变化;⑤毗邻关系,有无压迫、粘连或者浸润、抬高、移位、扩张等;⑥脏器活动情况,如心脏瓣膜活动、心肌运动、胃肠蠕动等;⑦量化分析,包括测量病变所在位置、数量、范围、大小等;⑧功能性检测,如胆囊收缩、膀胱排空、左心功能测定等。

2.频谱多普勒和彩色多普勒

频谱多普勒和彩色多普勒技术联合应用主要用于观察血流的定量和定性分析,以及反映组织器官的血流灌注。

通过以上内容的观察与分析,以达到对病变进行定位、定量及对部分病变进行定性诊断的目的。

(组稿:杨通琴　审核:赵南义)

第三章
常见疾病的超声诊断

第一节　肝胆脾胰

[肝、胆、脾、胰正常声像图]

1. 肝脏

正常肝脏呈楔形,右叶厚而大,向左渐小而薄,表面光滑锐利。右叶前后径为 8~10 cm,最大斜径为 10~14 cm,左叶厚度不超过 6 cm,长度不超过 9 cm。肝实质表现为均匀一致的弥漫细小点状中等强度回声。肝内血管壁回声较强,血管腔无回声。肝门区可见门静脉及左右分支,胆总管与门静脉并行,位于门静脉前方,门静脉壁较厚,回声增强;肝静脉壁比较薄,回声比较低,平直走向汇入下腔静脉。左右肝管内径多≤2 mm,胆总管内径≤6 mm。门静脉内径 10~14 mm,肝静脉内径 6~9 mm(图 3 – 3 – 1a)。

2. 胆囊

胆囊形态个体差异较大,多数纵切呈梨形。正常胆囊轮廓清晰,囊壁呈光滑线状强回声,厚 0.2~0.3 cm,囊腔内无回声,后方回声增强,为典型的囊性结构。超声测量长径一般不超过 9.0 cm,前后径不超过 4.0 cm(图 3 – 3 – 1b)。

3. 脾

正常脾脏纵切面略呈半月形,轮廓清晰,膈面呈整齐光滑的弧形高亮回声。脾实质表现为均匀的点状中低水平回声,可见脾门血管呈树枝状向脾实质内延伸。临床上通常测量脾厚径和长径,成人厚径正常值:女性 <3.8 cm,男性 <4.0 cm;成人长径正常值:男性(10.0±1.0)cm,女性(9.5±1.0)cm(图 3 – 3 – 1c)。

4. 胰腺

正常胰腺声像图最多见为蝌蚪型(胰头粗,体尾逐渐变细),其次为哑铃型(头、尾粗,体部较细)及腊肠型(头、体、尾粗细大致相等)。胰腺内部回声呈均匀细小光点回声,多数回声稍强于肝。一般认为,胰腺长轴切面上,胰头厚度 <2.5 cm,胰体、尾厚度在 1.5 cm 左右。

测量胰管和胆管的粗细有重要意义,正常时前者为 0.1~0.2 cm,后者约为 0.5 cm(图 3 - 3 - 1d)。

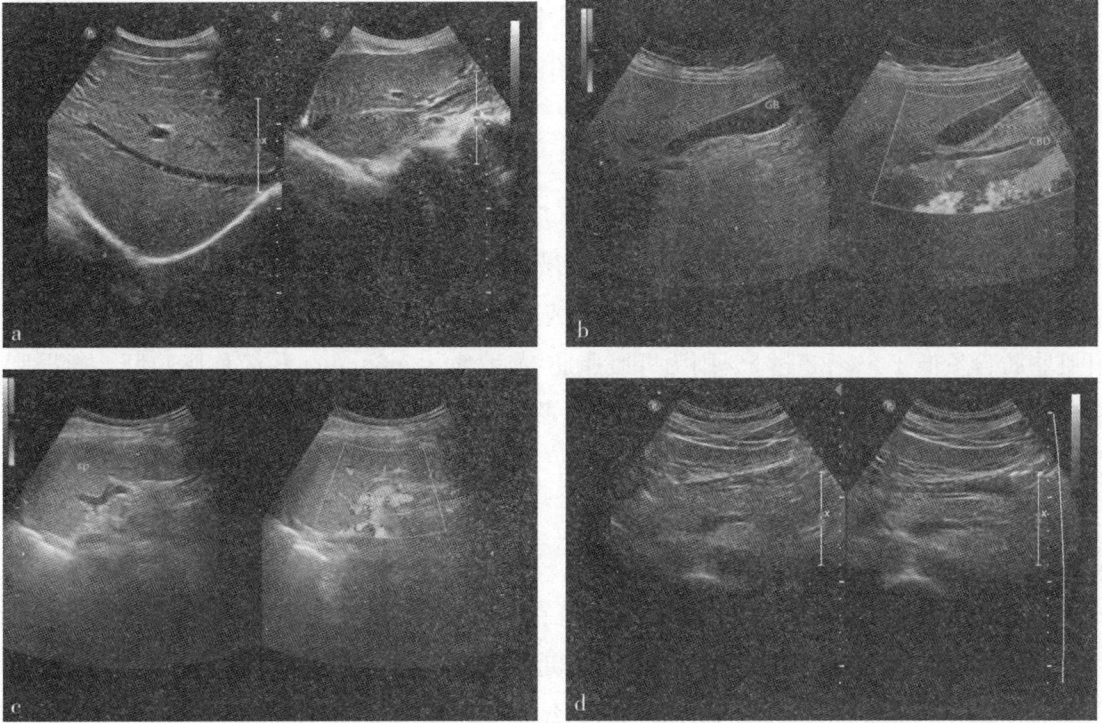

图 3 - 3 - 1 肝、胆、脾、胰正常声像图

a. 正常肝脏声像图;b. 正常胆囊声像图;c. 正常脾脏声像图;d. 正常胰腺声像图。

[肝、胆、脾、胰常见疾病]

1. 肝脏疾病

肝脏疾病大体分为弥漫性病变和占位性病变。常见的弥漫性病变包括脂肪肝、肝炎、肝硬化、瘀血肝、肝血吸虫病等;占位性病变分为囊性占位和实性占位,实性占位又分良性和恶性。常见的囊性占位有肝囊肿、多囊肝、肝血肿及肝脓肿液化期等,良性实性占位又分肝血管瘤、肝腺瘤、增生结节、炎性假瘤等,最常见的恶性实性占位是肝癌。

2. 胆道疾病

胆道疾病包括胆囊和胆管疾病。胆囊常见疾病包括急、慢性胆囊炎,胆囊结石,胆囊隆起样声像(胆囊息肉、胆囊腺瘤等)及胆囊癌等;胆管常见疾病包括胆管结石、胆总管癌等。其中,胆总管结石及胆总管癌可致胆道梗阻引发黄疸。

3. 脾脏疾病

脾脏疾病相对较少,临床常见的有弥漫性脾肿大、脾囊肿、脾血管瘤、脾淋巴瘤及脾外伤等。脾脏是腹部最容易受损的器官,在腹部闭合性损伤中,脾破裂占 20%~40%,在腹部开放性损伤中,脾破裂约占 10%。

4.胰腺疾病

胰腺疾病可分为弥漫性病变和占位性病变。弥漫性病变包括急、慢性胰腺炎,胰腺脂类沉积,囊性占位主要有真性囊肿和假性囊肿,实性占位包括胰腺癌、壶腹癌、胰岛细胞瘤等。

本节选取部分临床最常见的疾病进行介绍。

一、脂肪肝

[临床与病理]

脂肪肝(hepar adiposum)是弥漫性肝病中最常见的一种。准确地说,脂肪肝不是一个独立的疾病,而是一种临床现象,包括脂肪变性、脂肪肝炎和脂肪肝、肝硬化等病理改变。正常肝脏脂肪含量低于5%,超过5%则为肝脏脂肪浸润(fatty infiltration),简称脂肪肝。根据脂肪浸润范围,分为弥漫性和非均匀性脂肪肝。临床上多无自觉症状,或有轻度食欲不振、腹胀、易疲劳等一般症状(图3-3-2)。

[超声表现]

1.二维声像

(1)弥漫性脂肪肝。肝脏大小可正常,或轻、中度增大,肝实质呈弥漫性密集、细小点状增强回声(图3-3-2a),肝区回声分布不均,近场回声增强,远场回声衰减,依衰减程度可分为轻度、中度、重度,中度及重度者肝内管道结构显示不清,严重者呈"消失状"。

(2)非均匀性脂肪肝。肝内脂肪堆积,局限于肝的一叶或者数叶,呈不规则分布,可呈相对稍高回声,也可呈相对低回声区,边界较清晰,不定型,后方无衰减,周围无声晕(图3-3-2b)。

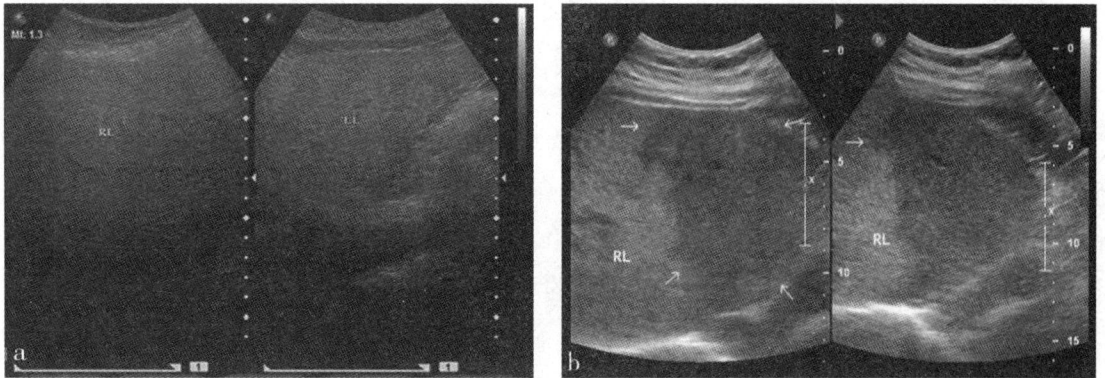

3-3-2 脂肪肝

a.弥漫性脂肪肝(重度);b.非均匀性脂肪肝(白箭头)

2.彩色多普勒

彩色多普勒显示肝内血流信号较正常明显减弱,出现门静脉、肝静脉等血流颜色变暗、变少甚至消失。而脉冲多普勒血流曲线形态仍为正常。

3. 超声造影

主要针对非均匀性脂肪肝,注射对比剂后,肝内不均匀脂肪区域出现与周围肝实质同步强化和同步减退,动脉期和门脉期均呈等回声改变。

[鉴别诊断]

非均匀性脂肪肝需要与肝癌和肝血管瘤相鉴别,常规超声鉴别较困难,超声造影有助于鉴别诊断。

二、肝硬化

[临床与病理]

肝硬化(hepatic cirrhosis)是一种由多种原因所致的肝细胞变性坏死、纤维化和增生,最后导致肝小叶和血管结构混乱排列、假小叶形成的慢性疾病。我国多为肝炎性肝硬化。肝硬化早期可无明显症状和体征,晚期最重要的临床表现与门静脉高压(portal hypertension)有关,可出现肝大、黄疸、腹水、肝性脑病、食管静脉曲张出血等(图3-3-3)。

[超声表现]

1. 二维声像

典型肝硬化者肝脏体积缩小,左右叶均缩小或左叶代偿性增大,肝包膜呈锯齿状,边缘角变钝或不规则。肝区回声增粗增强或呈纤维条索状,分布不均,部分呈颗粒状、结节状,可为低回声或高回声,多在0.5~2.0 cm。肝内血管粗细不均,肝静脉变细,门静脉增宽。脾大,胆囊壁增厚,腹水(图3-3-3a、b、c、g)。

2. 彩色多普勒

门静脉血流彩色颜色变淡,流速减慢,部分呈双向甚至反向离肝血流;肝静脉变细,颜色变淡,可见脐静脉重新开放(图3-3-3d、e、f)。

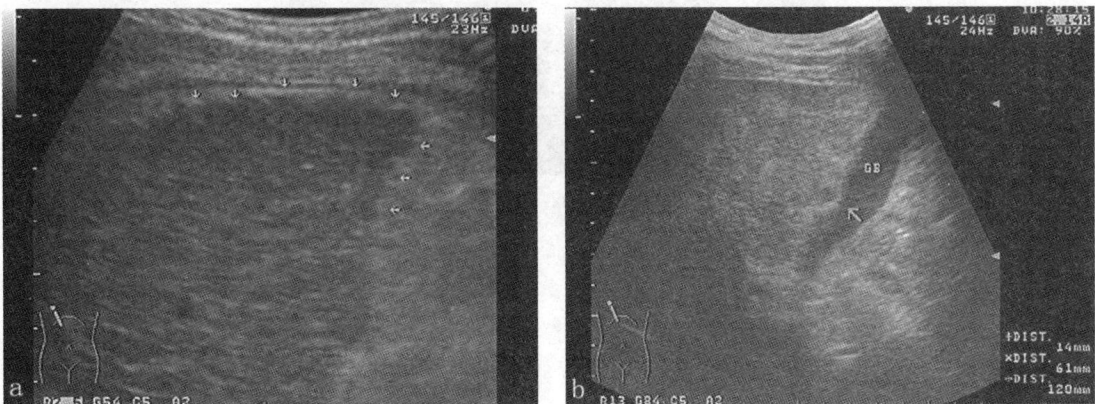

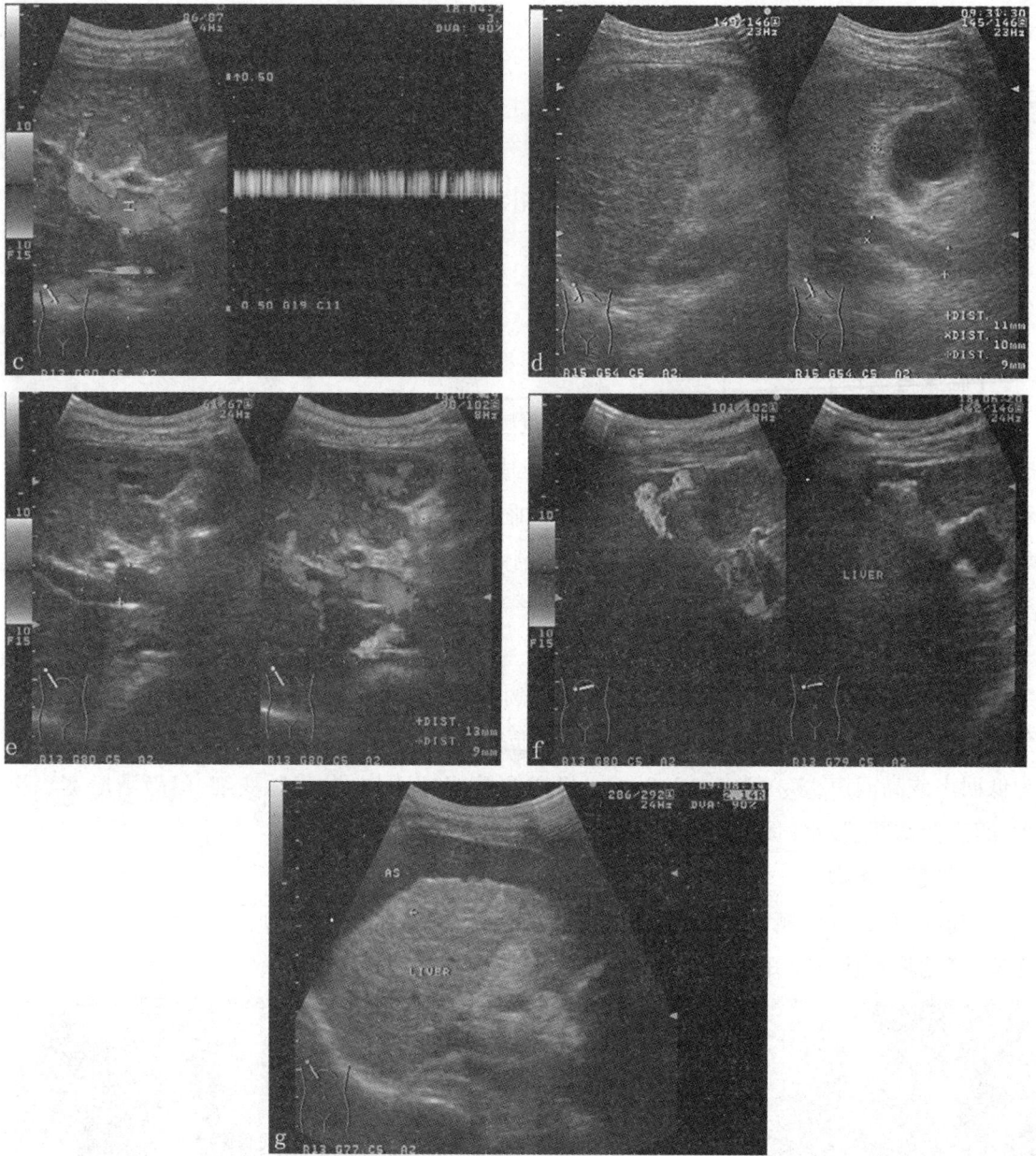

图 3 - 3 - 3　肝硬化

a. 肝表面不平整，呈锯齿状；b. 肝内光点增粗，呈结节状；c. 门静脉频谱平坦；d. 肝内光点增粗，胆囊壁水肿（低蛋白血症所致）；e. 门静脉增宽；f. 脐旁侧支循环开放；g. 肝前腹水

[鉴别诊断]

1. 弥漫型肝癌

当肝硬化出现多发小结节时，与弥漫型肝癌在声像图上容易混淆。

2. 血吸虫性肝炎

有接触史。典型超声表现为地图肝。

三、肝囊肿

[临床与病理]

肝囊肿（hepatic cyst）已成为肝脏最常见的囊性病变。肝囊肿大多数为先天性，系肝内小胆管发育障碍所致。肝囊肿可单发或多发，大小不一，小者仅数毫米，大者可达 20 cm 以上。临床表现依囊肿的位置、大小、数目以及有无压迫邻近器官和有无并发症而异，较深、较小者多无症状，当囊肿增大可引起上腹部膨胀不适、隐痛等（图 3 - 3 - 4）。

[超声表现]

1. 二维声像

典型肝囊肿表现为肝内出现一个或多个圆形的无回声区，囊壁清晰、光整，囊内透声佳（图 3 - 3 - 4a），囊肿的后方呈回声增强改变（图 3 - 3 - 4b）。若有出血或感染时，囊壁可增厚，欠光滑，囊内透声欠佳，可见点状及条状回声。

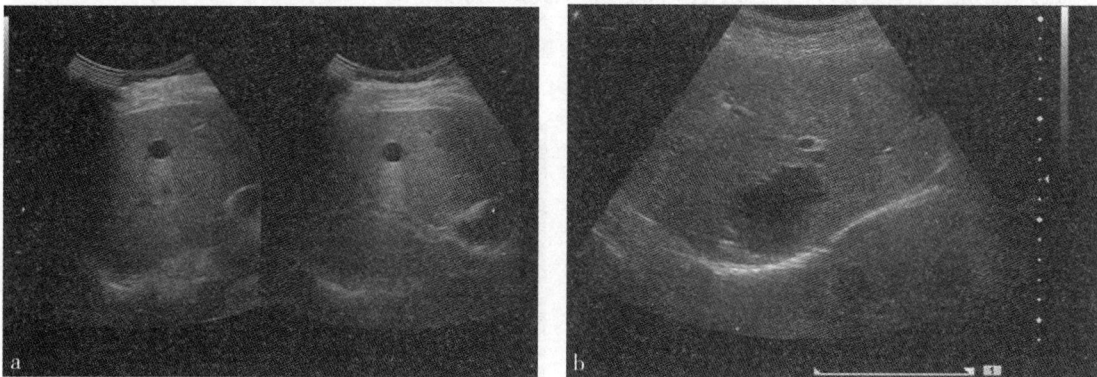

图 3 - 3 - 4　肝囊肿

a. 肝囊肿囊内透声佳；b. 肝囊肿囊壁后方回声增强

2. 彩色多普勒

肝囊肿多无彩色血流信号，个别可在囊壁上显示彩色血流信号，且多为静脉血流。

3. 超声造影

显示肝囊肿未见强化，呈无回声团块。

[鉴别诊断]

1. 肝脓肿

脓肿壁一般较厚且内壁常不光滑，结合临床可以确诊。

2. 肝包虫病

显示双层囊壁，结合免疫学诊断综合分析有助于鉴别。

四、肝血管瘤

[临床与病理]

肝血管瘤((hemangiomas of liver)是肝脏最常见的良性肿瘤,占良胜肿瘤的42%～70%,可发生于任何年龄,女性多于男性。肝血管瘤大多属海绵状血管瘤,临床上患者多无症状,少数有上腹部不适,肿瘤较大时可出现压迫症状(图3-3-5)。

[超声表现]

1.二维声像

肝内可见单个或多个大小不等的圆形或椭圆形团块,边界多清晰,内部回声以高回声型多见(图3-3-5a),少部分呈低回声及混合回声型,无回声型极少见。典型者可在肿瘤周围见带状高回声环绕,呈"花瓣状"改变,这一征象在肝血管瘤中具有较高的特异性。此外,有时可见肝血管瘤边缘有小管道进入,呈现"边缘裂开征"。

2.彩色多普勒

常不易测及其血流信号,如有血流信号,多位于肿瘤的边缘部(图3-3-5b)。

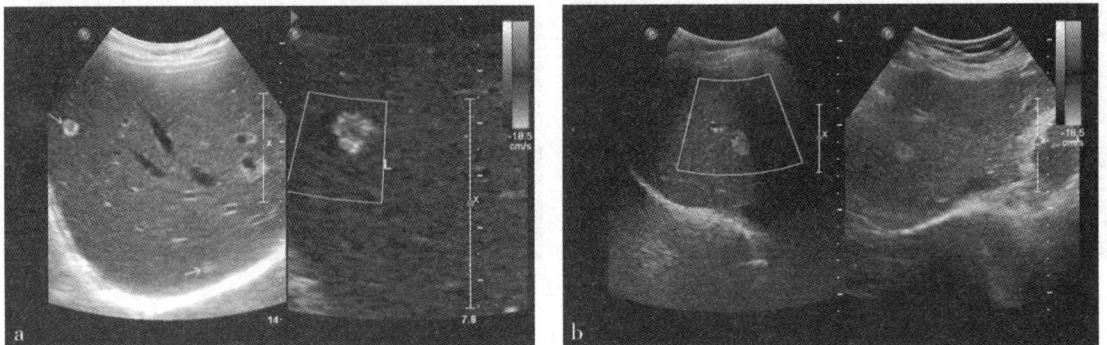

图3-3-5 肝血管瘤

a.肝血管瘤(呈高回声结节);b.肝血管瘤(CDFI结节内无血流信号)

3.超声造影

注射超声对比剂后,显示肝血管瘤在动脉期呈周边部环状强化,并逐渐呈结节样向中央延伸,在门脉期或延迟期全部填充呈高回声或等回声均匀团块。如肿瘤较大,病灶可不完全填充,则病灶中央呈不规则形的无回声区。

[鉴别诊断]

需与肝癌相鉴别,详见后续肝癌的表述(表3-3-1)。

表 3 - 3 - 1　肝脏常见疾病声像图特点及鉴别诊断

声像图	脂肪肝	肝硬化	肝囊肿	肝血管瘤	肝癌
二维声像	肝实质回声增强,光点细腻,前场增强,后场衰减。依衰减程度分轻、中、重度。依脂肪沉积范围分弥漫性和非均匀性脂肪肝	体积缩小,肝表面呈波浪或锯齿样改变,实质回声分布不均匀,弥漫性增粗增强,可呈条索状及小结节样改变,门静脉内径增宽,脾大等;可伴腹水、门静脉高压、侧支循环建立等征象血流信号正常或减少	圆形或椭圆形无回声暗区,囊壁光滑,囊内透声佳,后方回声增强	圆形或椭圆形,稍高或等、低回声,边界清晰,后方无明显声学改变	圆形、类圆形或不规则形,低回声及混合回声,内部不均匀,后方可伴衰减,并可出现"声晕"(原发性肝癌多见);多发低回声或高回声团块,"牛眼征"(转移性肝癌多见)
彩色多普勒	轻度无明显改变;中一重度血流信号显示减少		囊内无血流信号,囊壁偶见少许血流信号	内部及周边可见少许血流信号	内部及周边可见血流信号
超声造影	脂肪区域与周围肝实质同步强化和同步减退,动脉期和门脉期均呈等回声改变	结节性肝硬化三个时相均表现为均匀一致的增强模式	肝囊肿未见强化,呈无回声团块	动脉期周边环状强化,逐渐呈结节样向中央延伸,门脉期或延迟期全部填充呈高回声或等回声	原发性肝癌"快进快出",部分病灶至延迟期才呈低回声改变;转移性肝癌呈快速环状强化或整体增强和快速消退,出现消退时间比原发性早

五、肝癌

(一)原发性肝癌

[临床与病理]

原发性肝癌(primary hepatic carcinoma, PHC)是由肝细胞或肝内胆管上皮细胞发生的恶性肿瘤,发病年龄多在中年以上,男性多于女性。肝癌发病隐匿,早期无临床症状,发现时多已为中晚期。原发性肝癌分为肝细胞性肝癌、胆管细胞性肝癌和混合性肝癌,而肝细胞性肝癌约占90%。本节主要描述原发性肝细胞性肝癌(图3-3-6)。

[超声表现]

1.二维声像

(1)巨块型,常以单发较大团块多见,呈类圆形或不规则形,多为低回声和混合回声型(图3-3-6a),部分团块周边可见窄暗环——"声晕",且易发生"癌栓"——常于门静脉、肝静脉内可见低、中等回声的实性团块。

(2)结节型,内部回声多以低回声型常见(图3-3-6b),周边可有细薄包膜。

(3)弥漫型,常在一叶、数叶或全肝发生。其超声声像图特异性较差,主要为肝脏明显肿大,肝实质回声弥漫性增粗增强似呈小结节样声像,门静脉内易见癌栓(图3-3-6c)。

2.彩色多普勒

原发性肝癌多呈富血供型,多数癌结节内均可出现线状、分支状彩色血流,脉冲多普勒测及动脉血流,RI>0.6,少数癌结节呈少血供型,其内部无明显血流信号(图3-3-6d)。

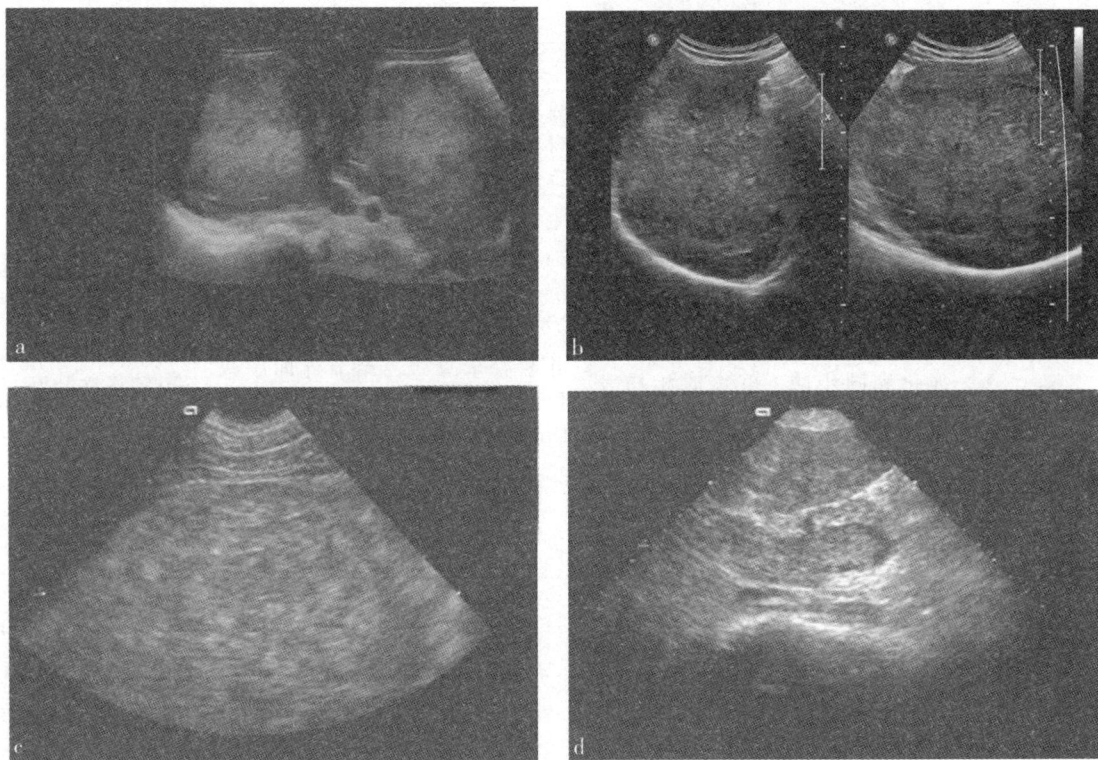

图3-3-6 肝癌

a.肝癌巨块型;b.肝癌结节型;c.肝癌弥漫型;d.肝癌CDFI表现(门静脉癌栓)

3.超声造影

原发性肝癌者注射对比剂后,团块呈典型的"快进快出",超声造影表现对诊断肝癌有较高的特异性和敏感性。也有部分病灶至延迟期才呈低回声改变。然而,也有极少数病例门脉期和延迟期始终呈等回声改变。

（二）转移性肝癌

[临床与病理]

转移性肝癌（metastatic hepatic carcinoma，MHC）大体病理与原发性肝癌基本一致，大小不定，数目不等，可呈 1～2 个孤立结节或全肝弥漫性分布大小不等的结节。临床上早期多无明显症状，晚期可出现上腹胀痛、发热、腹水等表现。转移性肝癌多来自乳腺、胃肠道、肺、卵巢等脏器。

[超声表现]

1．二维声像

转移性肝癌肝内以多发结节型团块多见，团块周边常可见声晕，内部回声不等，与其相应原发病来源有关，多呈"牛眼征"——团块中央呈高回声、周边呈低回声环，常见于乳腺及胃肠转移；门静脉常无癌栓（图 3 - 3 - 7）。

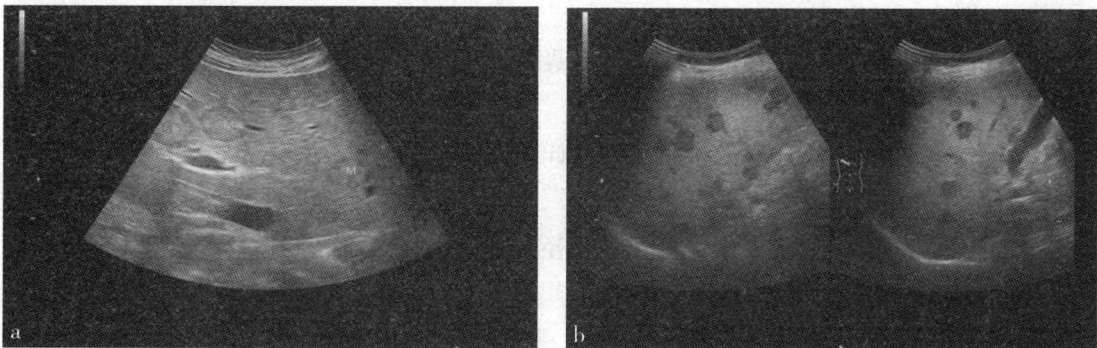

图 3 - 3 - 7　转移性肝癌

2．彩色多普勒

转移性肝癌由于其来源不同，肿瘤内血供表现不一，通常显示可见少量点线状血流信号或无明显血流信号，较原发性肝癌显示率为低。

3．超声造影

转移性肝癌注射对比剂后，病灶显示快速环状强化或整体增强和快速消退，出现消退时间比原发性肝癌为早。

[鉴别诊断]

1．肝脓肿

肝脓肿二维超声图像上常呈单发或多发圆形或椭圆形团块，依脓肿不同阶段内部回声表现不同，内部可呈高低不等、点状或斑片状杂乱回声，可夹杂有无回声区；脓肿壁可增厚，厚薄不一或凹凸不平，脓肿后方可有增强改变。CDFI 多无彩色血流信号，但部分可见内部有少量彩色血流信号，用脉冲多普勒可测及动脉血流，RI 多小于 0.6。常规超声肝脓肿与肝癌鉴别诊断有一定的困难，需借助超声造影，肝脓肿病灶超声造影呈蜂窝状图像，对诊断有肯定作用。

2.肝血管瘤和不均匀性脂肪肝

常规超声鉴别有一定困难,超声造影有较高的敏感性和特异性,参见表3-3-1。

六、胆囊结石

[临床及病理]

胆囊结石(gallbladder shone)典型症状为胆绞痛,可突然发作又突然消失,也可在进食油腻后出现,疼痛开始于右上腹部,常放射至后背及右肩脚下角。有20%~40%的患者可无症状。

[超声表现]

1. 二维声像

(1)典型胆囊结石,胆囊腔内可见单个或多个强回声,大小不等,后方伴声影,随体位改变可移动(图3-3-8a)。

(2)充满型胆囊结石,胆汁透声消失,胆囊前壁及结石强回声及后方声影构成特征性"WES"三联征(图3-3-8b)。

(3)泥沙型胆囊结石,胆囊腔内可见细沙样强回声,后方伴声影,体位改变时强回声带大小和形态均发生变化(图3-3-8c)。

(4)壁间胆囊结石,胆囊壁间可见数个直径数毫米的强回声光斑,后方出现"彗星尾"样声像,不随体位改变移动位置(图3-3-8d)。

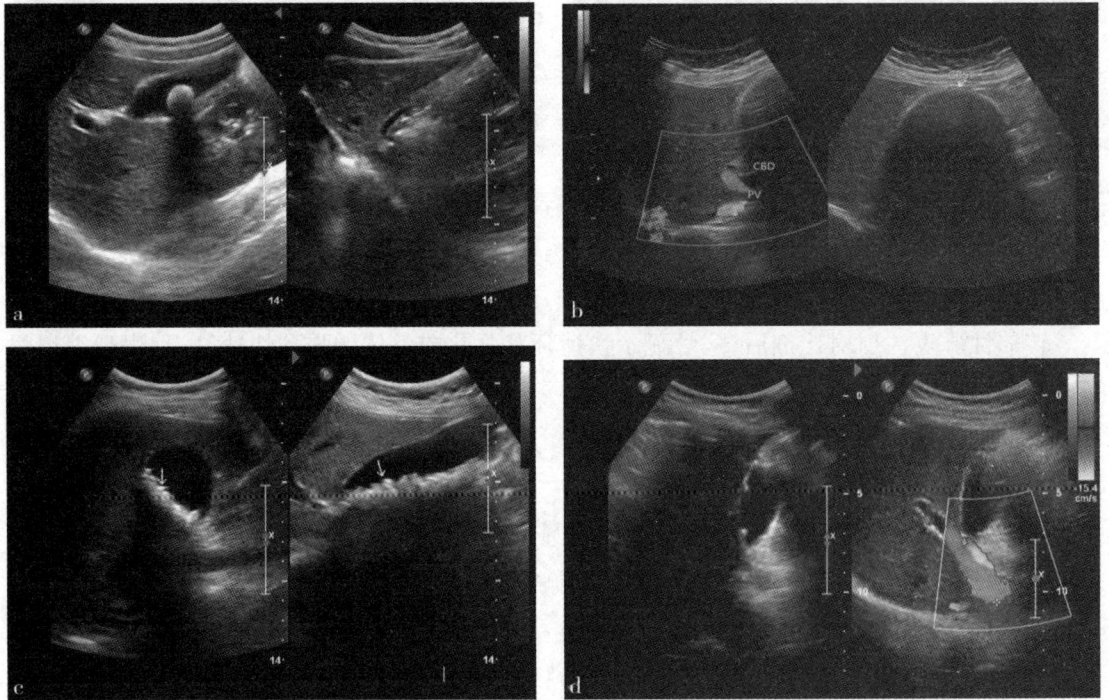

图3-3-8 胆囊结石

a.典型胆囊结石;b.充满型胆囊结石;c.泥沙型胆囊结石;d.壁间胆囊结石

2. 彩色多普勒

稍大强回声后方可见彩色闪烁,无彩色血流信号。

[鉴别诊断]

1. 肠道内气体

肠道内气体呈强回声,后方也伴有声影,但气体回声活跃,易改变位置和形状。

2. 胆囊息肉、凝血块

胆囊内稍高回声团,不伴声影,改变体位时移动缓慢或无移动性,彩色多普勒示较大息肉内部可见血流信号。

3. 胆囊内回声伪像

改变体位,不同切面多角度扫查,可资鉴别。

七、胆囊癌

[临床与病理]

胆囊癌(gallbladder carcinoma)是胆道常见的恶性病变,90%的患者发病年龄超过50岁,女性为男性的3~4倍。多为产生黏液的腺癌,约占82%,呈浸润性生长,大体可见胆囊壁明显不均匀增厚,胆囊变形。由于早期无特殊症状和体征,晚期可出现腹胀、消瘦、贫血,甚至黄疸、腹水、全身多器官衰竭。

[超声表现]

胆囊癌可分为3种类型,即息肉型、厚壁型、肿块型(图3-3-9a)。

1. 二维声像

(1)息肉型,呈乳头状或蕈伞状低回声或中等回声团块突入胆囊腔,直径1.0~2.5 cm,基底较宽,表面不平整,周边常可见胆泥形成的点状回声。

(2)厚壁型,胆囊壁不均匀增厚,可为弥漫性或局限性,表面多不规则,常以颈部、体部增厚为著,早期与慢性胆囊炎不易鉴别。

(3)肿块型,胆囊增大,内腔消失,其内可见低回声或不均质回声的实性肿块,可伴有结石。

2. 彩色多普勒

在胆囊癌肿块内可探及高速、高阻力血流信号。

[鉴别诊断]

胆囊腔内异物如陈旧性稠厚胆汁团或脓团、堆积状泥沙样结石等,多与胆囊壁有分界线,改变体位观察,可有移动性,且不能检出内部血流信号。超声造影检查其内无增强,易与胆囊癌相鉴别。另外,还应与胆囊腺瘤相鉴别(图3-3-9b)。

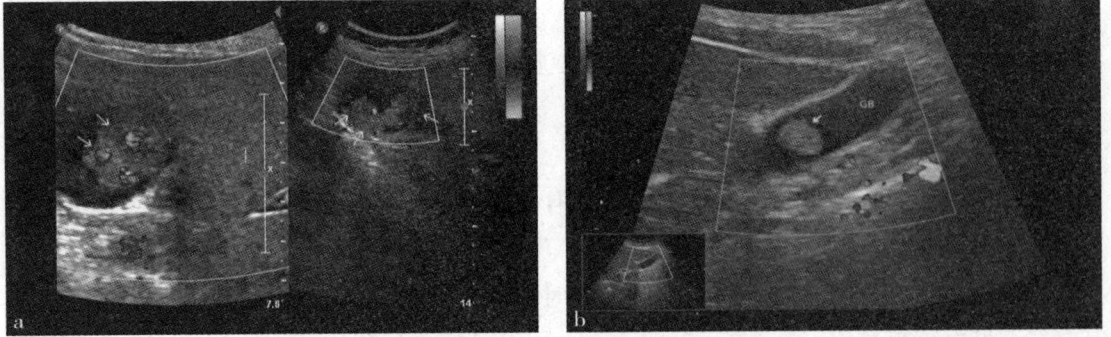

图 3 - 3 - 9　胆囊癌与胆囊腺瘤的鉴别

a.胆囊癌;b.胆囊腺瘤

八、梗阻性黄疸

[临床与病理]

梗阻性黄疸(obstructive jaundice)可由胆管结石(bile duct calculus)、胆管肿瘤、胆道蛔虫、胰头癌、壶腹癌、胆总管炎性狭窄及胆管外压迫等引起,其中胆管结石、胆管癌(cholangio-carcinoma)和胰头癌是最常见的疾病,占90%以上。胆管结石多数为胆色素结石,少数为混合性结石和脂肪酸钙结石,结石移动或嵌顿于胆管内可引起绞痛症状,结石停留引起胆管梗阻则产生黄疸。胆管癌以乳头状腺癌和黏液性腺癌最多见,通常引起黄疸,好发于胆总管及肝门区左右肝管汇合部。

[超声表现]

1.二维声像

直接征象为肝内、外胆管不同程度的扩张,根据扩张的范围可以提示阻塞发生的部位:胆总管扩张提示胆道下段阻塞;肝外胆管正常或显示不清,而肝内胆管或左右管仅一侧扩张,提示肝门部阻塞;肝内胆管、胆囊、肝外胆管及胰管扩张提示壶腹周围部阻塞。

(1)胆管结石。胆管内见形态较稳定的强或稍强回声团,后方伴声影,梗阻部位以上胆管不同程度扩张,管壁增厚,回声增强(图3-3-10a)。

(2)胆管癌。①乳头型或团块型,在扩张的胆管远端可见肿块声像,呈乳头状或不规则的低回声至稍高回声,肿块内回声分布不均匀,后方无声影,肿块与胆管壁分界不清;②狭窄或截断型,扩张的胆管远端突然狭窄或截断,但见不到有明确边界的肿块,考虑为胆管癌浸润所致(图3-3-10b)。

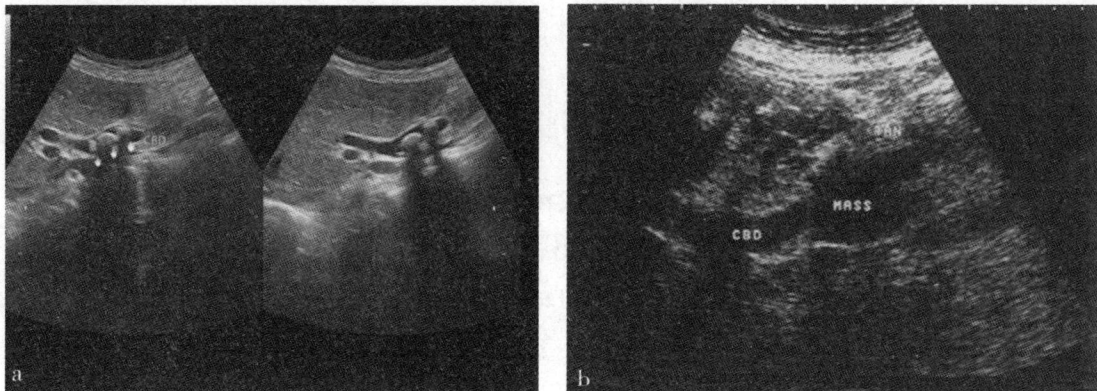

图 3 - 3 - 10　胆道梗阻

a.胆总管结石梗阻;b.胰头部肿瘤压迫引起胆道梗阻

2.彩色多普勒

胆管结石在强回声团内部无彩色血流信号,胆管癌肿块内可见少量血流信号。

[鉴别诊断]

胆管内胆泥、瘀血块等也可表现为胆管内的高回声团,但一般无声影,与管壁分界欠清,无移动性。胆道常见疾病的声像图特点及鉴别诊断参见表3 - 3 - 2。

表 3 - 3 - 2　胆道常见疾病声像图特点及鉴别诊断

声像图	胆囊结石	胆囊癌	胆道梗阻性黄疸
二维声像	典型结石:强回声后方伴声影,随体位改变可移动。充满型结石:"WES"三联征。泥沙样结石:强回声形态位置均可随体位改变。壁间结石:壁间小强回声后方伴"彗星尾"征	胆囊腔内可探及不规则形低回声肿块,或胆囊壁不均匀性增厚	梗阻以上胆管扩张。腔内强回声团后伴声影,考虑胆管结石;乳头样或不规则形低回声团与管壁分界不清,考虑胆管癌;伴有胰管扩张及胰头部低回声团块,考虑胰头癌
彩色多普勒	无血流信号	肿块内可探及动脉血流信号	结石无血流信号;肿瘤内部可见血流信号

九、脾破裂

[临床与病理]

脾破裂(spleen rupture)可分为3种类型:①真性脾破裂,占85%,累及包膜,引起不同程度的出血,脾脏周围血肿或游离性出血,后者易致出血性休克;②中央型破裂,发生在脾实质内,引起实质挫伤和实质内血肿,包膜完整;③包膜下破裂,引起包膜下血肿。

脾破裂多有明显外伤史。根据破裂类型、失血速度和失血量,有不同程度的临床表现,可表现为不同程度的腹痛、左上腹压痛和腹肌紧张,亦可表现为不同程度的生命体征改变。

当破裂发生在脏面,尤其是脾蒂撕裂时,由于出血量大,可迅速出现休克症状,危及生命(图3-3-11)。

[超声表现]

1.真性破裂

被膜线连续性中断,出现裂口。脾实质见不均匀性回声增强或减低区;脾周及腹腔可见不同程度的液性暗区。超声造影可见对比剂沿包膜裂口渗至腹腔内。较小裂口或发生于上极的破裂,脾脏可无明显异常发现(图3-3-11a)。

2.中央型破裂

脾脏可正常或增大,轮廓清楚、光整。脾实质见不规则的回声增强区或减低区。形成明显血肿后,脾实质内可见无回声区或混合性不均匀回声区(图3-3-11b、c)。

3.脾包膜下破裂

脾增大、变形,但是包膜完整;包膜下可见局限性无回声区,无回声区内透声欠佳,可见细点状及条索状回声(图3-3-11d)。

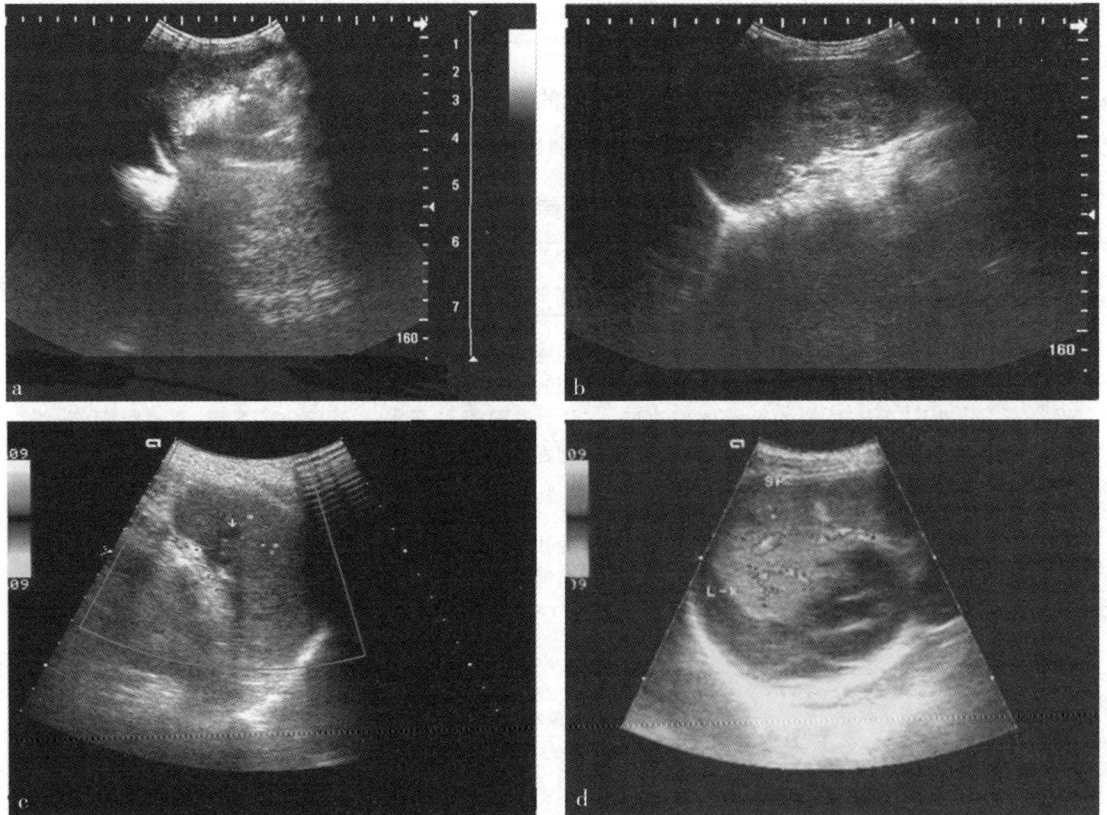

图3-3-11 脾破裂

a.真性脾破裂;b.、c.中央型脾破裂CDFI表现;d.脾包膜下血肿

[鉴别诊断]

不典型脾破裂需与脾囊肿性病变和脾分裂畸形相鉴别。

十、急性胰腺炎

[临床与病理]

急性胰腺炎(acute pancreatitis)病理可为急性水肿型及急性出血坏死型。急性水肿型多见,病理改变为胰腺肿大、充血、水肿,腹膜后组织水肿,腹腔可有少量渗液。急性出血坏死型少见,病理改变为胰腺实质的坏死、出血及炎症反应。急性胰腺炎继发感染可发展成脓肿、弥漫性胰腺炎,后期可形成胰腺假性囊肿。

[超声表现]

胰腺外形明显改变,多呈弥漫性肿大或局部肿大,内部回声明显减低,分布不均,继发实质的坏死、出血或脓肿时,可见胰腺周围有边界不规则的异常低回声或无回声区。可伴有胰腺假性囊肿形成(图3-3-12)。

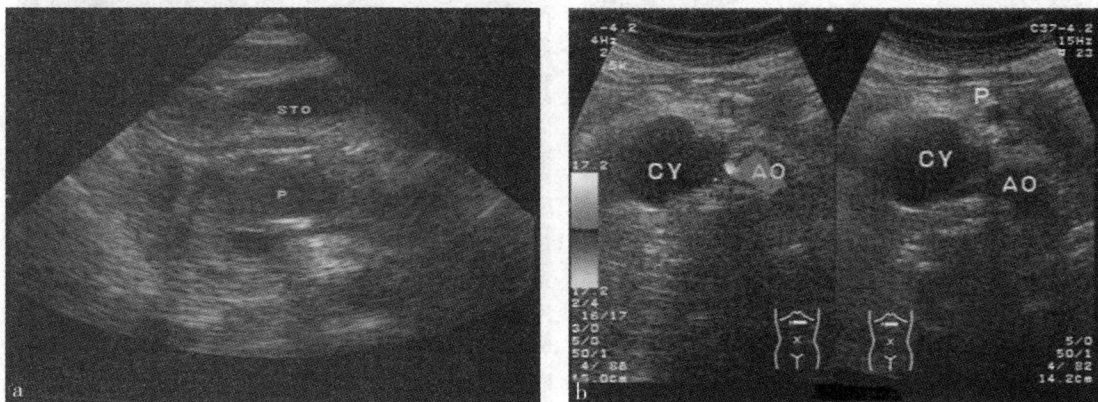

图3-3-12 急性胰腺炎

a.急性胰腺炎弥漫性肿大;b.胰腺假性囊肿

[鉴别诊断]

与胰腺癌在声像图上有相似之处,单纯从常规超声上鉴别很困难,需结合病史、血淀粉酶检查及在超声引导下经皮细针穿刺活检确诊。

十一、胰腺癌

[临床与病理]

胰腺癌(pancreatic carcinoma)虽不及肝癌及胃癌的发病率高,但仍然是常见肿瘤,近年来发病率有不断上升的趋势。胰腺癌中以胰头癌多见,约占2/3。病理学上胰腺癌分两型,一种来自胰腺导管,由柱状肿瘤细胞组成;另一种来自腺泡上皮,由圆形细胞或多角形细胞组成。腹痛或上腹部不适、食欲减退、乏力、体重减轻等是胰腺癌的初发症状,较黄疸出现为早。

[超声表现]

1.二维声像

胰腺外形呈局限性增大,以胰头部肿大常见;其内可见实性团块,边界不规则,有时呈蟹足状向四周浸润,内部回声不均,多以低回声及混合回声为主;周围结构有时可不同程度地出现受压、移位、梗阻等特点,多伴有胆总管及胰管扩张(图3-3-13)。

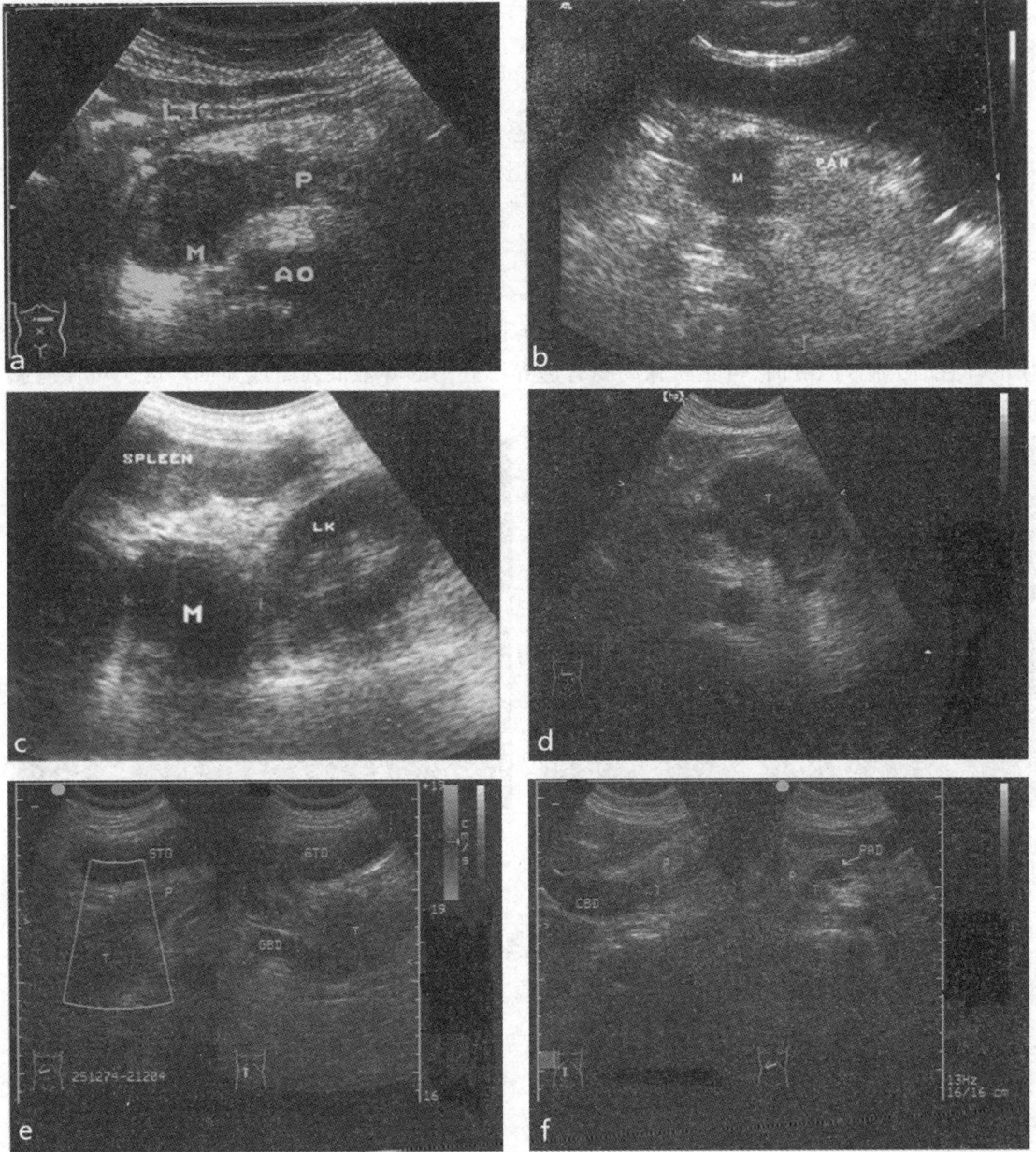

图3-3-13 胰腺癌

a.胰头部肿瘤;b.胰体部肿瘤;c.胰尾部肿瘤;d.胰腺体尾部肿瘤;e.胰腺肿瘤 CDFI 表现;f.胰腺头部肿瘤压迫引起胆总管扩张

2.彩色多普勒

肿块内可见增多血流信号,可探及动脉血流。

[鉴别诊断]

胰头癌常需与壶腹癌及胆总管下段肿瘤相鉴别。一般而言,胰头癌较易显示肿块,但壶腹癌不易显示肿块,胆总管下段肿瘤在胆管腔内而胰头大小及回声正常。胰腺癌与急性胰腺炎的鉴别见表3-3-3。

表3-3-3　急性胰腺炎与胰腺癌的声像图特点与鉴别诊断

声像图	急性胰腺炎	胰腺癌
二维声像	外形多呈弥漫性或局部肿大,内部回声减低,分布不均;伴有继发出血、坏死时,可见胰腺周围不规则低回声或无回声区。还可伴有假性囊肿形成	不规则的团块,周边可呈蟹足样改变,以低回声为主,回声分布不均,可伴有胆管及胰管扩张
彩色多普勒	血流信号通常显示不明显	内部可见增多的血流信号

第二节　泌尿系统

[泌尿系统正常声像图]

泌尿系统主要包括肾脏、输尿管、膀胱、尿道。在本节把男性前列腺也列入其中讲述。

1. 肾脏

正常肾脏从外向内分别为周边的肾轮廓线、肾实质和中央的肾窦。肾包膜光滑、清晰,呈线状高回声;肾窦位于肾中央,宽度一般占肾的1/3~1/2,通常表现为长椭圆形的高回声区,其回声强度高于胰腺回声;肾实质呈低回声,包含肾皮质和肾髓质(肾锥体)回声,肾锥体回声较肾皮质回声为低。男性肾长径10~12 cm,宽径4.5~5.5 cm,厚径4~5 cm;女性正常肾超声测值略小于男性。CDFI能清晰显示主肾动脉、段动脉、大叶间动脉、弓状动脉直至小叶间动脉及各段伴行静脉,呈树枝状分布红蓝血流信号(图3-3-14)。

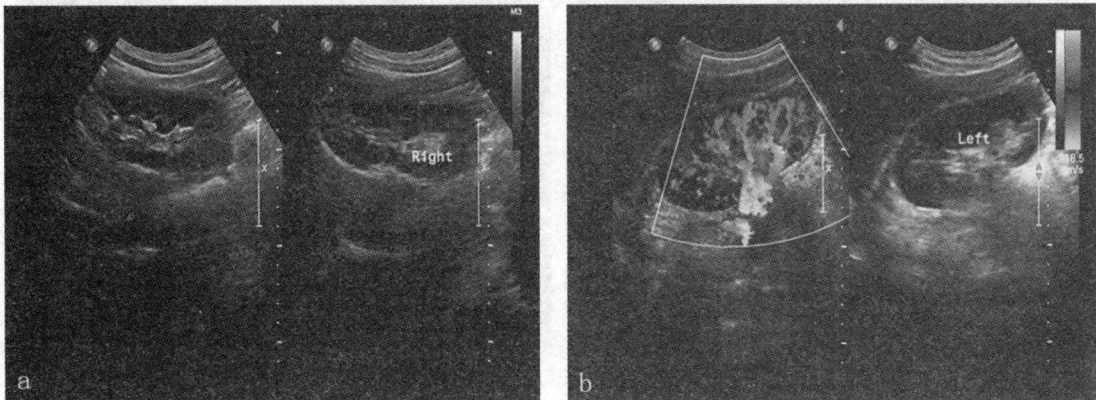

图3-3-14　正常肾脏声像图

a. 正常肾脏二维图像;b. 正常肾脏CDFI表现

2. 输尿管

正常输尿管超声一般不能显示,当大量饮水使膀胱充盈时,输尿管才能显示,表现为中间呈无回声的两条平行明亮条带状回声且有蠕动,正常输尿管回声分离一般为 0.1 ~ 0.3 cm。输尿管开口处位于膀胱三角左、右两上角,稍向膀胱内隆起。CDFI 可显示输尿管开口处向膀胱内喷尿的红色信号。

3. 膀胱

正常膀胱充盈时,膀胱壁呈光滑带状回声,厚度 0.1 ~ 0.3 cm,膀胱内尿液呈无回声,膀胱形态随尿液充盈情况而变化。正常人膀胱容量 250 ~ 400 ml(图 3 - 3 - 15)。

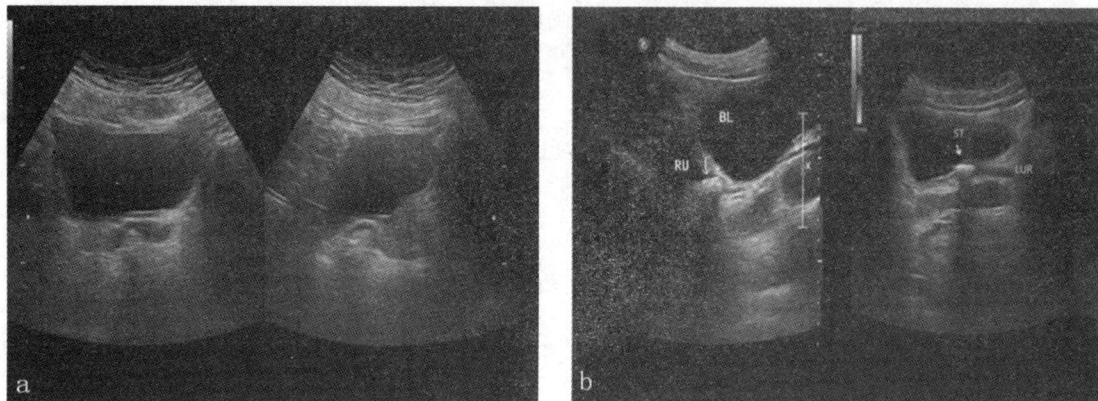

图 3 - 3 - 15 正常膀胱声像图

a. 右侧膀胱横切面,左侧膀胱纵切面;b. 双侧输尿管入膀胱切面

4. 前列腺

经腹壁检查显示正常前列腺横切面呈左右对称的栗子形,包膜呈光滑的高回声带,前方为低回声内腺,后方为回声偏强的外腺,两侧底部后上方可见呈无回声或低回声的精囊。纵切面前列腺呈椭球形,其尖部指向前下方,正中线见尿道口呈轻微凹入。CDFI 显示前列腺内部基本无血流信号或显示稀疏的点状血流信号(图 3 - 3 - 16)。

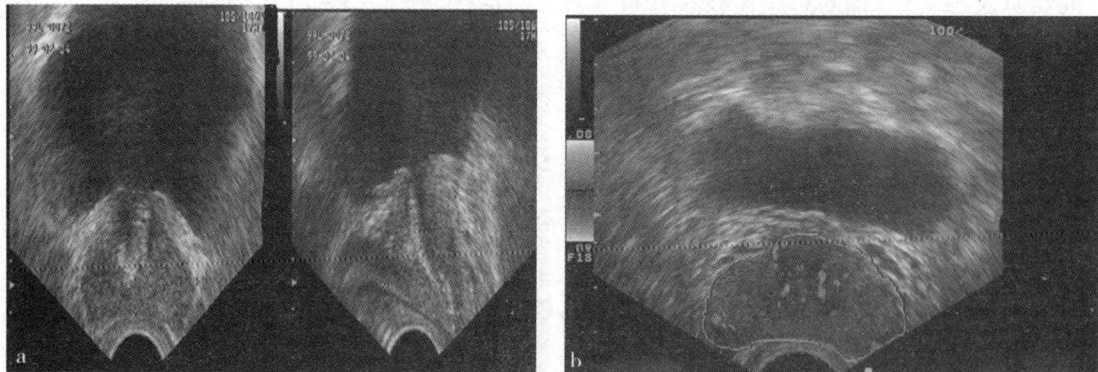

图 3 - 3 - 16 正常前列腺声像图

a. 正常前列腺;b. 正常前列腺 CDFI 表现

[泌尿系统常见疾病]

泌尿系统常见疾病包括:肾脏先天性异常(肾下垂、异位肾、游走肾等位置异常,单侧肾、双肾盂等数目异常,融合肾、一侧肾先天发育不良而对侧肾代偿性肥大等形态大小异常);肾脏囊液性疾病(肾盂积水、肾囊肿、多囊肾、肾脓肿液化期及囊性肾癌等);肾脏实性占位性疾病(肾错构瘤、肾细胞癌、肾盂癌等);肾脏弥漫性疾病(慢性肾功能不全);肾结石及钙化;肾脏血管性疾病(肾动脉狭窄、肾动静脉瘘、胡桃夹综合征等);输尿管先天狭窄;输尿管结石及输尿管肿瘤等;膀胱结石及膀胱肿瘤等;前列腺炎、前列腺肥大、前列腺癌等。本节主要讲述肾盂积水、肾囊肿、肾结石、肾癌、肾盂癌、输尿管结石、输尿管肿瘤及前列腺癌,其中肾结石、肾盂肿瘤、输尿管结石、输尿管肿瘤及先天性输尿管狭窄均可导致尿路梗阻而出现肾盂积水及输尿管扩张表现(表3-3-4)。

表3-3-4　泌尿系统常见疾病声像图特点及鉴别诊断

声像图	肾盂积水	肾囊肿	肾癌	尿路梗阻(结石)	尿路梗阻(肿瘤)	前列腺癌
二维声像	集合系统(肾窦)分离呈液性,无回声暗区	实质内圆形囊性无回声暗区,囊内透声佳,后方回声增强	实质内可见低、混合回声不均质实性团块	肾或输尿管内强回声块伴声影,可伴肾输尿管扩张积水	可见不规则形低回声团,也可伴有肾积水和输尿管扩张	前列腺形态不规整,左右不对称性增大,可见低回声结节
彩色多普勒	液性暗区内无彩色血流信号	囊内未见血流信号	血流可以丰富,也可以稀少或无血流信号	无血流信号	团块内可见血流信号或血流信号不明显	低回声结节内可见略增多血流信号

一、肾积水

[临床与病理]

肾积水(hydronephrosis)是指因尿路梗阻使肾内尿液不能正常排出,引起肾盂肾盏尿液滞留,肾盂内压力增高,从而导致肾盂肾盏扩张及肾萎缩的病理改变。患者可出现腰部胀痛等症状。

[超声表现]

肾积水在声像图上分为轻、中、重三种程度。①轻度肾积水,肾窦分离呈液性无回声暗区,肾盂肾盏均有轻度扩张,分离内径1.0~2.0 cm,肾实质厚度及肾血流不受影响(图3-3-17a)。②中度肾积水,肾盂肾盏扩张较明显,表现为形态各异的肾积水声像图,分离内径为2.0~3.0 cm,如花朵样或烟斗样无回声区(图3-3-17b)。③重度肾积水,肾盂肾盏明显扩张,分离内径为3.0 cm以上,肾窦回声被调色板样及巨大囊样无回声所取代,肾实质厚度明显变薄,肾实质内彩色血流明显减少或消失(图3-3-17c)。

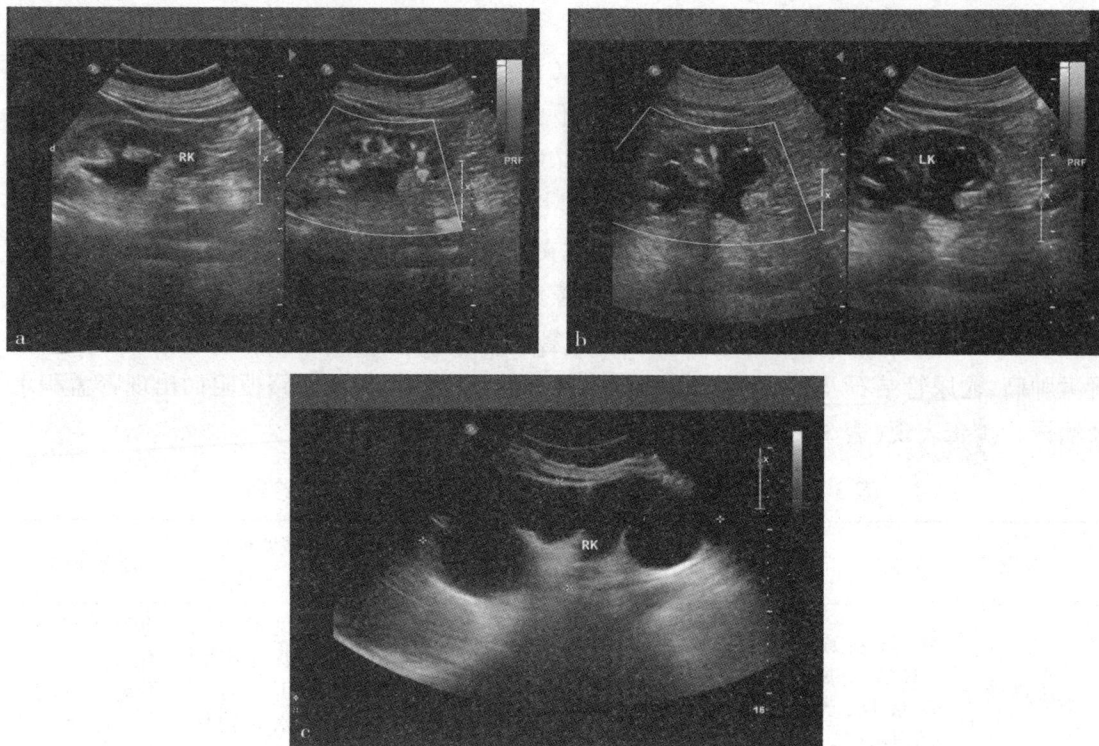

图 3 - 3 - 17　肾积水

a. 轻度肾积水；b. 中度肾积水；c. 重度肾积水

[鉴别诊断]

1. 生理性肾窦回声分离

在生理情况下，膀胱过分充盈、大量饮水或利尿药的应用，可使肾盂内存有少量尿液，声像图出现肾窦回声分离，一般分离内径 <1.0 cm，在排尿后或利尿期过后，肾窦回声分离现象可消失。通常肾盂分离达 1.5 cm 以上可确定肾积水，而 1.0 cm 以下的分离可能为生理性。

2. 多囊肾或多发性肾囊肿

多囊肾表现为双侧发病，肾内充满大小不等的囊肿且彼此不相通，其间未见正常肾组织；多发性肾囊肿表现为单侧或双侧肾内多个囊肿，彼此不相通，其间可见正常肾组织；肾积水的无回声区则彼此相通，同时可伴有同侧输尿管扩张。

二、肾囊肿

[临床与病理]

肾囊肿（renal cyst）为肾的囊性病变之一，多指单纯性肾囊肿，广义上也包括肾盂旁囊肿（peripelvic cyst）。肾囊肿病因尚不清楚，多数认为是先天性的。患者多无症状，常偶然发现。囊肿内出血可使囊肿短时间内突然增大，患者可出现一侧腹部绞痛。

[超声表现]

1. 二维声像

(1) 肾囊肿,肾实质内 1 个或多个圆形或椭圆形液性无回声区,囊壁薄而光滑,后方回声增强,可出现侧壁回声失落现象,囊肿常向肾表面凸出。

(2) 肾盂旁囊肿,肾窦内囊性无回声,容易压迫肾盂肾盏导致肾积水(图 3 - 3 - 18)。

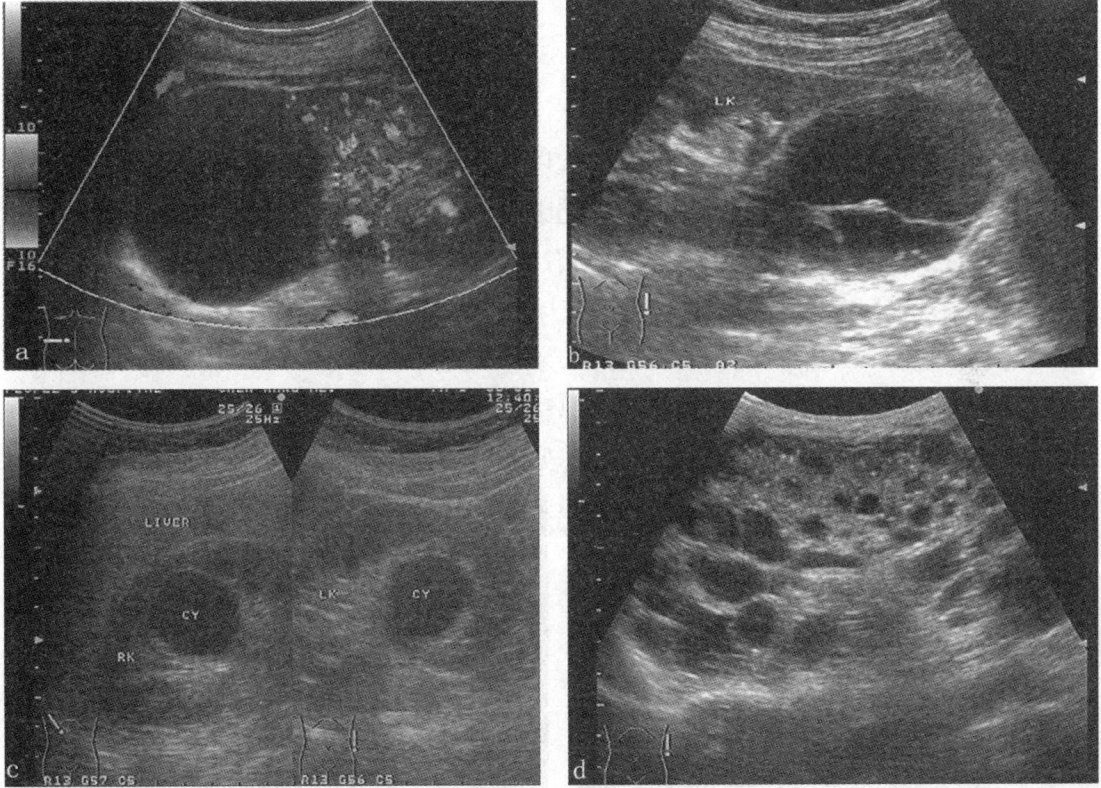

图 3 - 3 - 18　肾囊肿

a. 单纯性肾囊肿;b. 多房性肾囊肿;c. 肾盂旁囊肿;d. 多囊肾

2. 彩色多普勒

囊内无血流信号,囊壁偶见少许血流信号。

[鉴别诊断]

肾多发囊肿需与多囊肾相鉴别。肾多发囊肿多为单侧,数目较多囊肾少,囊肿以外的肾实质回声正常,如果囊肿较大,则可对一局部肾实质造成挤压;而多囊肾为双肾发病,双肾体积增大,表面不规则,全肾布满大小不等的囊肿,囊与囊之间不通,甚至肾实质回声与肾窦回声分界不清。

三、肾癌

[临床与病理]

肾癌病理上又称肾细胞癌,是成人肾脏恶性肿瘤中最多见的一种,肿瘤组织一般分布比较均匀,但随着肿瘤的生长也会出现出血、坏死等变化。主要表现为无痛性血尿、腰痛和胁腹部包块。

[超声表现]

1. 二维声像

肾实质内出现圆形或椭圆形实质性肿物,以低回声多见,其内部回声分布可均匀,也可不均匀。当肿瘤侵犯周围结构时可表现为肾包膜连续性中断,肾活动度受限;肾癌向内侵犯肾盂肾盏可造成肾盂积水;肿瘤血行转移时,肾静脉与下腔静脉可出现低回声栓子,肾门或腹主动脉旁出现低回声肿块则可能为肾癌淋巴结转移(图 3 - 3 - 19a)。

2. 彩色多普勒

肿瘤内部彩色血流信号可以丰富,也可以稀少,甚至没有血流信号,还有一些肿瘤表现为周边血流信号丰富的抱球形彩色血流信号(见图 3 - 3 - 19b)。

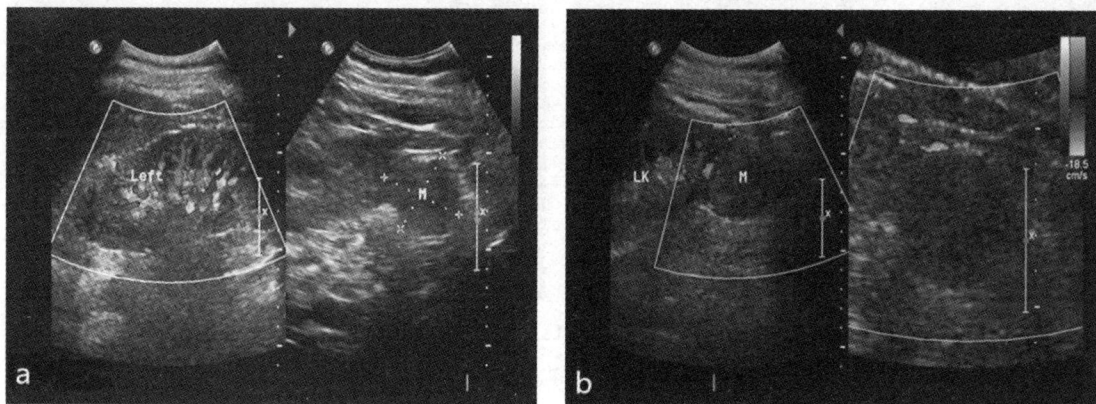

图 3 - 3 - 19　肾肿瘤

a. 肾下肢肿瘤;b. 肾脏肿瘤 CDFI 表现

[鉴别诊断]

肾癌需与肾脓肿相鉴别,肾脓肿边界不如肾癌清晰,肾活动度通常明显受限;经过抗感染治疗后脓肿体积会逐渐缩小,而肾癌不会有这种动态变化。

四、尿路梗阻性疾病

尿路梗阻性疾病主要包括肾结石、肾盂肿瘤、输尿管结石、输尿管肿瘤、泌尿系炎症、先天性输尿管狭窄及输尿管外压等。直接征象是梗阻以上部位的输尿管扩张和(或)肾盂积水。

（一）肾结石

[临床和病理]

肾结石（renal calculus）病理成分主要有草酸钙、磷酸钙、尿酸钙等，病因主要是机体代谢异常（甲状旁腺功能亢进、维生素 D 中毒等）及尿路梗阻。临床症状主要表现为腰痛、血尿和（或）尿中排出砂石。超声能检出 X 线不能检出的透光结石，对小结石的分辨力也较高。

[超声表现]

1. 二维声像

肾窦内可见大小不等的强回声，其后方伴声影，小结石及一些结构疏松的结石后方可无声影或有较淡的声影。如果结石引起梗阻会出现肾盏或肾盂积水的声像图改变，即肾盂、肾盏分离呈宽度不等的液性无回声暗区（图 3 - 3 - 20）。

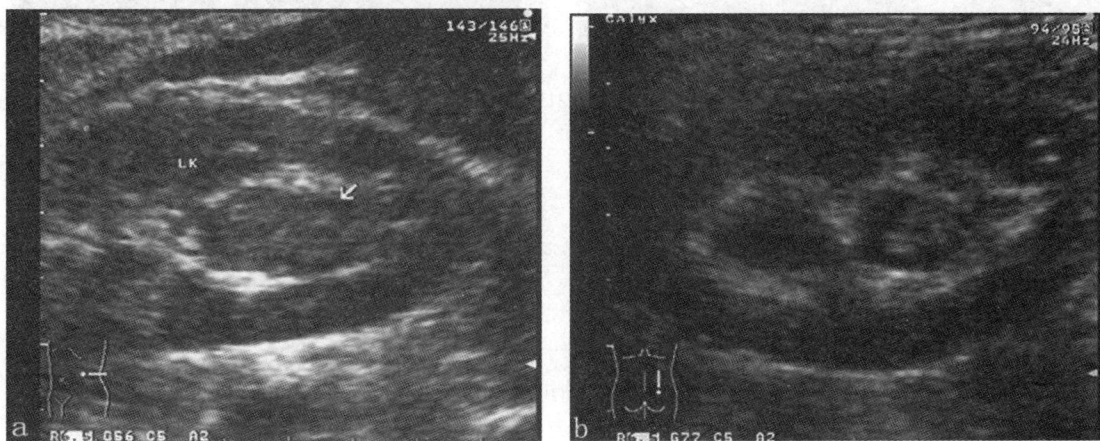

图 3 - 3 - 20　肾结石

a. 肾结石后方伴声影；b. 肾结石并肾积水

2. 彩色多普勒

无彩色血流信号，但稍大者强回声后方可见彩色闪烁。

[鉴别诊断]

肾内钙化灶也呈强回声，但通常位于肾皮质或肾包膜下，呈不规则斑片状强回声。

肾窦内灶性纤维化或管壁回声增强，肾窦内短线样强回声，侧动探头后呈等号状。

（二）肾盂癌

[临床与病理]

肾盂癌（renal pelvis carcinoma）最常见的病理类型是移行上皮乳头状癌，病变发生于肾盂黏膜，发病率较肾实质肿瘤要低。临床表现为无痛性间歇性血尿。

[超声表现]

1. 二维声像

肾盏或肾盂内低回声肿块，边界欠清，可呈乳头形、椭圆形、平坦形等，若堵塞其一肾盏或肾盂,将引起肾盂内积水,此时肿瘤较易被发现。如果没有肾盂积水或肿瘤沿着肾盂地毯状浸润性生长时,则超声检查难以被发现,容易漏诊(图3-3-21)。

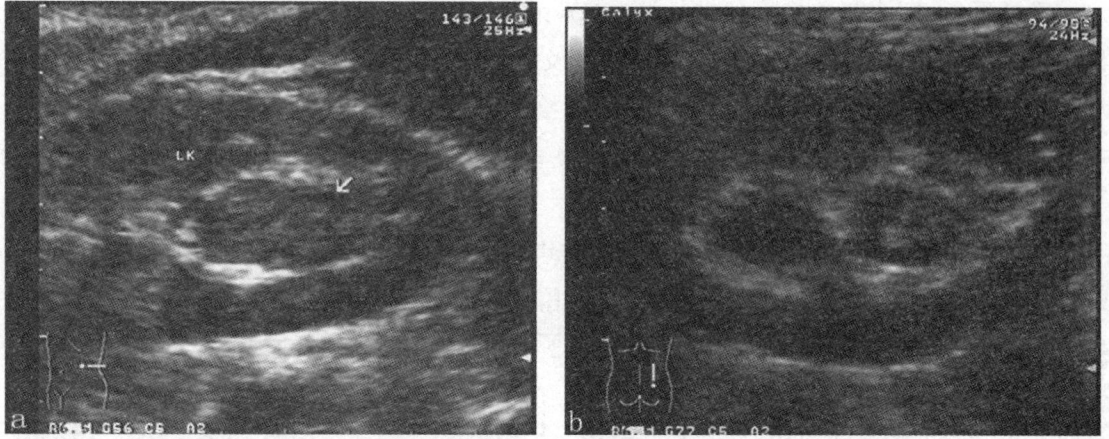

图3-3-21　肾盂癌

a.肾盂内低回声肿块;b.肾盂癌并肾积水

2.彩色多普勒

肾盂癌内一般彩色血流信号较稀少。

[鉴别诊断]

肾盂内凝血块,一般会随体位改变而移动或排出后消失,而肾盂癌不会出现这种现象,动态观察可以鉴别。

(三)输尿管结石

[临床与病理]

输尿管结石(ureteral lithiasis)多由肾结石下移进入输尿管形成,下降过程中因嵌顿可引起输尿管痉挛,出现肾绞痛,呈剧烈的放射性痛,伴有血尿、恶心、呕吐等症状。

[超声表现]

扩张的输尿管远端可见团状、弧形等强回声团,后方伴声影(图3-3-22),尤其注意探查输尿管3个生理狭窄段。可继发同侧的输尿管、肾盂、肾盏不同程度积水的表现。

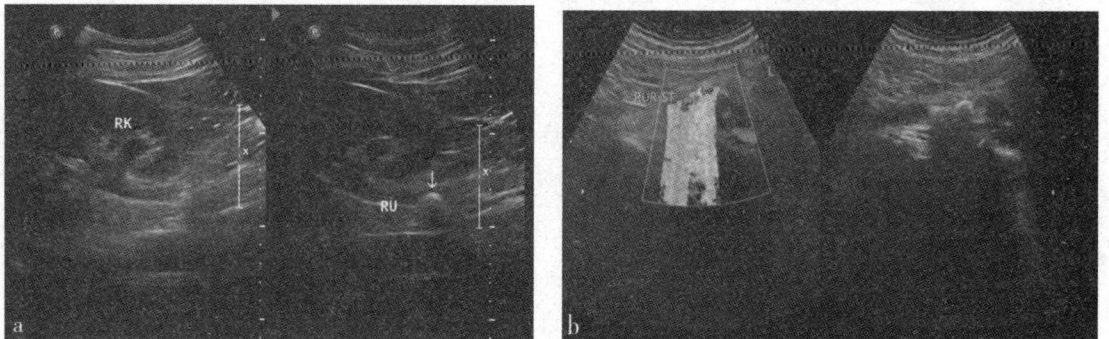

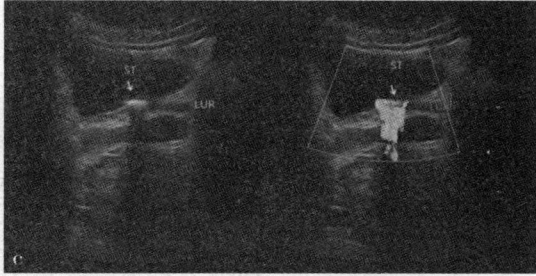

图 3 - 3 - 22　输尿管结石

a. 输尿管上段结石 ; b. 输尿管中段结石 ; c. 输尿管末段结石

[鉴别诊断]

输尿管结石与输尿管肿瘤都可引起上尿路梗阻,当输尿管结石较为疏松或输尿管肿瘤伴有钙化时,超声影像上两者鉴别较困难,通常需结合临床症状来进行诊断。

(四) 输尿管肿瘤

[临床与病理]

输尿管肿瘤发病率较低,良性病变多为输尿管息肉或腺瘤,恶性病变多为输尿管移行上皮乳头状癌。

[超声表现]

1. 二维声像

输尿管内可见实性团块,以低回声多见,团块处的输尿管增宽,团块以上的输尿管及肾盂多有积水的表现,位于输尿管膀胱开口处的肿瘤可表现为向膀胱内突出的低回声肿块。

2. 彩色多普勒

较大团块内可见少量血流信号。

[鉴别诊断]

输尿管结石于扩张的输尿管内可见强回声光团,且后方伴声影,一般临床多有下腹部绞痛症状。

五、前列腺癌

[临床与病理]

前列腺癌(carcinoma of prostate)常见于老年男性。源于前列腺腺泡或导管上皮,好发于周围带(即外区),95% 为腺癌,偶见鳞状或移行细胞癌。早期前列腺癌症状和体征不明显,晚期可出现膀胱、输尿管梗阻症状。有时仅表现为骨转移症状,以腰椎、骨盆多见。前列腺癌可以直接蔓延至膀胱、精囊、尿道,以及经淋巴转移。

[超声表现]

1. 二维声像

前列腺形态不规整,左右不对称性增大,内部回声不均,外区出现结节呈低或混杂回声,但此表现不具有特异性。包膜粗糙,包膜亮线连续性可以中断。肿瘤浸润精囊腺、膀胱、直肠,出现相应的异常回声(图3-3-23)。

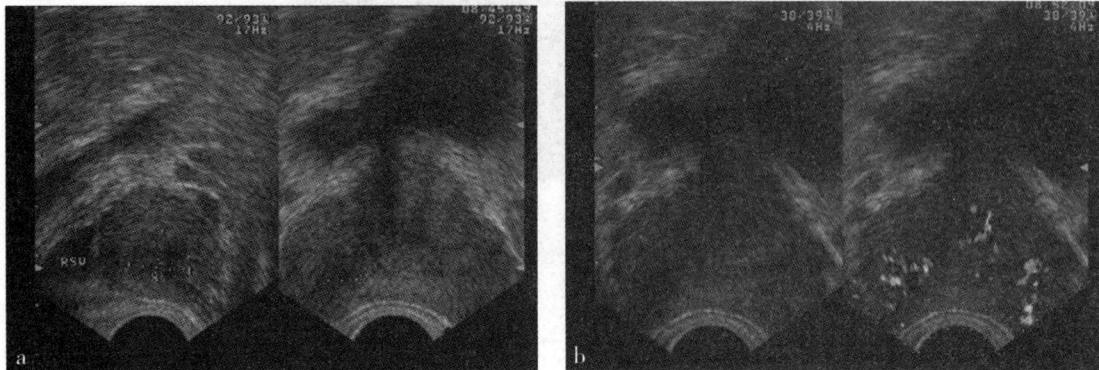

图3-3-23 前列腺癌

a.前列腺外区低回声结节;b.前列腺结节内呈点状血流信号

2.彩色多普勒

示结节内部、周围可有丰富血流信号。

[鉴别诊断]

1.前列腺增生

前列腺增生合并前列腺癌的患者,因兼有两者的声像图表现,故易遗漏后者。前列腺增生易发生在内腺,前列腺癌多发生在外腺,但外腺也可出现良性增生结节,需要结合前列腺穿刺活检来诊断。

2.膀胱肿瘤

膀胱底部癌可侵入前列腺使之增大变形,前列腺癌也可侵犯膀胱,向膀胱突入生长,此时两者鉴别相当困难,往往需要进行膀胱镜检查。

第三节 女性生殖系统

[女性生殖系统正常声像图]

女性生殖系统包括子宫、输卵管、卵巢、阴道,其中输卵管和卵巢被称为子宫附件,正常声像图见图3-3-24。

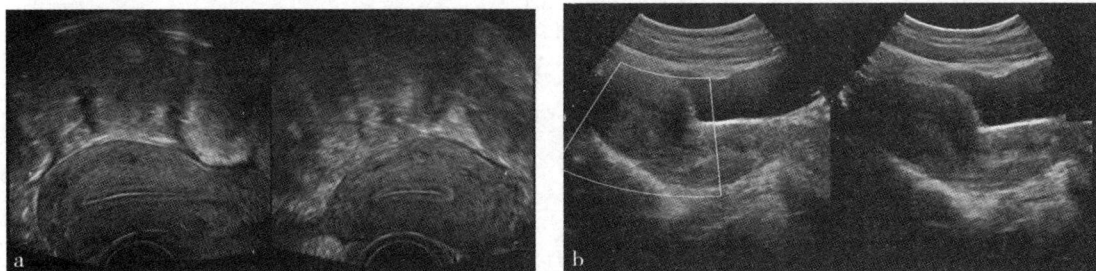

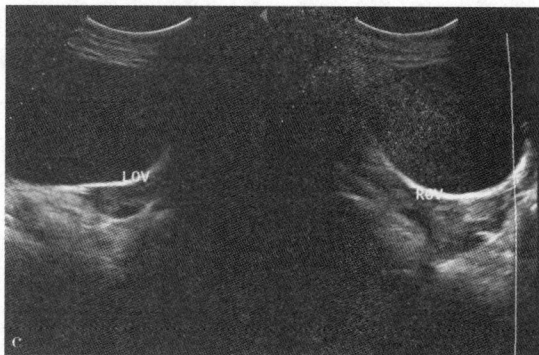

图 3 - 3 - 24　　正常子宫、卵巢声像图

a. 正常子宫经直肠检查;b. 子宫经腹显示;c. 正常双侧卵巢

1. 子宫

子宫位于膀胱后方,纵切面上前倾或水平位及后倾位,子宫呈倒置梨形,肌层呈均匀低回声,居中的宫腔呈增强的线状高回声,宫腔线周围为内膜回声层,呈低回声或较高回声,内膜回声及厚度与月经周期有关,厚度为 10 ~ 15 mm,宫颈肌层回声高于宫体肌层回声。阴道内因有少量气体而呈片状高回声带。横断面扫查,子宫底部呈三角形,体部为椭圆形。正常子宫大小随发育、未产、经产、绝经及体型而异。子宫与子宫颈长度之比,在青春期约为 1∶1,生育期约为 2∶1,绝经后为 1∶1。生育年龄段妇女子宫正常参考值:宫体长 5.0 ~ 7.0 cm,前后径为 3.0 ~ 4.5 cm,横径为 4.5 ~ 5.5 cm。宫颈正常参考值:长径 2.5 ~ 3.5 cm,前后径 1.5 ~ 2.5 cm。

2. 卵巢

多位于膀胱的后外侧,但其位置变化较大。卵巢呈扁椭圆形,卵巢中央部为高回声髓质,周围为皮质,其内可见大小不等、边界清楚、壁薄的圆形无回声区,为卵泡回声,卵泡大小随月经周期而变化,成熟卵泡可突出卵巢表面。正常卵巢体在生育年龄最大,正常值约为 4 cm × 3 cm × 2 cm,(长径 × 横径 × 前后径),绝经后逐渐缩小。

3. 输卵管

正常声像图上输卵管不能清楚显示,当盆腔有积液或腹水时,输卵管被无回声的液体衬托,可以清楚显示出来,表现为边界呈稍高回声的弯曲状管状结构。

[女性生殖系统常见疾病及妊娠]

女性生殖系统常见疾病包括子宫肌瘤、子宫内膜癌、子宫先天性发育异常、子宫内膜异位症、卵巢囊性肿瘤及实性肿瘤和盆腔炎性疾病等。本节主要介绍子宫肌瘤、卵巢囊性肿瘤及卵巢癌的超声诊断。

妊娠分为正常妊娠和异常妊娠。正常妊娠分为早、中、晚期妊娠,声像图各有所异,异常妊娠包括数目异常、胎儿发育异常及胎儿附属结构异常等征象。

一、子宫肌瘤

[临床与病理]

子宫肌瘤(hysteromyoma)是女性生殖系统中最常见的良性肿瘤,与长期过度激素刺激有关,根据子宫肌瘤与肌壁的关系可分为肌壁间肌瘤、浆膜下肌瘤、黏膜下肌瘤。其临床症状与其部位、大小、数目密切相关,小肌瘤多无症状,超声检查常使无症状的肌瘤发现率显著增加,经量增多、经期延长是肌瘤常见症状,易于发生黏膜下肌瘤和较大肌壁间肌瘤;腹部包块则多见于较大的浆膜下肌瘤和肌壁间肌瘤。

[超声表现]

1.二维声像

肌壁间子宫肌瘤,于子宫肌层内探及一个或多个圆形及椭圆形低回声团,较大肌瘤及多发肌瘤常见向子宫表面突出,使子宫体积增大、形态失常,且较大肌瘤多有内部回声不均等肌瘤变性(图3-3-25a);浆膜下子宫肌瘤,向子宫表面明显突起的低回声区,边缘清楚,形态规则,或表现为完全位于子宫外但有蒂与子宫相连的低回声包块(图3-3-25b);黏膜下子宫肌瘤,宫腔内见低回声或中等回声区,宫腔内膜线偏向一侧或包绕肌瘤病灶(图3-3-25c)。

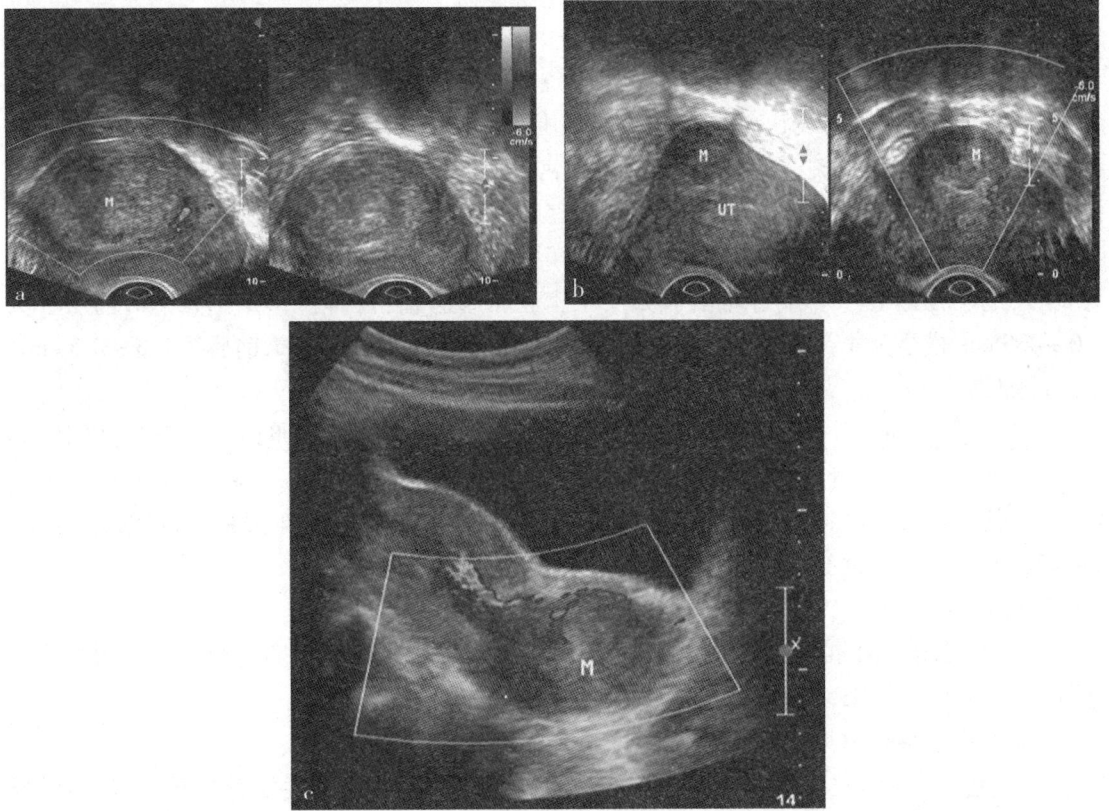

图3-3-25 子宫肌瘤

a.肌壁间子宫肌瘤;b.浆膜下子宫肌瘤;c.黏膜下子宫肌瘤

2.彩色多普勒

病灶周边假包膜区域常可显示部分环状、条状及点状血流信号。

[鉴别诊断]

1.子宫腺肌瘤

两者均可表现为子宫肌层内局灶性低回声病灶,但子宫肌瘤边缘有假包膜,使其边界较为清楚,团状感较强;而腺肌瘤边缘无包膜及假包膜,因而病灶边界不清,从病灶内部结构上,腺肌瘤内常见条索状高回声,有时还可见小囊性区域。

2.卵巢肿瘤

带蒂浆膜下肌瘤可能与卵巢实性肿瘤相混淆。鉴别要点是要弄清楚肿块与子宫的关系,如能找到浆膜下肌瘤与子宫相连的蒂,则可明确诊断。

二、卵巢囊肿

[临床与病理]

卵巢囊肿(ovarian cyst)是一个笼统的概念,指一组组织学表现相似的附件囊泡状病变,为与卵巢功能密切相关的潴留性囊肿。分为单纯性囊肿、滤泡囊肿、黄体囊肿、巧克力囊肿等。临床上常能自行消退,常无症状,也可以使月经周期紊乱。

[超声表现]

1.二维声像

典型的滤泡囊肿可于单侧或双侧附件区探及囊性无回声团块,壁薄光滑,内部透声佳,后方回声增强,一般大小不超过5 cm。肿物较小时其一侧周边可见正常卵巢结构(图3-3-26)。

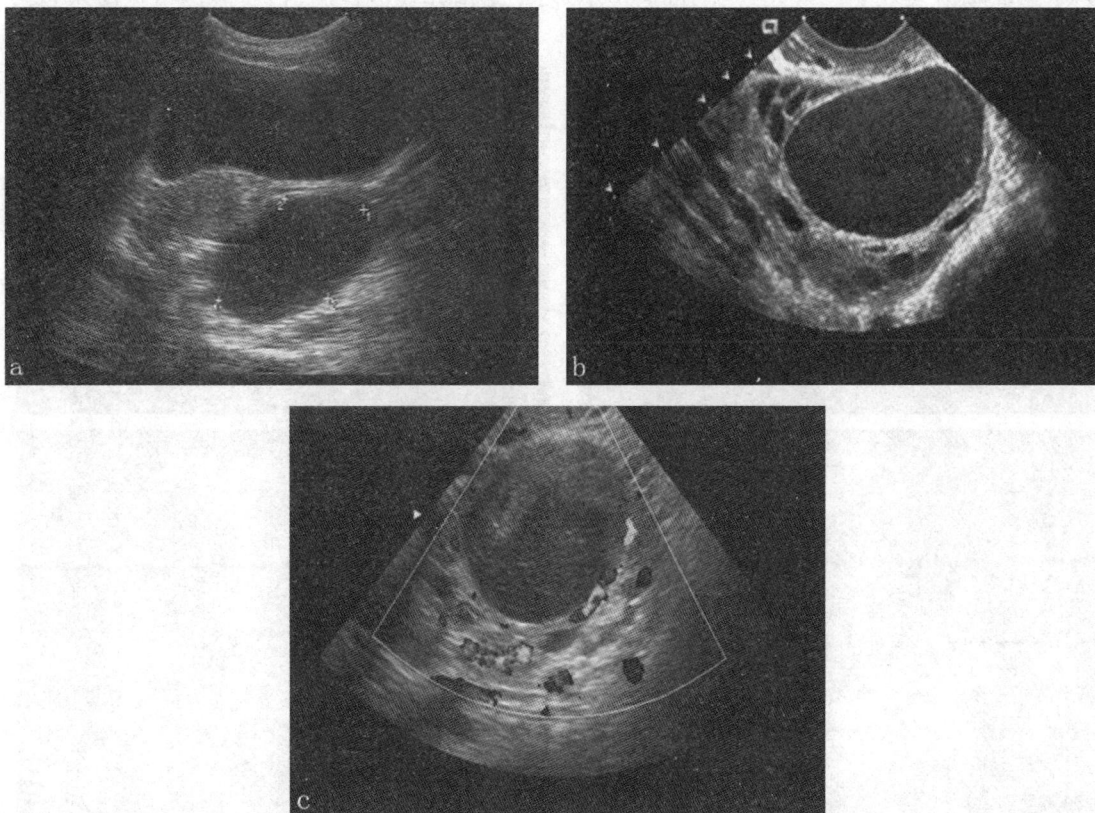

图3-3-26　卵巢囊肿

a.单纯卵巢囊肿;b.出血性卵巢囊肿;c.卵巢囊肿 CDFI 表现

2.彩色多普勒

囊肿内部无血流信号,于囊壁偶见少量血流信号。

[鉴别诊断]

包裹性积液,若双侧卵巢均清晰可见,便可排除卵巢囊肿;若一侧或双侧卵巢显示不清,单纯从超声影像上诊断比较困难,须结合临床及病史等诊断。

三、卵巢癌

[临床与病理]

卵巢癌是女性生殖器官常见的恶性肿瘤,以囊腺癌最多见。早期常无症状,晚期可出现盆腔肿块和腹水。卵巢囊腺癌来源于上皮,多由囊腺瘤恶变而来。浆液性囊腺癌(serous cystadenocarcinoma)较黏液性囊腺癌(mucinous cystadenocarcinoma)多见。约50%浆液性囊腺癌双侧发生,瘤体较小,切面有多房,有外生乳头,常伴有出血、坏死,囊液混浊。

[超声表现]

1.二维声像

盆腔内可见囊性、囊实性或实性团块,类圆形,形态不规整,可与子宫分界不清;囊壁不规则增厚,有乳头状突起或团块;内部回声不均,呈多房样囊液性暗区;腹腔内可见腹水及淋巴结转移声像(图3-3-27)。

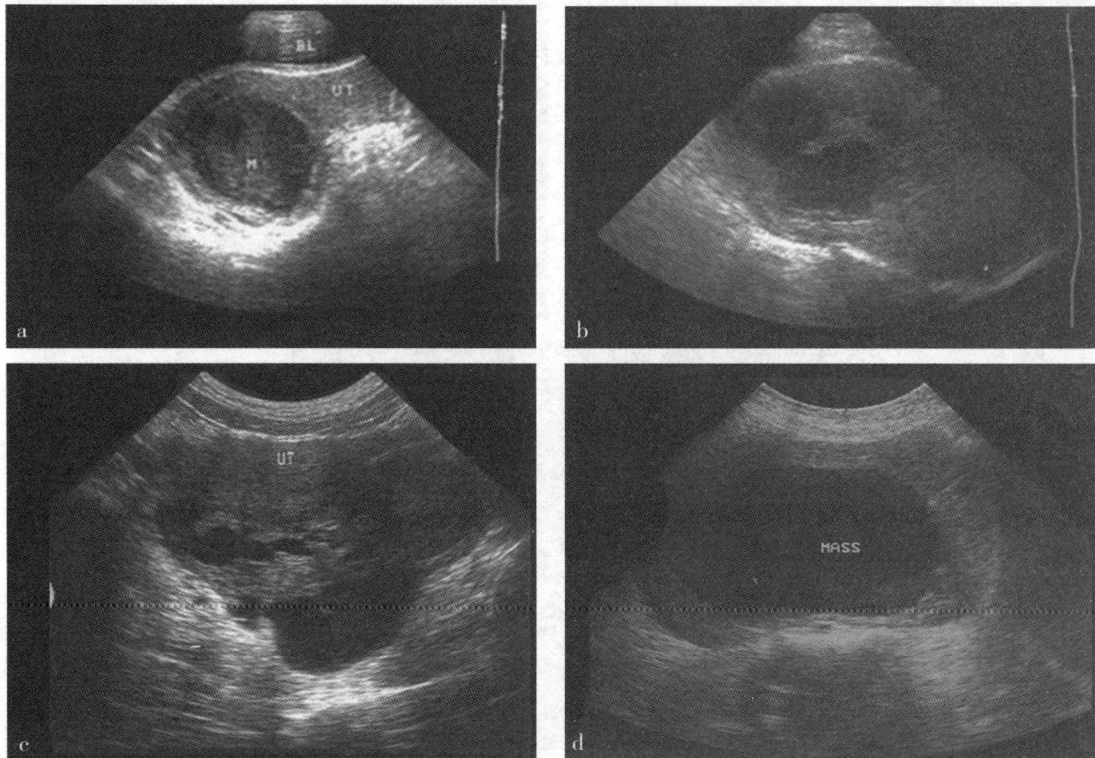

图3-3-27 卵巢癌

a.卵巢实性肿块;b.卵巢多囊性肿块;c.卵巢囊实性肿块;d.卵巢囊腺瘤

2. 彩色多普勒

其团块内实性部分及囊壁分隔可见血流信号。

[鉴别诊断]

卵巢囊腺瘤:与囊腺癌比较,囊腺瘤囊壁一般清晰光滑,囊壁分隔及乳头状突起较为光整,无腹水和淋巴结转移声像。

四、正常妊娠

妊娠是胚胎和胎儿在母体子宫内发育成长的过程,卵子受精是妊娠的开始,胎儿及附属物自母体排出是妊娠终止。妊娠分3期:12周以前称早期妊娠,13~27周称中期妊娠,28周以后称晚期妊娠。

[超声表现]

1. 早期妊娠

子宫增大,外形圆隆。一般5周开始可见妊娠囊(gestational sac,GS),即宫腔内可见妊娠环状囊性无回声,囊壁完整。6~7周囊内可见胚芽组织及原始心管搏动,即胚芽呈芽状稍高回声。CDFI表现:可见原始心管搏动呈红、蓝闪烁血流信号,妊娠囊内可见胚芽及原始心管搏动时可确诊妊娠;7~11周时妊娠囊内可见较小壁薄的卵黄囊,卵黄囊的出现和形态变化可判断妊娠的预后(图3-3-28)。

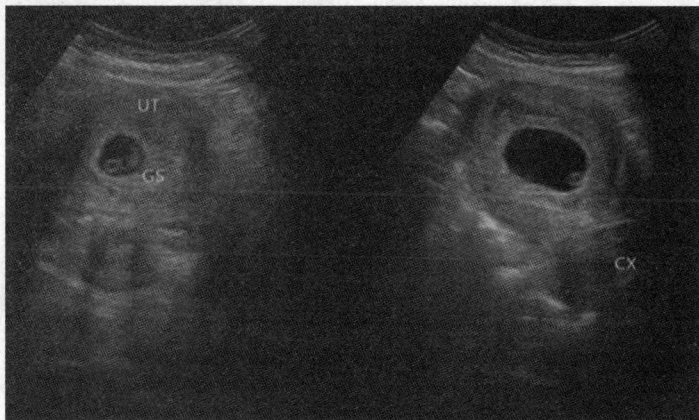

图3-3-28 早期妊娠

2. 中、晚期妊娠

胎头、胎儿的脊柱、肋骨可见;孕12周左右可分辨心脏的房室结构,并可见瓣膜活动;孕20周可大致分辨腹腔各脏器;孕28周时可见胎盘下缘达子宫内口(图3-3-29)。

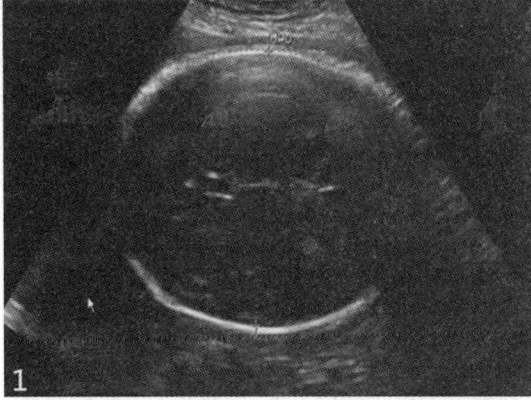

双顶径切面

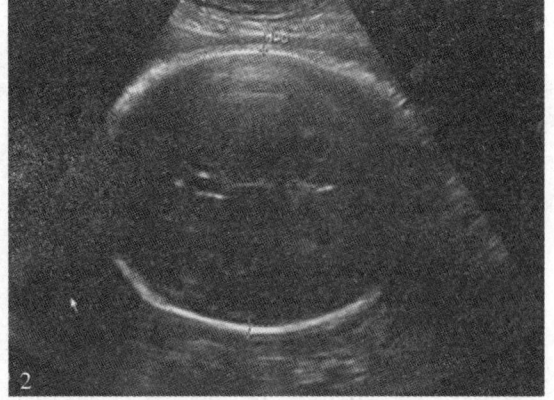

头围测量切面

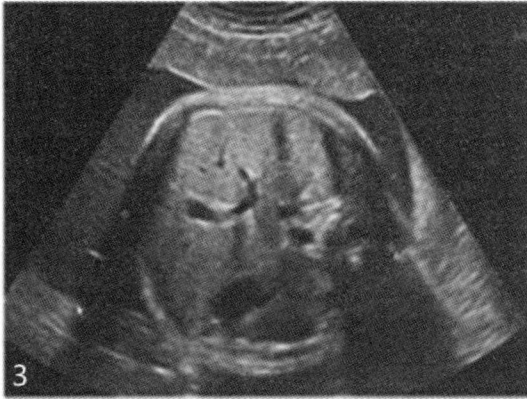

腹围切面

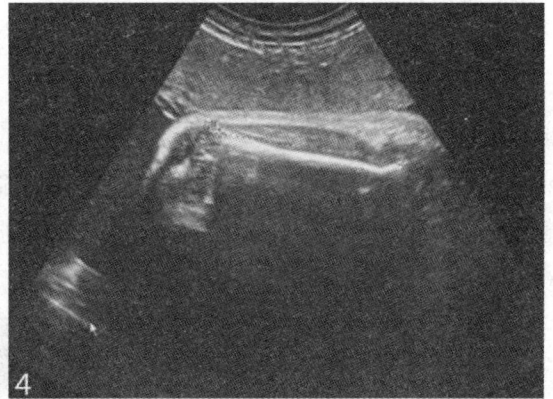

股骨

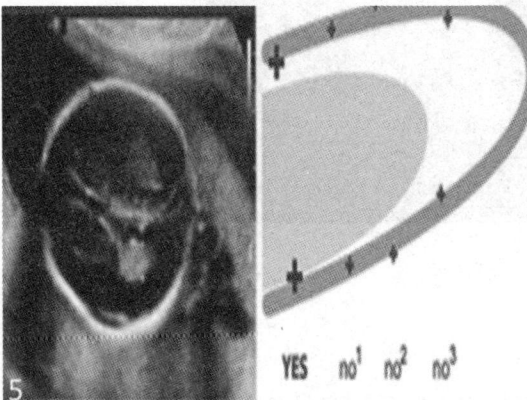

侧脑室切面

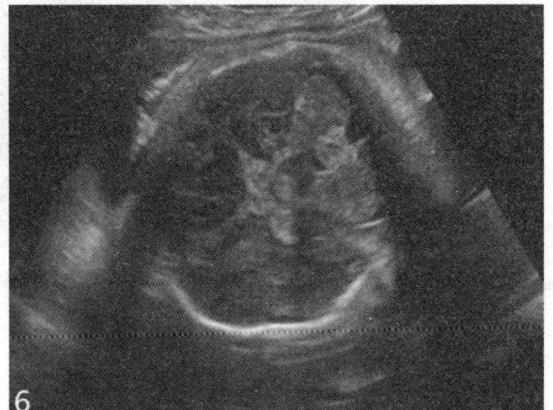

小脑蚓部

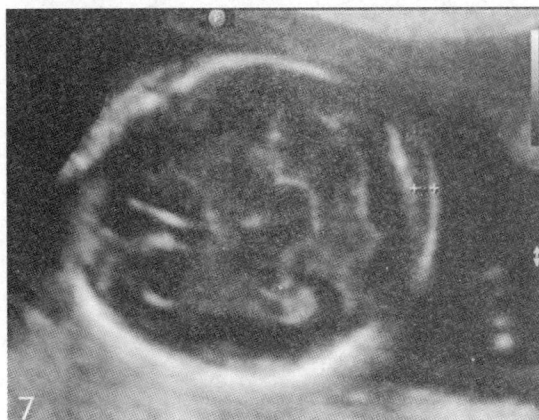

颈部皮肤厚度测量切面

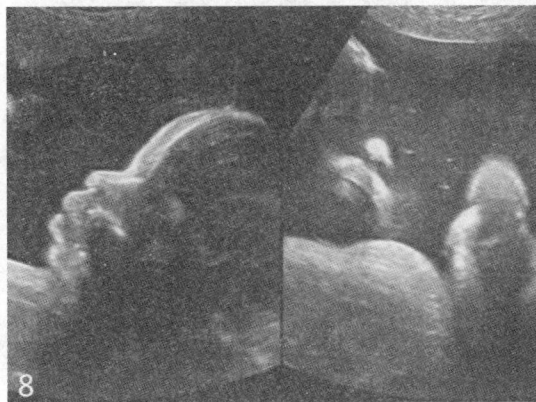

颜面部正中矢状切面

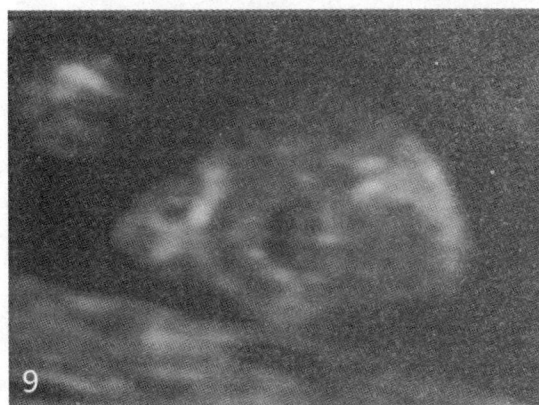

鼻唇

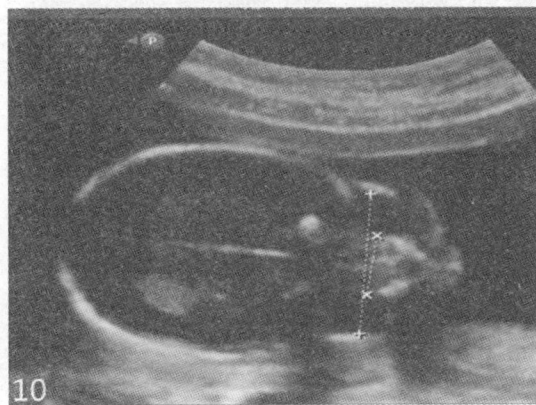

眼距

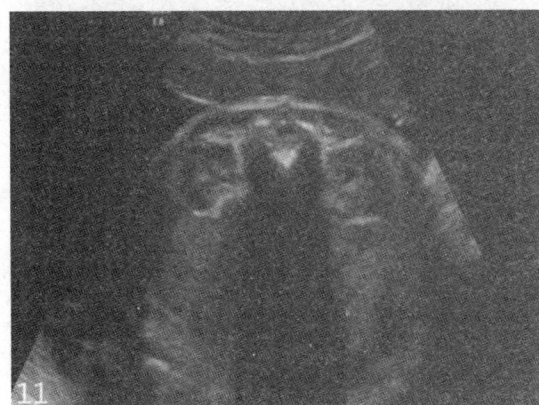

双肾横切面

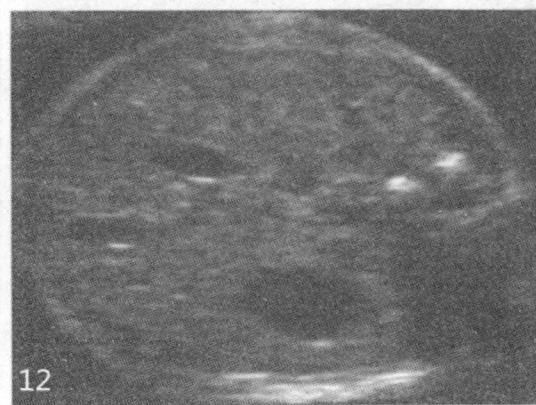

胆囊＋脐静脉切面

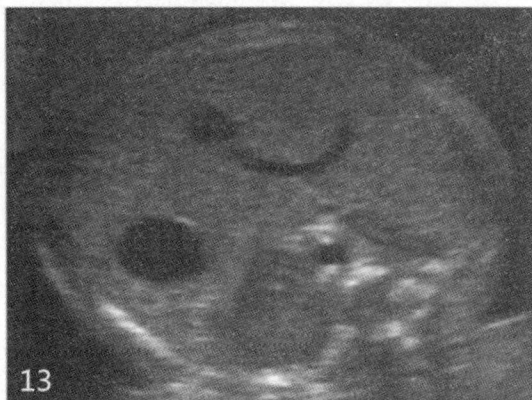

13 胃泡＋脐静脉切面

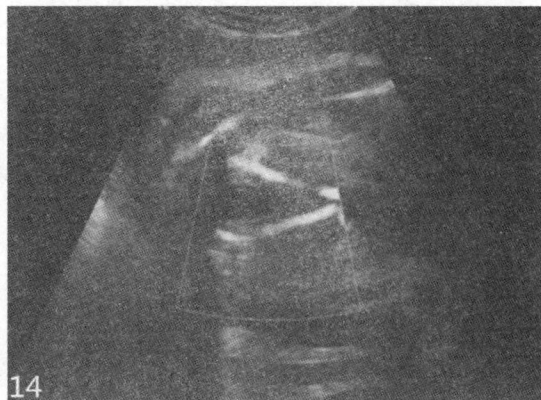

14 膀胱＋双脐动脉切面

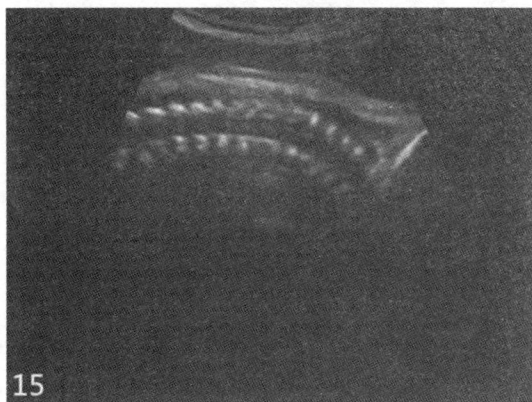

15 脊柱矢状面

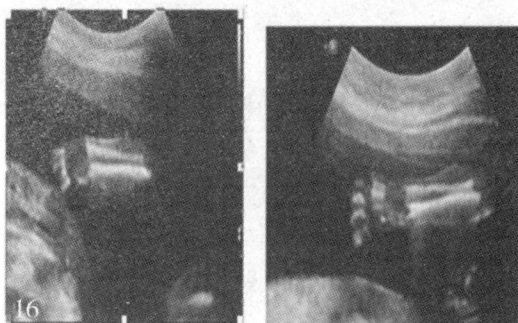

16 尺骨、桡骨切面

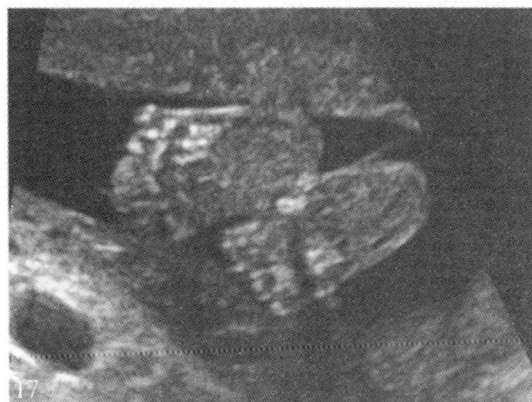

17 足切面

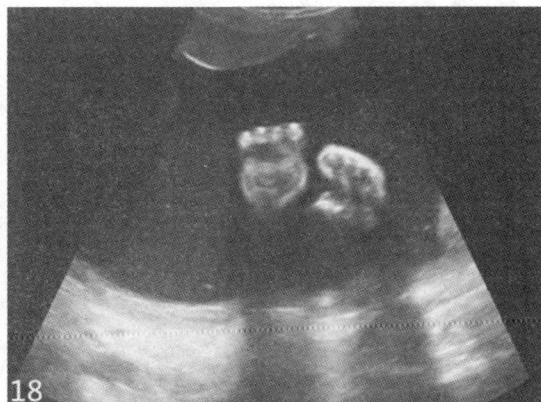

18 手切面

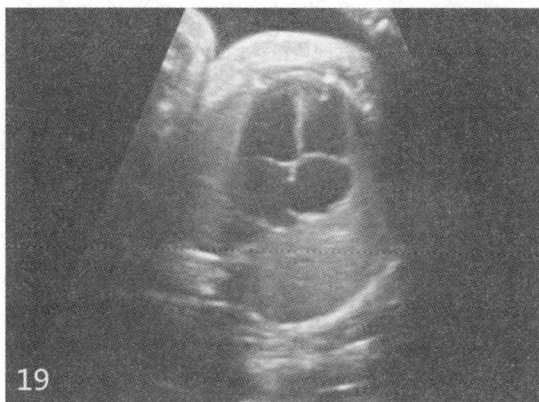

19

心尖四腔心切面

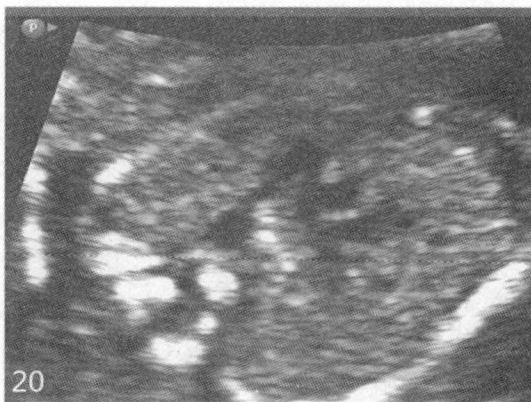

20

上纵隔三血管切面

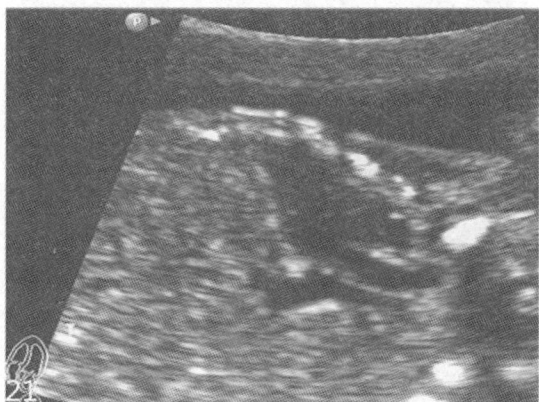

21

左室流出道切面

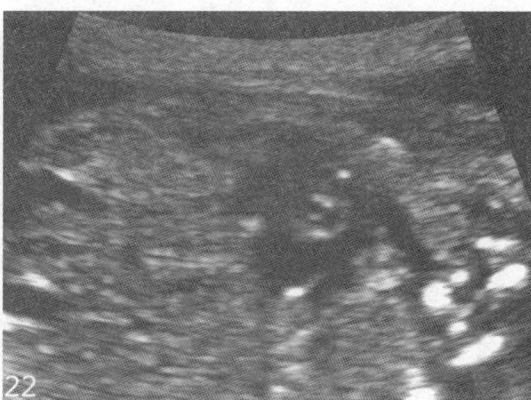

22

右室流出道切面

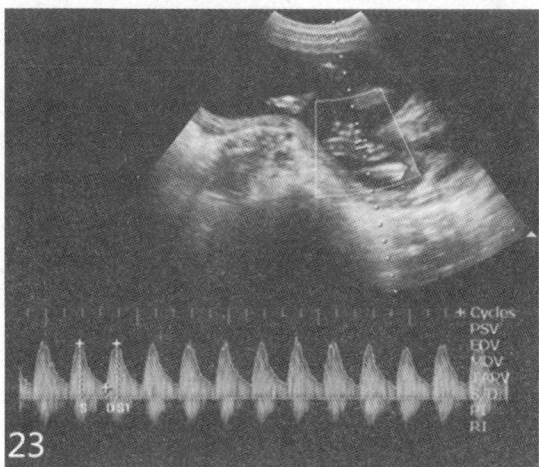

23

脐动脉频谱

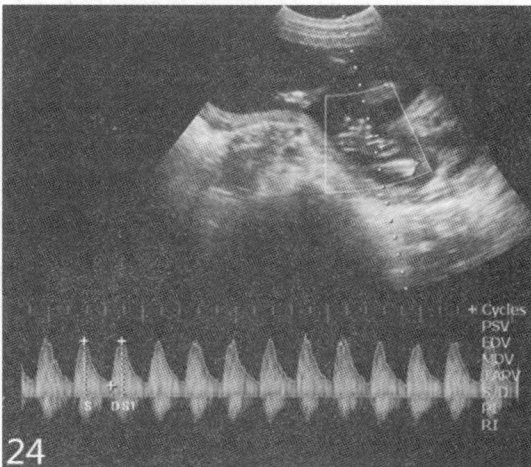

24

心率

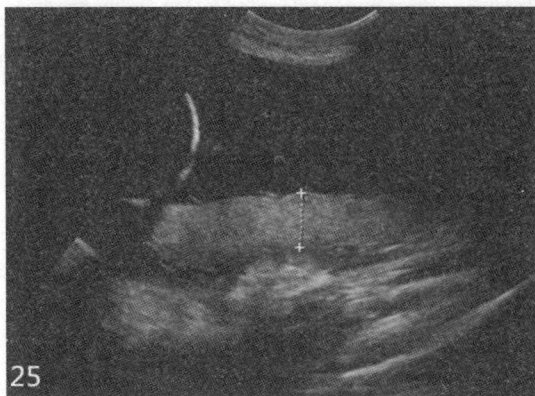

胎盘厚度及位置

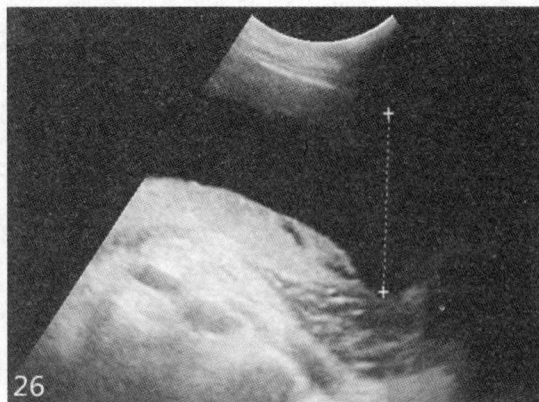

羊水深度

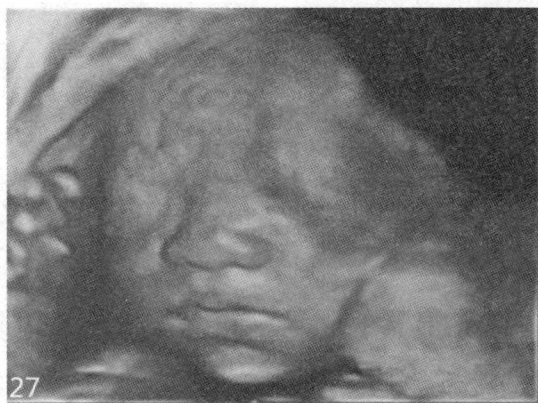

颜面三维

图 3 - 3 - 29   中、晚期胎儿常规切面图

五、异位妊娠

多胎妊娠、异位妊娠、流产、胎盘前置、胎盘早剥、胎儿畸形等是比较常见的异常妊娠,其中异位妊娠(ectopic pregnancy)是异常妊娠中最危险的一种。异位妊娠是指受精卵种植在子宫体腔外的部位发育,也称宫外孕,以输卵管妊娠最多见。短暂停经后不规则阴道流血伴反复发作性腹痛为常见临床症状。异位妊娠破裂可引起剧烈腹痛、休克。

[超声表现]

1. 二维声像

子宫体略大或正常大小,宫腔内无妊娠囊,子宫内膜可略增厚,回声杂乱;附件区可见肿块,其未破裂时肿块呈类圆形,内可见完整的妊娠囊及囊内胎体;肿块破裂后,其形状不规则,回声杂乱,常伴有不规则液性暗区。

2. 彩色多普勒

妊娠囊未破裂时可见原始心管呈红、蓝闪烁血流信号。

第四节　心脏和血管

[心脏正常声像图]

1.二维超声心动图

（1）胸骨旁左室长轴切面。自前向后依次为右室前壁、右室腔、前室间隔（室间隔前部）、左室流出道和左室腔、二尖瓣前后叶及其腱索与乳头肌和左室后壁。于心底部分则为右室流出道、主动脉根部、主动脉瓣和左心房。

（2）主动脉瓣短轴切面。舒张期瓣膜呈 Y 字形关闭，瓣膜后方为左、右心房及房间隔。

（3）二尖瓣口短轴切面。可观察左右室腔、室间隔与二尖瓣口，二尖瓣于舒张期呈鱼口样张开，收缩期关闭，前后叶呈镜像运动，左室收缩期一致性向心性运动。

（4）乳头肌短轴切面。2 个突起的前外侧与后内侧乳头肌，位于左室腔内时钟 3 点和 8 点位置，收缩期随心壁增厚而增厚。

（5）心尖短轴切面。可以观察到左心室心尖向心性收缩、舒张。

（6）心尖四腔心切面。超声束由心尖向右上心底方向作额面扫查，可清晰显示左右心房、心室及二尖瓣、三尖瓣。

（7）心尖五腔切面。在心尖四腔切面的基础图像上，将探头略向心底部上抬可同时显示左室流出道与主动脉根部（图 3-3-30）。

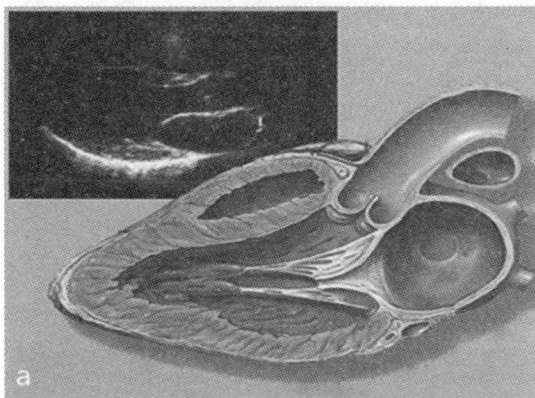

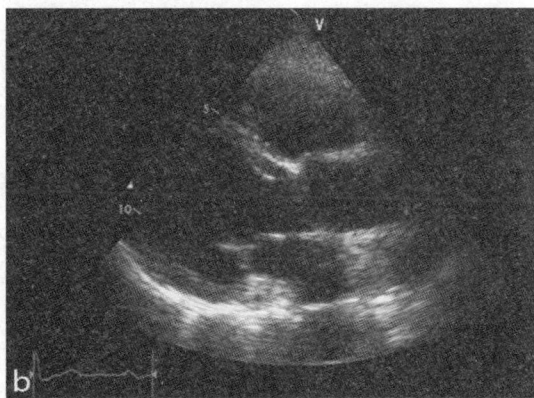

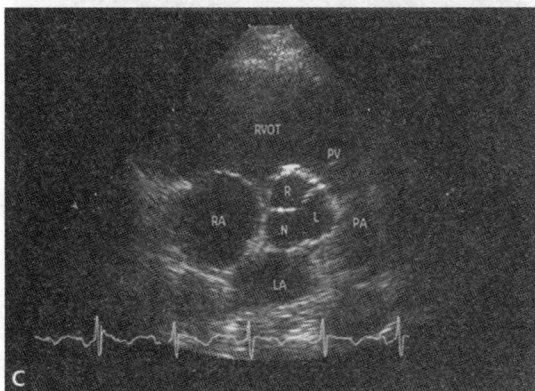

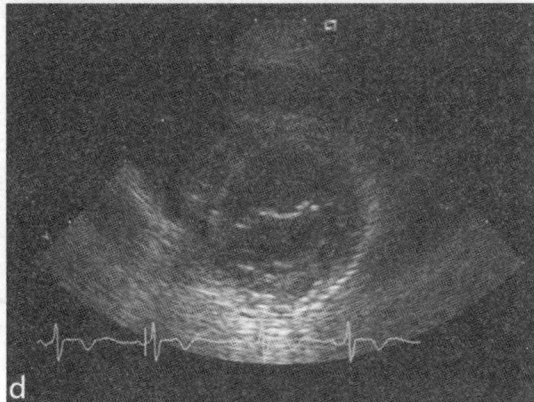

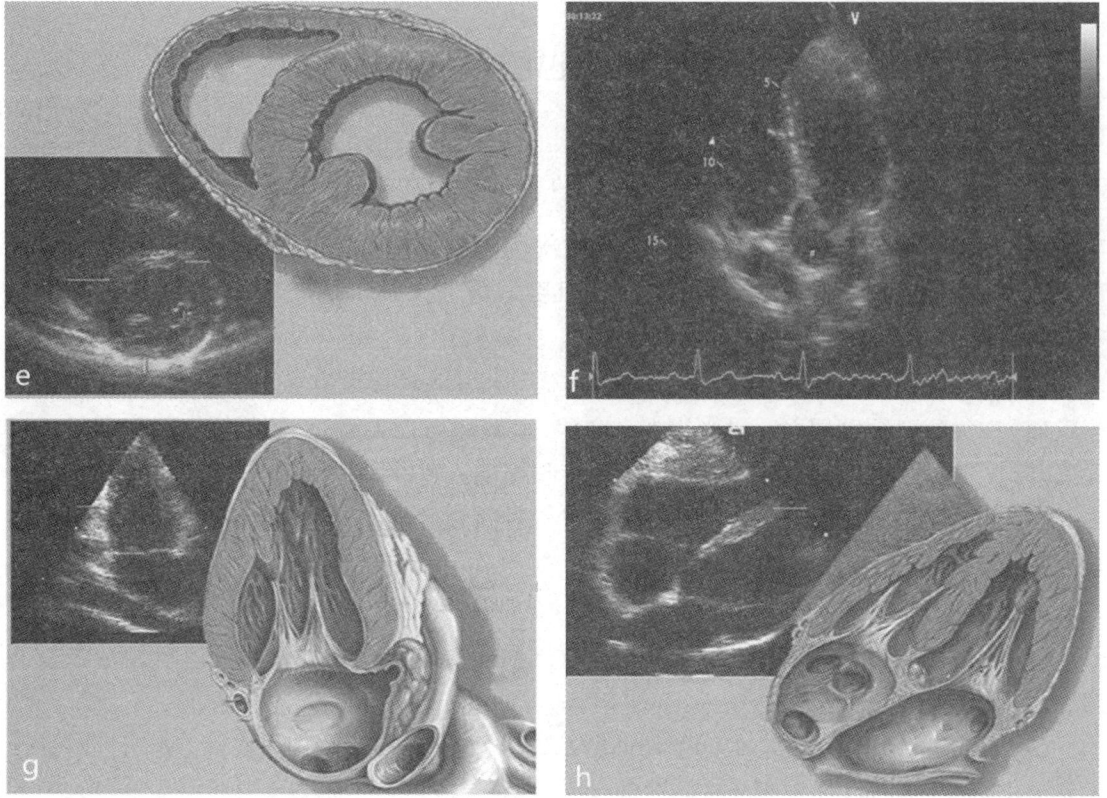

图 3 - 3 - 30　正常心脏二维超声心动图

a.左室流出道；b.胸骨旁左室长轴切面；c.大动脉短轴切面；d.胸骨旁左室短轴切面；e.胸骨旁左室短轴乳头肌切面；f.心尖四腔心切面；g.心尖两腔心切面；h.剑突下四腔心切面

2.M 型超声心动图

在二维超声心动图胸骨旁左室长轴观的引导下，超声束由心尖向心底作弧形扫描，可获得以下 5 个标准探测区的运动曲线：心尖波群(1 区)、腱索水平波群(2a 区)、二尖瓣前后叶波群(2b 区)、二尖瓣前叶波群(3 区)和心底波群(4 区)(图 3 - 3 - 31)。

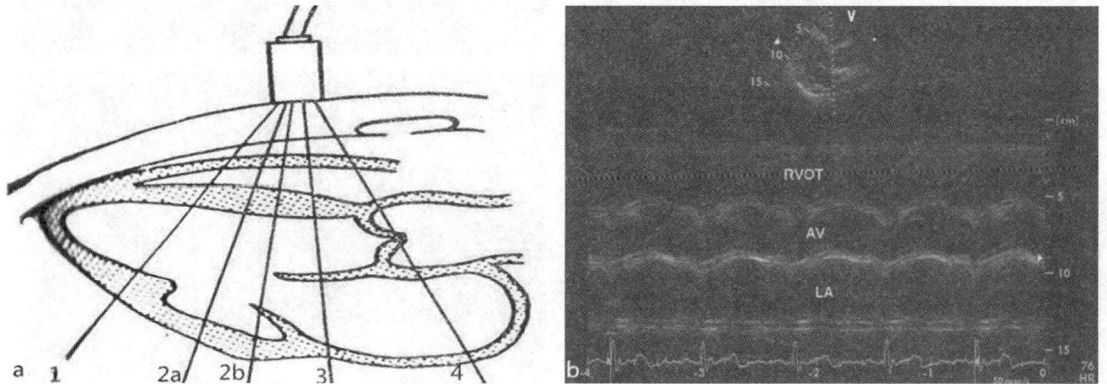

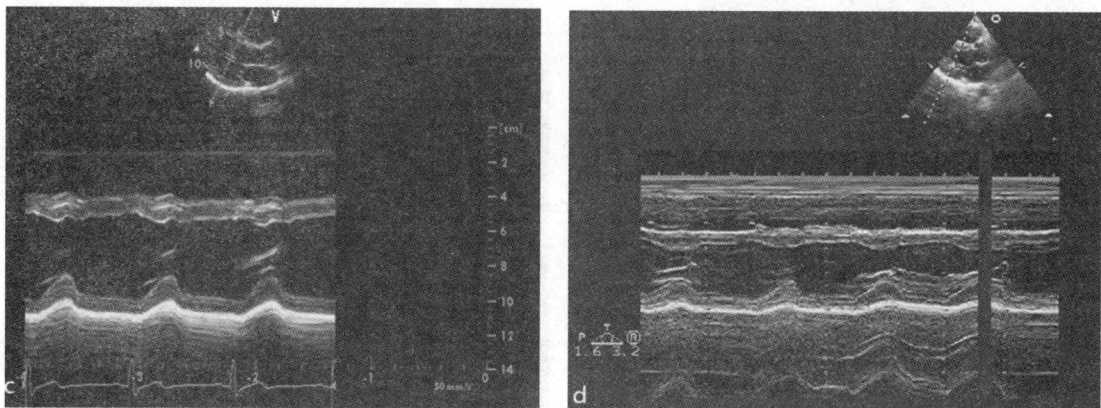

图 3 - 3 - 31　正常心脏 M 型超声心动图

a. M 型超声心动图各区示意图;b. 心底波群;c. 腱索水平波群;d. 心室水平

（1）心尖波群。声束依次通过右室前壁、右室腔、室间隔、左室腔、后内乳头肌及左室后壁。此区通常不作为特殊测量部位。

（2）腱索水平波群。声束依次通过右室前壁、右室腔、室间隔、左室腔及左室后壁。该区系测量左室腔内径、室间隔与左室后壁厚度与搏动幅度的标准区。

（3）二尖瓣前后叶波群。左室腔内见二尖瓣前叶运动曲线呈"M"形,后叶运动曲线似"W"形,前后叶呈镜像运动曲线。此区主要用于测量右心室内径及观察二尖瓣前后叶的运动关系。

（4）二尖瓣前叶波群。声束依次通过右室前壁、右室腔、室间隔、左室流出道、二尖瓣前叶、左房与左房后壁。二尖瓣前叶舒张期呈"M"形双峰曲线。第一峰称 E 峰,代表舒张期快速充盈期;第二峰称 A 峰,代表舒张期缓慢充盈期。E 峰为二尖瓣前叶在舒张期快速开放所致;A 峰为左房收缩,二尖瓣再开放所致。CD 段为收缩期二尖瓣运动曲线;FG 段代表舒张期二尖瓣前叶处于半关闭状态。

（5）心底波群。声束依次通过右室流出道、主动脉根部和左心房。此区主要用于测量和观察主动脉搏幅、主动脉和左房的宽度。

3. 多普勒超声心动图

（1）左室流入道。呈红色血流束。左房内红色血流持续整个心动周期,而二尖瓣口血流仅在舒张期可见。二尖瓣口血流呈窄带中空双峰频谱,前峰出现于舒张早期的左室快速充盈期,后峰出现于舒张末期左房收缩,此频谱与二尖瓣前叶"M"形曲线一致。

（2）左室流出道。心尖探查时,收缩期见蓝色血流束背离心脏流向主动脉。左室流出道的血流于收缩期背离探头而去,见零基线下窄带中空三角形频谱。

（3）右室流入道。与左室流入道相似,呈红色血流束,只是三尖瓣口血流较二尖瓣口暗淡。三尖瓣口血流频谱与二尖瓣口血流频谱相似,但血流速度较低,幅度较小。

（4）右室流出道。心尖探查时,与左室流出道相似,收缩期见单色蓝色血流束。收缩期见零基线下窄带中空三角形频谱。因为肺循环具有低压、低阻力的特点,所以曲线较钝圆,流速峰值较低,出现也较迟(图3-3-32)。

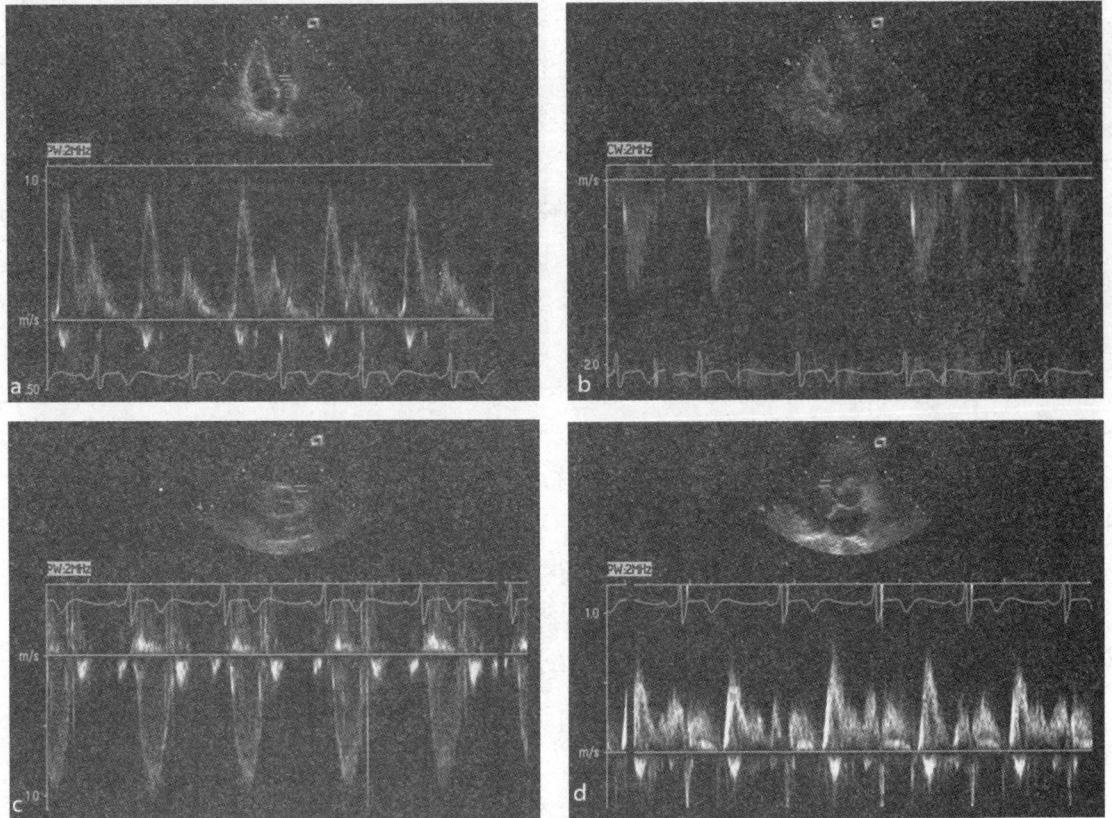

图3-3-32 心脏瓣膜频谱

a.正常二尖瓣频谱;b.正常主动脉瓣频谱;c.正常肺动脉瓣频谱;d.正常三尖瓣频谱

[周围血管正常声像图]

1.颈动脉正常声像图

(1)二维图像。左右对称,颈总动脉分叉处稍大,随后分为颈内、颈外动脉。颈动脉管壁为三层结构,内膜呈线状弱回声带,内缘平整,内—中膜厚度<1.0 mm,分叉处<1.2 mm,随年龄增大而增大。

(2)彩色多普勒。颈动脉腔内血流为层流,中央为明亮的高速血流,靠近管壁的为暗淡的低速血流。颈总动脉分叉处可见轻度紊乱的彩色血流信号。

(3)频谱多普勒。颈内动脉阻力小,收缩期频谱上升陡直,舒张期下降缓慢,血流速度较高,颈外动脉阻力大,收缩期频谱上升陡直,舒张期血流速度较低;颈总动脉阻力介于两者之间,收缩期有双峰,双峰间有切迹,呈频带较宽的毛刺样频谱(图3-3-33)。

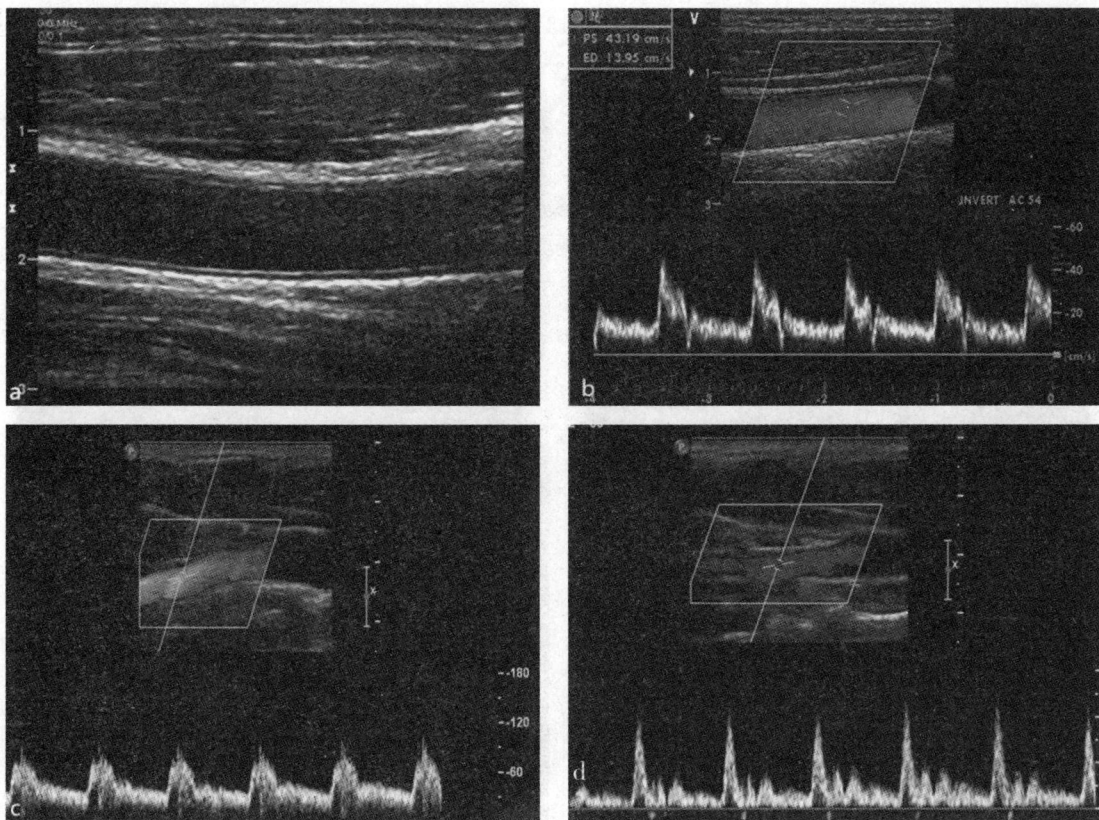

图 3 - 3 - 33　颈动脉声像图

a. 颈总动脉;b. 颈总动脉频谱;c. 颈内动脉频谱;d. 颈外动脉频谱

2. 椎动脉正常声像图

(1)二维图像。正常椎动脉因穿越颈椎横突孔而呈节段性显示,内壁光滑,管腔内为无回声,管壁有轻微波动。

(2)彩色多普勒。正常椎动脉管腔内为单色的层流血流信号。

(3)频谱多普勒。正常椎动脉血流频谱为频带较窄的单峰递减型频谱。

3. 四肢血管正常声像图

(1)二维图像。正常四肢血管左右对称,管径清晰。四肢动脉管壁有规律地搏动,管腔不能被压瘪,动脉管壁的三层结构可以清晰显示。四肢静脉管壁非常薄,甚至难以在二维图像上显示,内膜平整。管腔内血流呈无回声。一般四肢静脉内径大于伴行的动脉内径,且随呼吸运动而变化(图 3 - 3 - 34a)。

(2)彩色多普勒。正常四肢动脉血流为层流,收缩期流速高而色彩明亮,舒张期流速低而黯淡。正常四肢静脉管腔内呈单一方向的回心血流信号,呈持续性且充盈于整个管腔(图 3 - 3 - 34b)。

(3)频谱多普勒。正常四肢动脉血流呈典型的三相波频谱,频带较窄,频带下有一明显的"空窗"。正常肢体静脉血流为单向的回心血流频谱,随呼吸运动而变化,做瓦尔萨瓦动作(Valsalva manoeuvre)时,血流有中断现象(图3-3-34c、d)。

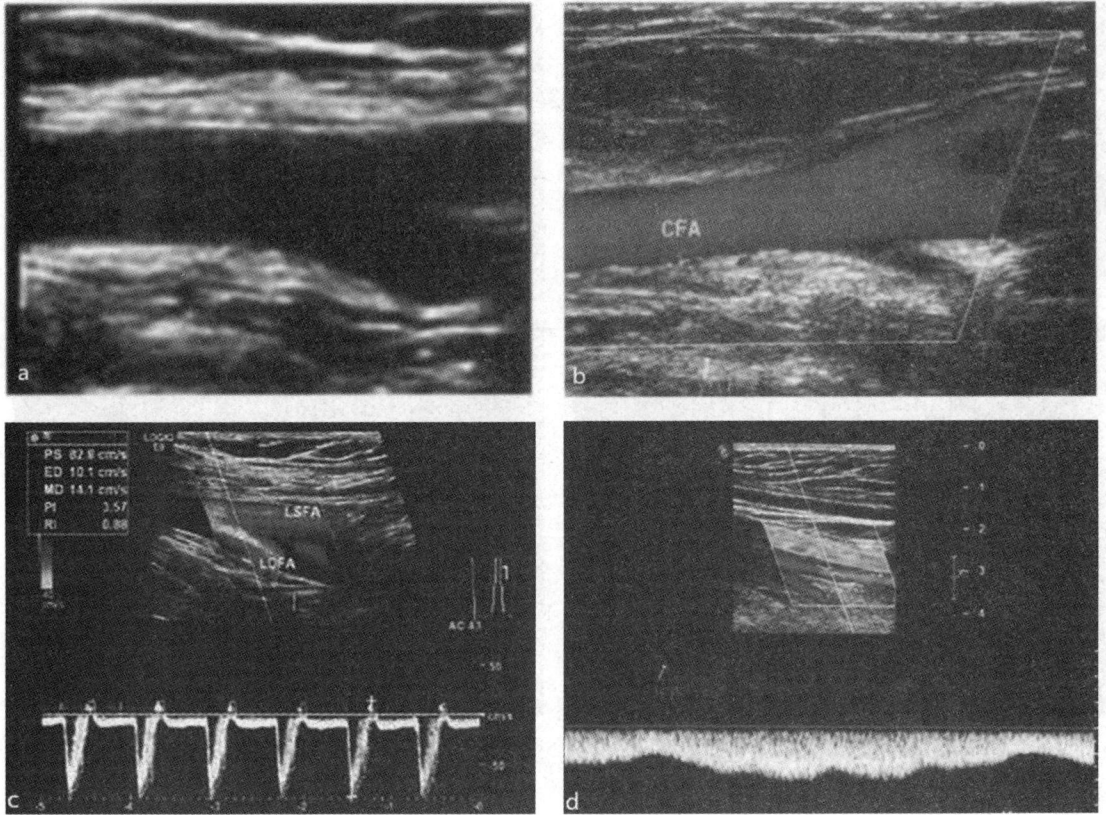

图3-3-34　正常下肢血管超声声像图

a. 股总动脉长轴切面;b. 股总动脉 CDFI 表现;c. 下肢动脉频谱;d. 下肢静脉频谱

一、先天性心脏病

先天性心脏病(congenital heart disease,CHD)按其血流动力学改变,可分为左向右分流、右向左分流和无分流三类。临床上一般将其分为有发绀和无发绀两大类。超声检查是诊断先天性心脏病的一种重要方法,不但能了解心内解剖结构,还能了解心脏大血管的血流动力改变。

(一)房间隔缺损

[临床与病理]

房间隔缺损(atrial septal defect,ASD),简称房缺,是先天性心脏病中最常见的病种,约占26%。按胚胎来源可分为继发孔型和原发孔型,前者约占95%。根据缺损的部位不同可分为四型:①中心型,或卵圆孔型,缺损位于房间隔中部即卵圆窝部位,周围有房间隔结构,缺损直径2~4cm;②下腔型,缺损位于房间隔后下方,与下腔静脉入口相连续;③上腔型,又称静脉窦型,缺损位于房间隔后上方,与上腔静脉入口相连,常合并右上肺静脉畸形引流;

④混合型,为兼有上述两种以上巨大缺损。房间隔缺损时可在胸骨左缘 2、3 肋间听到收缩期喷射性杂音,肺动脉第二音分裂。

[超声心动图表现]

1. 二维超声心动图

房间隔上或中部回声连续性中断,断端清楚。右房、右室增大,右室流出道及肺动脉增宽。室间隔平坦伴异常运动,室间隔运动幅度减少,与左室后壁呈同向运动(图 3 - 3 - 35)。

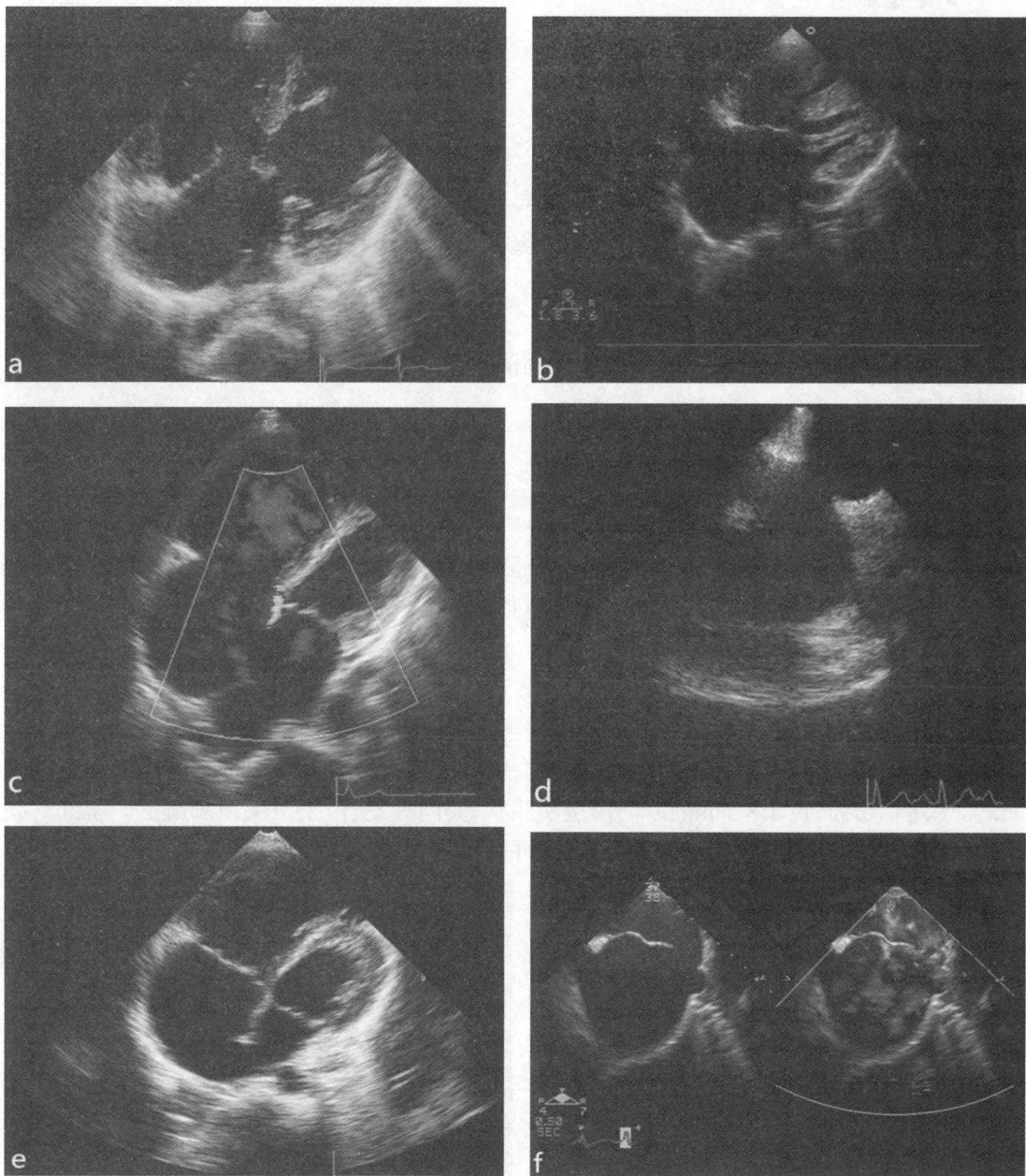

图 3 - 3 - 35 房间隔缺损

a. I 孔型房缺;b. 单房心;c. 中央型;d. 下腔型;e. 上腔型;f. 肺静脉异位引流

2. M 型超声心动图

右房、右室及右室流出道扩大；室间隔运动幅度明显减小或室间隔与左室后壁呈同向运动；肺动脉瓣可呈高压曲线，"α"波消失，C – D 段有切迹。

3. 多普勒超声心动图

彩色多普勒示收缩中、晚期及舒张早期心房水平以红色为主的彩色血流束。将取样容积置于房缺口或缺口右房侧，可显示舒张期为主的正向湍流频谱，分流速度可达 $1 \sim 1.5 \text{ m/s}$。

4. 声学造影

经周围静脉注射声学对比剂后，右房右室显影，右房近房间隔缺损区可见负性显影区；当存在右向左分流时，可见左房对比剂显影。

[鉴别诊断]

1. 卵圆孔未闭或重开

出生后，由于左房压力增高，将原发隔推向卵圆孔，原发隔与继发隔融合，卵圆孔永久关闭。若两者未融合，仍保持分离状态，当右房压力高于左房时，该孔又重新开放，其病理生理与继发孔缺损相同。

2. 房间隔瘤

房间隔的一部分呈瘤样扩张，菲薄的房间隔可突入左房或右房，随心动周期在左、右心房间摆动。

（二）室间隔缺损

[临床病理]

室间隔缺损（ventricular septal defect，VSD）为常见的先天性心脏病之一，发病率居第二位，室间隔缺损部位分为漏斗部、膜周部和肌部等类型。临床常于胸骨左缘 3、4 肋之间触及细震颤并可闻及响亮粗糙的收缩期杂音，肺动脉瓣区第二心音可亢进并分裂。

[超声心动图表现]

1. 二维超声心动图

多个切面显示室间隔连续性中断，断端回声增强，由于收缩期缺损较舒张末期小 20% ~ 50%，故测量应选择舒张末期；左室增大至左右室增大，肺动脉增宽；膜部室间隔瘤常见于主动脉根部短轴切面，位于室间隔膜部，瘤呈漏斗状，突向右室，位于三尖瓣隔瓣下。膜部室间隔瘤的形成，已被证明是室间隔缺损自然闭合的过程（图 3 – 3 – 36）。

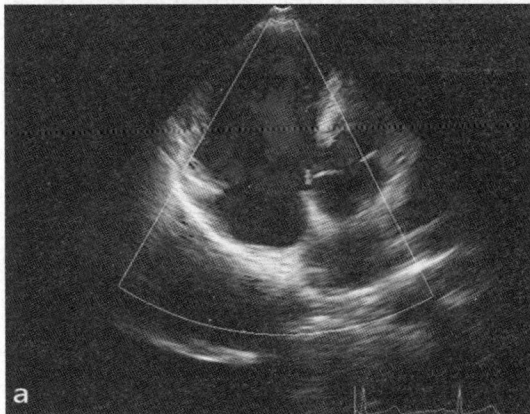

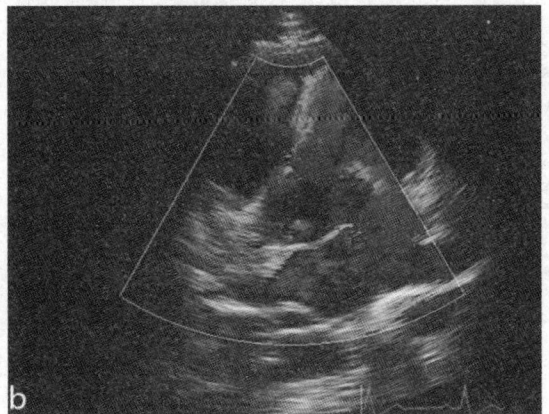

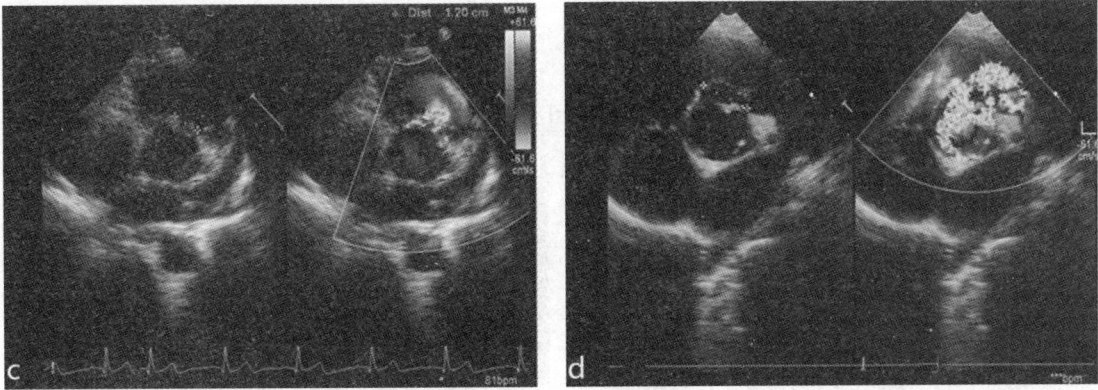

图 3 - 3 - 36　室间隔缺损

a. 膜周型；b. 脊内型；c. 干下型；d. 干下型（AV 脱垂）

2. M 型超声心动图

从心底向二尖瓣作连续扫描时可见主动脉前壁与室间隔连续曲线中断；左室扩大，右室流出道增宽；肺动脉高压时，肺动脉瓣"α"波消失，C - D 段呈"W"或"V"型切迹。

3. 多普勒超声心动图

彩色多普勒可直观显示通过室间隔射向右室以红色为主的彩色血流束，将取样容积置于可疑缺损处的右室面及缺损口，可检出收缩期高速正向或双向湍流频谱。

4. 声学造影

经周围静脉注射声学对比剂后，右房右室显影，右室近室间隔缺损区可见负性显影区；当存在右向左分流时，可见左室对比剂显影。

[鉴别诊断]

主动脉右冠窦瘤破裂进入右室流出道：室间隔缺损与主动脉右冠窦瘤破裂进入右室流出道典型病例不难诊断，当窦瘤膨大不明显或破裂口显示不清时，二维声像图酷似室间隔缺损。主动脉右冠窦破裂常合并室间隔缺损，彩色多普勒可直观显示以红色为主彩色镶嵌血流自主动脉窦进入右室流出道，频谱呈双期连续性左向右分流。室间隔缺损则为收缩期左向右分流。

（三）动脉导管未闭

[临床与病理]

动脉导管未闭（patent ductus arteriosus，PDA）是一种常见的非发绀型先天性心脏病，未闭的动脉导管位于左肺动脉根部与降主动脉之间，主动脉自动脉导管向肺动脉分流。按其形态可以分为管型、漏斗型、窗型、哑铃型及瘤型。在患者胸骨左缘第 2 肋间外侧可闻及收缩期及舒张期连续性响亮的机器样粗糙杂音，分流量大者在心尖部也可闻及舒张期杂音。

[超声心动图表现]

1. 二维超声心动图

心底短轴切面可见肺动脉与降主动脉之间有失落回声区,部分可以显示导管的形态、粗细及长度。肺动脉增宽,左房、左室腔扩大(图3-3-37)。

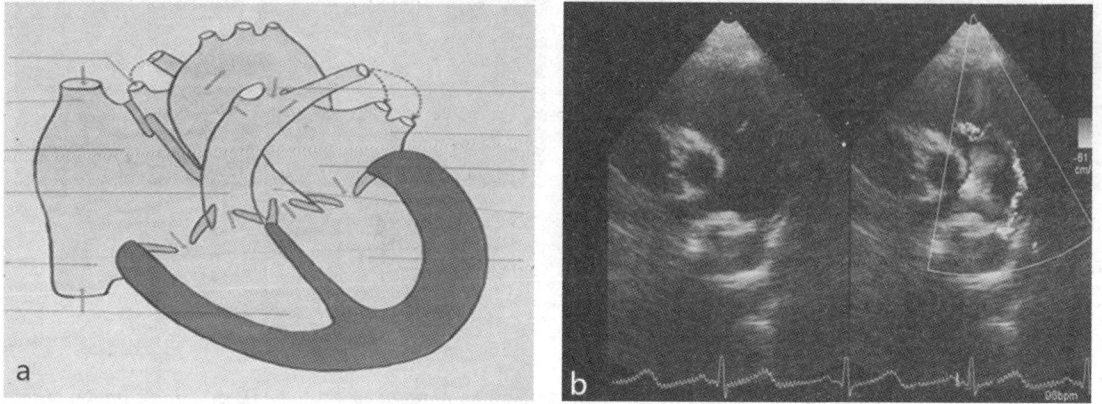

图3-3-37 动脉导管未闭

a. 动脉导管未闭示意图;b. 动脉导管未闭CDFI表现

2. M型超声心动图

左房、左室扩大,肺动脉增宽;肺动脉高压时,肺动脉瓣运动曲线的ef段平坦,"α"波变浅甚至消失,开放时间延迟及提前关闭,收缩期呈"W"形或"V"形。

3. 多普勒超声心动图

将取样容积框置于动脉导管开口处或主肺动脉远端左侧可疑导管处,可显示收缩、舒张期连续或全舒张期的彩色血流束和湍流频谱。

[鉴别诊断]

主动脉窦瘤破裂:临床表现易与主动脉导管未闭相混淆。二维超声于主动脉根部显示窦瘤呈囊样扩张,突入邻近心腔。可见窦壁破口及分流的信号。

(四)法洛四联症

[临床与病理]

法洛四联症(tetralogy of fallot,TOF)是最常见的发绀型先天性心脏病,其主要病理改变有:主动脉根部增宽右移骑跨、肺动脉狭窄、室间隔缺损及右室肥厚。前三项为原发病变,有重要意义,右室肥厚则为上述畸形导致的继发性后果。临床上有口唇发绀、杵状指等症状,可在胸骨左缘2、3肋间闻及喷射性收缩期杂音,肺动脉瓣区第二心音减弱或消失。

[超声心动图表现]

1. 二维超声心动图

主动脉增宽,骑跨于室间隔上;室间隔缺损,主动脉前壁与室间隔连续性中断;右室流出道狭窄,肺动脉瓣口或主干狭窄;右心室肥厚与扩大(图3-3-38)。

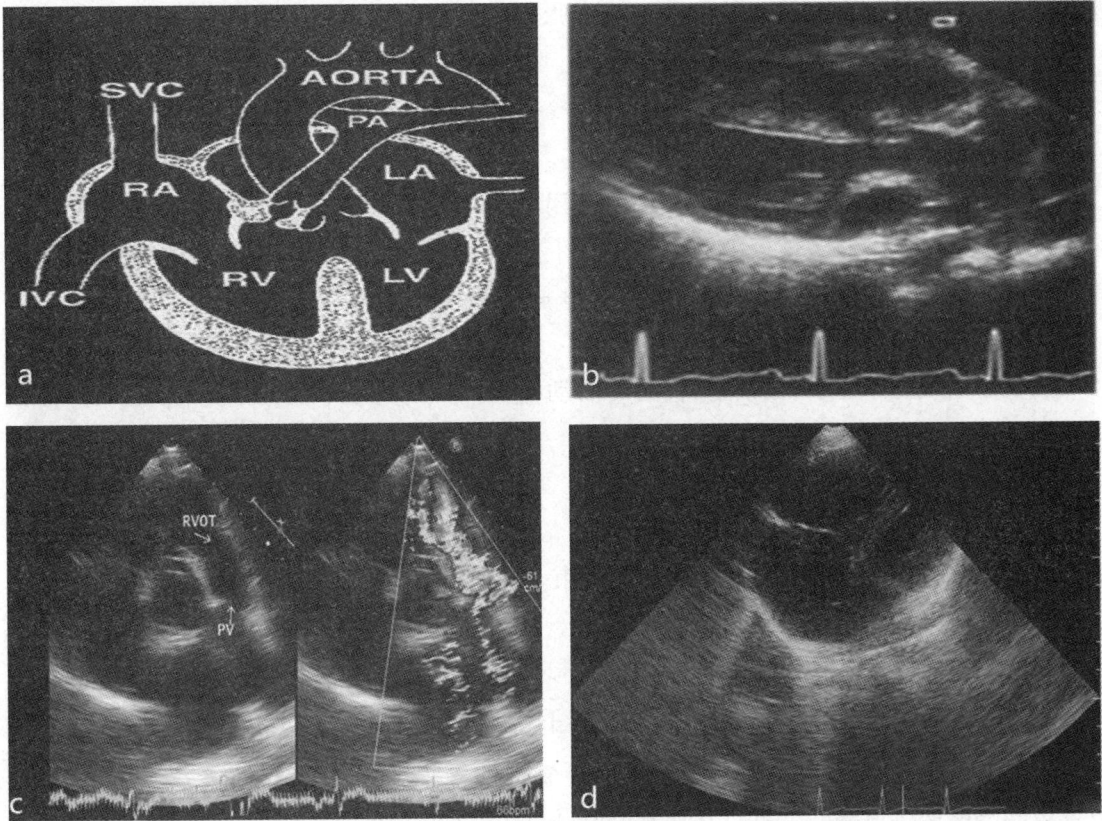

图3-3-38 法洛四联症

a.TOF 示意图;b.主动脉骑跨;c.肺动脉狭窄;d.右室壁肥厚

2.M 型超声心动图

从心底向二尖瓣作连续扫查时,可见主动脉前壁与室间隔前部连续曲线中断,室间隔介于增宽的主动脉腔内。右室腔增大,前壁增厚,右室流出道狭窄。

3.多普勒超声心动图

在缺损部位可探及收缩期超声血流束,将取样容积框置于缺损部位可探及收缩期的湍流频谱,随收缩期右室向主动脉根部射血。

[鉴别诊断]

25%法洛四联症合并有房间隔缺损或卵圆孔开放,称为"Fallot 五联症"。超声对本病诊断准确的意义很大。

(五)三尖瓣下移畸形

[临床病理]

三尖瓣下移畸形(Ebstein's anomaly)又称 Ebstein 畸形,1866 年由 Ebstein 首次描述,是一种较罕见的三尖瓣先天畸形。病理改变主要是三尖瓣的隔瓣和后瓣的基部远离瓣环位置,向右室下移,附着在右室壁上,右室被分为房化右室与功能右室。轻症无明显临床症状,重症在三尖瓣听诊区可闻及收缩期杂音或舒张期隆隆样杂音。患者大多有发绀、杵状指等症状。

[超声心动图表现]

1. 二维超声心动图

三尖瓣隔瓣或后瓣下移,低于二尖瓣前壁 15 mm 以上(正常为 5 ~ 10 mm);三尖瓣前叶增大,活动幅度增大;右室被分为较小的功能性右室和壁薄的房化右室。心底短轴切面上正常三尖瓣在 9 ~ 10 点钟位,三尖瓣下移者在 11 ~ 12 点钟位。

2. M 型超声心动图

三尖瓣曲线易于显示,振幅增高,前叶活动幅度大,EF 斜率减慢,室间隔与左室后壁呈同向运动。

3. 多普勒超声心动图

三尖瓣下移畸形时,三尖瓣收缩期不能正常闭合而发生三尖瓣反流;收缩期显示自三尖瓣反流进入房化右心室和右心房的彩色血流束。频谱多普勒可定量了解反流的速度以及三尖瓣的跨瓣压差。

[鉴别诊断]

三尖瓣关闭不全合并房间隔缺损:三尖瓣下移畸形时,右室流入道长轴切面见后叶下移低于三尖瓣环及二尖瓣前叶附着点,明显靠近心尖部。此特点需要与重度三尖瓣关闭不全合并房间隔缺损所造成的严重右心容量负荷过重相鉴别。

[知识拓展]

四维超声在胎儿先天性心脏病诊断中的应用

先天性心脏病是引起胎儿出生后死亡的主要原因,产前诊断能够降低围产期死亡率。二维超声检查是诊断胎儿先天性心脏病最有效的手段。四维超声(four dimensional ultrasound)的出现为胎儿心脏产前检查开辟了新的视野。

四维超声是在三维超声的基础上加上时间要素,从而能显示胎儿心脏动态连续的立体结构,能够较好地显示胎儿心脏畸形的空间形态、方位以及与周围组织的相互关系,使得医生及孕妇更容易理解。

四维超声可以一次完成对胎儿整个心脏的数据采集,既减少了胎儿心脏的超声剂量,也简化图像采集的过程和超声检查对操作者经验的依赖。因此,四维超声具有良好的应用前景。

二、心脏瓣膜疾病

(一)二尖瓣狭窄

[临床与病理]

二尖瓣狭窄(mitral stenosis,MS)主要见于风湿性心脏病,少数可由先天性畸形及老年瓣膜退行性变所致。其主要病理改变为瓣叶在交界处相互粘连、融合,以及瓣膜增厚、硬化、腱索缩短等。正常二尖瓣瓣口面积 4 cm²,二尖瓣狭窄时面积 ≤2.5 cm²,轻症 >2 cm²,重症 <1 cm²,中等介于两者之间。患者有呼吸困难、咳嗽咯血、心悸、心前区疼痛、心尖部可闻及隆隆样舒张中晚期杂音,呈递增型,活动或左侧卧位时明显,可触到心前区抬举样冲动或舒张期震颤。

[超声心动图表现]

1. 二维超声心动图

二维图像可详细观察并评价瓣膜及其支持结构的解剖及功能改变,是定性诊断的主要根据之一。可见二尖瓣瓣叶回声增粗、增强,二尖瓣口开放面积缩小;二尖瓣前瓣呈圆顶状运动;左房、右室增大;左房附壁血栓的异常回声团。

2. M 型超声心动图

二尖瓣曲线回声增粗、增强;二尖瓣前瓣的 EF 斜率变慢,A 峰消失,E 峰与 A 峰相连,呈"城墙样"改变;二尖瓣前后叶呈同向运动。

3. 多普勒超声心动图

舒张期二尖瓣口彩色血流束及宽大湍流频谱。其起点宽度与瓣口的直径相关,是最简便易行的瓣口面积半定量法。频谱示二尖瓣峰值流速增快,频谱轮廓异常,正常的双峰消失或减弱形成平顶波,表现第一峰后速度明显下降,表明跨瓣压差持续存在。

[鉴别诊断]

1. 室间隔缺损、动脉导管未闭、二尖瓣关闭不全、贫血等

此类疾病均可导致流经二尖瓣口的血流量增多、流速加快。彩色多普勒显示为一束色彩明亮的、血流中心反转为蓝色的红色血流束。与二尖瓣狭窄血流的不同之处是血流束较二尖瓣狭窄者明显增宽,且呈"窄带中空"的频谱曲线,配合二维图像的观察可以进行鉴别。

2. 扩张型心肌病

左室功能减退,因而二尖瓣开口幅度减小,但血流为层流,血流速度明显减慢。

(二)二尖瓣关闭不全

[临床与病理]

二尖瓣关闭不全(mitral regurgitation,MR)多见于风湿性心脏病。风湿性心内膜炎引起瓣膜、瓣环、腱索及乳头肌粘连、僵硬、缩短,使瓣膜不能正常关闭,部分可合并二尖瓣狭窄。二尖瓣关闭不全导致收缩期左室血流部分反流回左房,导致左房、左室增大、肺动脉高压。临床查体患者心界向左下扩大,二尖瓣区闻及响亮粗糙全收缩期吹风样杂音,可触及震颤,肺动脉瓣区第二音略亢进伴分裂。

[超声心动图表现]

1. 二维超声心动图

二尖瓣瓣叶增厚,回声增强,以瓣尖为主,腱索粗短,后叶僵硬,运动幅度明显减少;收缩期二尖瓣前后叶错位,关闭不严,瓣口呈椭圆形;左房、左室增大,严重者肺动脉增宽,右室扩大。

2. M 型超声心动图

二尖瓣曲线前叶 C – D 段于收缩中晚期或全收缩期呈"吊床"样下垂或向后移位≥3 mm;二尖瓣前叶、室间隔与左室后壁搏动幅度增大,左房、左室增大。

3. 多普勒超声心动图

彩色多普勒显示左房内收缩期以蓝色为主的多彩镶嵌反流束。频谱显示为"宽频充填"型湍流频谱。

[鉴别诊断]

原发性二尖瓣脱垂在超声心动图上有其特征性的改变,与其鉴别并不困难。

(三)主动脉瓣狭窄

[临床病理]

主动脉瓣狭窄(aortic stenosis,AS)少数由于风湿性心脏病引起,多数由老年退行性变引起。正常主动脉瓣口面积约 3 cm^2,当瓣口面积减小到正常的 1/4 或更小时,才有严重的症状。体征有主动脉瓣区粗糙、响亮的喷射性 D 级以上的收缩期杂音,常伴有收缩期震颤。

[超声心动图表现]

1. 二维超声心动图

主动脉瓣回声增粗、增强伴钙化回声;主动脉短轴切面显示主动脉瓣口狭窄,面积 < 2 cm^2,有时合并畸形的半月瓣;左室长轴切面显示左室后壁与室间隔向心性对称性肥厚,心腔也可扩大;升主动脉有狭窄后扩张,内径增宽。

2. M 型超声心动图

于胸骨旁左室长轴切面可测量主动脉瓣右冠瓣与后瓣的开放幅度,正常值 16 ~ 26 mm,小于 15 mm 为狭窄。主动脉开口的"盒式"结构曲线明显增厚、回声增强。

3. 多普勒超声心动图

见细条状、喷射样血流束通过主动脉瓣口,在升主动脉形成五彩镶嵌的收缩期湍流及高速、紊乱的血流频谱。

[鉴别诊断]

1. 主动脉瓣狭窄与关闭不全并存

综合应用彩色多普勒血流显像及频谱多普勒技术,两者不难鉴别,并可判断出以何者为主。

2. 瓣上、瓣下的先天性狭窄

二维图像可显示瓣上或瓣下的异常结构,如纤维隔膜、纤维肌性增生性狭窄和漏斗状狭窄等。频谱多普勒可检测狭窄性射流的最大流速的位置,也有助于鉴别瓣膜性、瓣下、瓣上狭窄。

(四)主动脉瓣关闭不全

[临床与病理]

主动脉瓣关闭不全(aortic insufficiency,AI)多数因风湿性心脏病产生主动脉瓣增厚、硬化、缩短及畸形所致,主动脉瓣关闭线上有细小的赘生物,导致主动脉瓣关闭受限。在舒张期血流反流,左室血容量增大,室壁活动增强,左室内腔扩大,主动脉增宽,主动脉活动幅度增大。临床可产生脑、心供血不足,出现头晕或心绞痛。体征有胸骨左缘第3肋间舒张早期递减型哈气样杂音。

[超声心动图表现]

1.二维超声心动图

主动脉瓣增厚、回声增强,活动受限,舒张期关闭受限;左室扩大,主动脉环轻度增大;舒张期反流血流冲击二尖瓣前叶,影响二尖瓣前叶开放,可见二尖瓣前叶内陷呈"半月形"改变。

2.M型超声心动图

主动脉瓣在舒张期不能合拢;二尖瓣前叶曲线与舒张期震颤,并可出现提前关闭,即C点提前;主动脉内径增宽,左室流出道增宽。

3.多普勒超声心动图

舒张期主动脉瓣口以下至左室流出道内可见单一红色或五彩镶嵌血流束;反流可沿左室流出道向心尖方向,也可斜向二尖瓣方向。舒张期见主动脉瓣口"宽频充填"型负向反流频谱。

[鉴别诊断]

二尖瓣狭窄:①多个切面探查反流束的起源,可见主动脉瓣反流束起源于主动脉瓣口,而二尖瓣狭窄的湍流束起源于二尖瓣口。②二尖瓣狭窄的血流束起始于二尖瓣开放,而主动脉瓣反流束起始于主动脉瓣关闭,两者相隔一个等容舒张期;二尖瓣狭窄的湍流终止与二尖瓣关闭,主动脉瓣反流终止与主动脉瓣开放,两者相隔一个等容收缩期。③二尖瓣狭窄的最大流速一般不超过3 m/s,而主动脉瓣反流的最大流速一般>4 m/s。④二尖瓣狭窄时,二尖瓣增厚,回声增强,开口面积减小;主动脉瓣关闭不全时,瓣叶边缘增厚,瓣叶对合处存在缝隙。

三、心肌病

心肌病(cardiomyopathy,DDM)是一组由于心室结构改变和心肌壁功能受损所导致心脏功能进行性障碍的病变。按病因不同,可分为原发性和继发性两种,按病理分类,原发性心肌病又可分为肥厚型、扩张型、限制型三种。

(一)肥厚型心肌病

[临床与病理]

肥厚型心肌病(hypertrophic cardiomyopathy,HCM)病因不明,常有家族史。其主要病理改变为室间隔非对称性增厚,左室流出道狭窄,左室腔变小,心室顺应性下降,左房增大等改变。心肌肥厚而无流出道梗阻的患者可无明显症状;有梗阻者,在胸骨左缘下段或心尖内侧可闻及收缩中晚期粗糙的吹风样杂音。

[超声心动图表现]

1. 二维超声心动图

室间隔显著非对称性肥厚,左室流出道狭窄,左室搏动增强,心腔缩小。收缩期二尖瓣前叶或腱索向室间隔凸起。

2. M 型超声心动图

室间隔及左室后壁厚度增加,与正常心肌厚度之比大于 1.3;左室流出道狭窄 < 20 mm;二尖瓣前瓣叶收缩期呈前向运动(SAM 征),同时伴 EF 斜率减慢;主动脉瓣收缩中期关闭伴瓣叶扑动;左室收缩增强,严重时可出现收缩期心腔闭塞。

3. 多普勒超声心动图

有梗阻的患者可在左室流出道内探及多彩镶嵌的湍流束,收缩期高于主动脉内正常血流速度的湍流频谱。

[鉴别诊断]

高血压心脏病、主动脉瓣下狭窄:①高血压心脏病患者亦有室间隔增厚,但一般厚度多在 1.5 cm 以内,且游离壁也增厚,形成对称性增厚,没有左室流出道狭窄改变;②肌型主动脉瓣下狭窄虽也可使室间隔增厚,但多为室间隔一小部分局限性增厚,故在左室长轴切面或由心底部向心尖部连续扫描时,可清楚显示局限性增厚部分。

(二)扩张型心肌病

[临床与病理]

扩张型心肌病(dilated cardiomyopathy,DCM)是一种常见的特发性心肌病。主要病理改变有心肌纤维组织增多,心室腔明显扩大,房室瓣环增大,心房扩大,并有慢性进行性心力衰竭的表现。临床上可见心尖搏动弥散,向左下移位,心浊音界扩大,可闻及第三心音或第四心音奔马律,在心尖区或三尖瓣区可闻及Ⅱ - Ⅲ级收缩期杂音。

[超声心动图表现]

1. 二维超声心动图

全心增大,以左房,左室为主,左室可呈球形;各房、室壁及室间隔活动普遍减低,但未见节段性运动异常;二尖瓣开放小,活动幅度减低,与扩大的左室腔和左室流出道对比,呈"大心腔小瓣口"的特点;主动脉相对变窄,主动脉壁活动幅度减低;扩大心腔内见附壁血栓。

2. M 型超声心动图

四个心腔均增大,以左侧为主,左室流出道增宽;室间隔及左室后壁搏动弥漫性减弱,室间隔收缩期增厚率 < 30%;主动脉搏动幅度减弱,主动脉瓣开放幅度减小;二尖瓣前叶舒张期活动幅度降低,瓣口开放极小,呈钻石样双峰图形;二尖瓣前叶曲线 E 峰与室间隔的距离 > 10 mm,提示左室功能减退,EF 斜率正常。

3. 多普勒超声心动图

可显示二尖瓣、三尖瓣关闭不全的血流信号和频谱。

[鉴别诊断]

冠心病合并心力衰竭:超声检查可判断房室腔大小及房间隔、左室后壁、二尖瓣等的运动情况,观察及评估房室瓣膜反流的存在和程度,对扩张型心肌病的诊断有重要的参考价值,但有时与冠心病伴心力衰竭者难以鉴别,需要结合临床分析。

(三)限制型心肌病

[临床病理]

限制型心肌病(restrictive cardiomyopathy,RCM)比较少见,约占心肌病的3%。本型的特征为原发性心肌及(或)心肌内膜纤维化,或是心肌的浸润型病变,引起限制充盈受阻的舒张功能障碍。患者早期可由发热逐渐出现乏力、头晕、气急。病变以左心室为主者有左心衰竭的肺动脉高压的表现;病变以右心室为主者有左心室回血受阻的表现。查体心脏搏动常减弱,浊音界轻度增大,心音轻,心率快,可有舒张期奔马律及心律失常。

[超声心动图表现]

1.二维图像心动图

心内膜、室壁增厚,左室腔变小,左、右心房多数增大;腔静脉、肝静脉增宽。

2.M型超声心动图

室间隔与左室后壁运动幅度明显减小,收缩期增厚率<30%,EFS下降;射血分数及短轴缩短率明显减小。

3.多普勒超声心动图

心内及各瓣膜口血流速度变慢。

[鉴别诊断]

缩窄性心包炎:以右心室病变为主的限制型心肌病须与缩窄性心包炎相鉴别,心尖部心腔闭塞及心内膜增厚,可确立心肌病的诊断。对于鉴别困难的病例,可进一步行心室造影或心内膜心肌活检。

四、外周动脉硬化性闭塞

[临床病理]

外周动脉硬化性闭塞症(peripheral arteriosclerosis obliterans,PASO)主要病理改变是动脉内膜不规则的粥样硬化斑块、钙化和动脉中层的变性,造成管腔狭窄及闭塞,可继发血栓形成。动脉狭窄达一定程度时,便出现一系列受累动脉供血区组织缺血、缺氧的症状。当病变在颈总动脉或颈内动脉时,则表现为头晕、头疼等脑动脉供血不足的症状,如动脉狭窄严重或粥样斑块脱落时,便引起脑血栓和脑栓塞;当病变在肢体动脉时,则表现为患肢发凉、发麻、疼痛、动脉搏动减弱或消失,严重时发生组织缺血、坏死和溃疡。

[超声表现]

1.二维声像

动脉壁的正常三层结构消失,动脉内膜不光滑,管壁回声增强,节段性增厚,管壁搏动减弱或消失;管腔内可见形态、大小、回声各异的斑块回声及强弱不等的继发性血栓回声;管腔变窄,甚至完全闭塞(图3-3-39)。

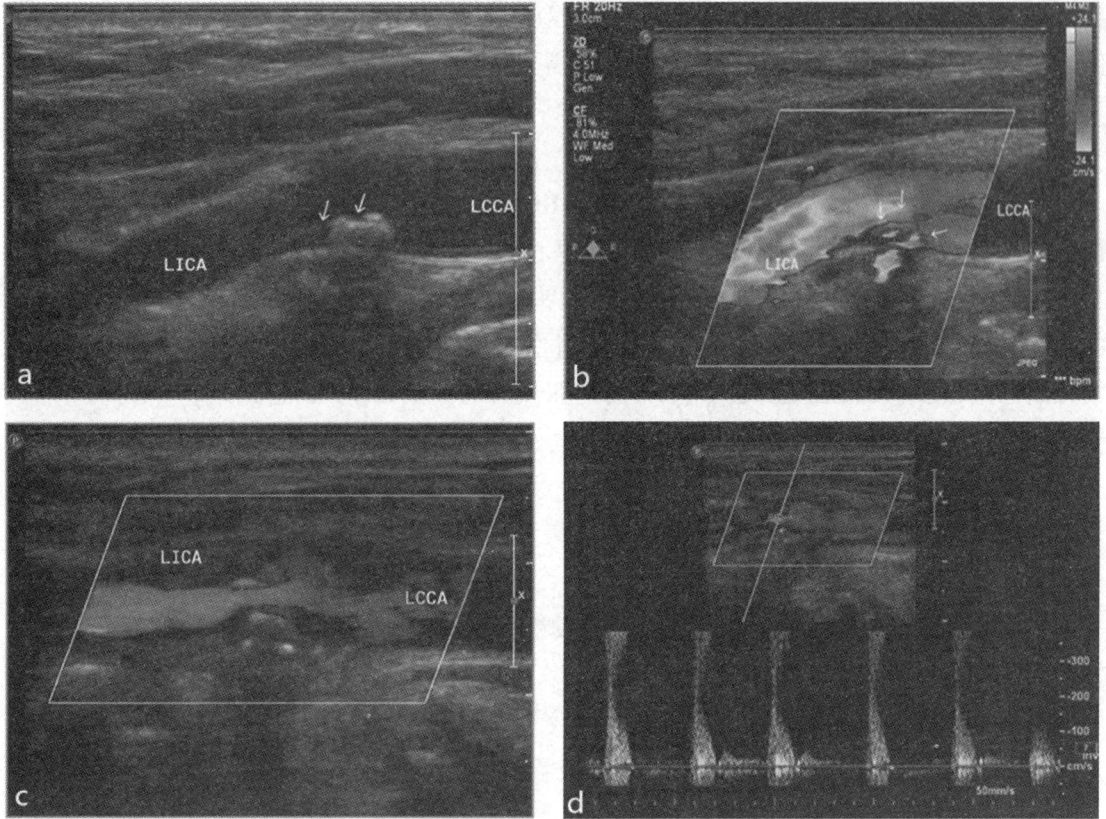

图3-3-39 血管硬化闭塞症

a.颈总动脉分叉处斑块;b.斑块内血流信号;c.血流通过斑块处变窄;d.血管狭窄处血流速度明显增快

2.彩色多普勒

当病变轻微局限时,仅有彩色血流边缘不整齐或彩色血流局限性充盈缺损,远端动脉血流信号无明显改变。当血管局部明显狭窄时,狭窄处彩色血流变细、变亮,甚至呈"五彩镶嵌"样,狭窄远端的彩色血流变暗、充盈欠佳。当病变范围广泛、严重,动脉管腔完全阻塞时,彩色血流呈"零星"样,甚至无血流信号显示。病史较长者,由于侧支循环的建立,阻塞动脉周围可见数支长短不等、走行不规则、内径较细的小动脉血流信号。

3.频谱多普勒

病变轻或测定部位在动脉狭窄的近端时,频谱可以正常。如果动脉狭窄范围大、程度重,则动脉频谱发生改变。当动脉完全闭塞时,则管腔内测不到动脉血流频谱,侧支循环建立后,可测到侧支循环的动脉频谱。

[鉴别诊断]

多发性大动脉炎:是一种累及主动脉及其分支的慢性非特异性炎症,超声表现为管壁弥漫性或局限性增厚,一般无钙化,非病变管壁正常。

五、肢体深静脉血栓

[临床与病理]

肢体深静脉血栓(deep vein thrombosis,DVT)的形成是常见的外周静脉阻塞性病变。静脉壁损伤、血流缓慢、血液高凝状态是导致静脉血栓形成的三大因素,按血栓形成的时间可分为急性、亚急性和慢性血栓。静脉血栓多发生于下肢深静脉,常表现为患侧肢体肿胀、疼痛、浅静脉曲张等,肺栓塞是其常见的并发症。

[超声表现]

1.急性血栓期

指2周以内的血栓。血栓呈无回声或低回声,边缘光滑、规则,与管壁附着不牢固,可见漂浮征;病变的深静脉内径明显增宽,血栓处静脉腔不能被压瘪;阻塞远端静脉扩大,无侧支循环;血栓段静脉内完全无血流信号或有少量血流信号;血栓致静脉完全阻塞时,测不到静脉频谱,不完全阻塞时,可测到静脉频谱;Valsalva或屈趾试验反应减弱甚至消失。

2.亚急性血栓期

指数周以后的血栓。血栓回声略增强,逐渐溶解、收缩和固定,原扩张的静脉内径恢复正常,血栓处静脉腔不能被压瘪。由于血栓的再通,静脉腔内血流信号逐渐增多,可测到静脉频谱,Valsalva或屈趾试验时,彩色血流变亮、变粗,回流速度也变快。

3.慢性血栓期

指数月到数年的血栓。血栓呈强回声,边缘不规则,黏附于管壁,管壁不规则增厚、回声增强;探头加压病变管腔不瘪;阻塞远端静脉正常或缩小,有侧支循环;静脉瓣增厚、扭曲或固定,不能正常地、随呼吸有节律地开放和关闭。血栓再通时,静脉腔内可见细小血流信号或充满血流信号。由于静脉瓣破坏丧失功能,Valsalva或屈趾试验时,静脉管腔内可见明显的反流信号;静脉腔内有彩色血流显示处可以测到静脉频谱。

第五节　浅表器官

[乳腺正常声像图]

乳房的组织结构由浅至深依次为表面皮肤、皮下脂肪组织、乳腺腺体和腺体间质纤维,再往深层为胸大肌、肋骨及肋间肌。乳腺声像图分为三型:弥漫均质型(乳腺组织呈均匀细密回声)、微小囊泡型(在乳腺组织中弥漫性存在1~2 mm囊泡状暗区)和混合型(以上两型的混合表现)。

一、乳腺增生症

[临床与病理]

乳腺增生症(mammary gland hyperplasia)是非炎症非肿瘤的乳腺良性疾病,名称很多,如囊性增生症、囊性乳腺病、乳腺小叶增生病、乳腺腺病等。多见于 30～40 岁妇女,由于卵巢功能紊乱、黄体分泌减少、雌激素相对增多而引起的乳腺导管及小叶上皮随月经周期而发生增生及复原。临床表现为月经来潮前 3～4 天,乳房一侧或两侧出现间歇性胀痛,可扪及多个大小不等的结节,有压痛,月经后症状缓解。

[超声表现]

两侧乳腺轻度对称性增大,腺体结构紊乱,回声弥漫性增强,分布不均,呈条样或斑片样改变,当形成囊性扩张时,乳腺内部可见大小不等的结节状低回声或囊肿。

[鉴别诊断]

1.乳腺癌

乳腺癌可见局限性肿块,形态不规则,无包块,周围凹凸不平,有角状突起或蟹足样延伸,必要时可定期随访。

2.乳腺囊肿

乳腺囊肿边界清,呈圆形或椭圆形,后方回声增强,侧方声影。

二、急性乳腺炎、乳腺脓肿

[临床与病理]

急性乳腺炎(acute mastitis)是乳腺急性化脓性感染,多发生在产后 3～4 周,发病原因主要为乳汁淤积和细菌入侵。发病初期表现为乳房疼痛、局部红肿、发热,后在短期内形成脓肿,常伴有腋窝淋巴结肿大。

[超声表现]

乳腺腺体增厚,内部回声不均,边界模糊不清,回声增强,形成不均质团块;如形成脓肿,内部可见不规则的无回声区,脓肿壁厚而不光滑。病程长者形成强弱不均的"镶嵌样"改变。彩色多普勒显示肿块周边及内部呈点状散在血流信号。

[鉴别诊断]

1.炎性乳腺癌

为广泛皮肤和皮下淋巴管癌栓病变,多为年轻妇女,临床表现与乳腺炎颇为相似,皮肤呈暗红色,早期有腋下、锁骨下淋巴结转移,病变恶性程度高,预后很差。声像图为皮肤及皮下组织增厚,回声增强,腺体结构紊乱,常不能发现肿块回声。

2.乳腺囊肿

囊肿一般边界清楚,内部为无回声区,而乳腺脓肿表现为边界模糊不清、回声增强、分布不均匀的低回声区。

三、乳腺癌

[临床病理]

乳腺癌(breast cancer)是乳腺导管上皮及末梢导管上皮发生的恶性肿瘤。乳腺癌居女性恶性肿瘤的第二位,大多发生在 40～60 岁,绝经期前后。早期表现为无痛、单发的小肿块,质硬,表面不光滑,与周围组织分界不清,在乳房内不易被推动。随着肿瘤逐渐增大,可出现乳房缩小、变硬,腋下淋巴结肿大,连接成硬结;晚期,肿瘤侵入胸大肌,并与皮下组织广泛粘连,形成"橘皮样"外形,可发生溃破。

[超声表现]

肿块一般呈不均质的低回声团块,形态不规则,无包膜,周围凹凸不平,有角状突起或蟹足样延伸;部分肿块周边显示强回声带;肿块内部可显示较强的粗斑点状回声;彩色多普勒显示肿块内部及周边点条状彩色血流信号。

肿瘤的声像图与肿瘤的病理类型相关。如硬癌其体积小,大多为纤维组织,故质地坚硬,声像图显示肿瘤边界不整齐,境界不清,后方回声显示衰减。髓样癌表现为瘤体较大,边界光滑,内部为等回声,部分为无回声区,后方回声不衰减,有时反而增强。炎性乳腺癌表现为皮肤及皮下组织增厚,回声增强,腺体结构紊乱,常不能发现肿块。

[鉴别诊断]

乳腺良性、恶性肿瘤的鉴别见表 3－3－5。

表 3－3－5　乳腺良性、恶性肿瘤的鉴别要点

鉴别点	良性	恶性
形状	规则,椭圆形或圆形	不规则,分叶或蟹足状
边界	清晰,部分有包膜	多不清晰,部分有恶晕征
内部回声	均匀	不均匀弱回声
钙化灶	少见,较粗大	多见,沙砾样为主
后方回声	增强或无改变	衰减多见
侧方声影	明显	无
纵横比	<1	>1
淋巴结受累	无	有

四、乳腺纤维腺瘤

[临床与病理]

乳腺纤维腺瘤(breast fibroadenoma)是乳腺小叶内纤维组织和腺上皮组织增生所形成的良性肿瘤,与雌激素过多刺激有关,好发于乳房外上象限,常见于年轻妇女,临床上一般没有明显症状。

[超声表现]

肿瘤呈圆形或椭圆形,瘤体较大时呈分叶状,边界光滑完整,大部分有包膜,部分肿瘤周边缺乏清晰的界面。内部呈低回声,多数较均匀。肿瘤后方多数回声增强,有侧方声影。彩色多普勒显示多数肿瘤无血流或少血流。

[鉴别诊断]

1. 乳腺癌

表现为局部肿块,形态不规则,无包膜,周围凹凸不平,有角状突起或蟹足样延伸,后方多伴衰减。

2. 乳腺囊肿

囊肿内部为无回声,后方伴回声增强和侧壁声影,通过组织谐波可以区别。

[知识拓展]

乳腺癌的影像学诊断进展

乳腺癌影像学检查包括近红外线扫描、X 线钼靶检查、超声检查、CT 检查、正电子发射断层显像术、MRI 检查。

近红外线扫描作为一种基本的乳腺癌疾病检查方法,其灵敏度较高,无创伤,无污染,能够较客观地反映灰度与血管的关系,对血管影像有一定的特异性。X 线钼靶检查对乳腺癌钙化的诊断特异性较高。超声检查简便、无辐射,是青春期及妊娠期女性乳腺疾病首选的检查方法。CT 检查病灶检出率要高于 X 线钼靶摄影。正电子发射断层显像术采用分子成像,反映组织代谢变化,而肿瘤代谢的变化往往早于解剖形态的变化,因而在早期乳腺癌的检测中具有独特的优势。鉴别乳腺多灶性和多源性病变时,PET 的敏感度和特异性远远高于 X 线钼靶和超声联合检查。

第六节　甲状腺疾病

[甲状腺正常声像图]

甲状腺轮廓清楚,边缘规则,内部呈均质的中等强度或略低回声,左右叶对称。甲状腺两叶的后外方可见颈总动脉和颈内静脉,甲状腺上动脉直径为 2 mm 左右。甲状腺动脉频谱为收缩期单向血流,舒张期下降,呈低幅度波形,收缩期最大血流速度为 25～60 cm/s,甲状腺静脉为连续低振幅波形。

一、甲状腺功能亢进

[临床与病理]

甲状腺功能亢进(hyperthyroidism),是由各种原因导致正常甲状腺素分泌的反馈控制机制丧失,引起循环中甲状腺素异常增多而出现以全身代谢亢进为主要特征的疾病总称。因甲状腺素分泌过多,临床上表现为甲状腺肿大、情绪激动、失眠、心动过速、食欲亢进、体重减轻等。

[超声表现]

甲状腺弥漫性、对称性增大,内部回声呈密集细小光点,回声正常或稍强,一般无结节。彩色多普勒显示腺体内血流信号异常丰富,呈"甲状腺火海征",频谱为低阻高速动脉湍流。

[鉴别诊断]

单纯性甲状腺肿:甲状腺可呈不同程度的对称性肿大,肿大程度常比甲亢明显,内部回声弥漫性减低,CDFI可见腺体内散在点状或细支状血流信号,可与甲亢时的"火海"样血流鉴别。

二、甲状腺腺瘤

[临床病理]

甲状腺腺瘤(thyroid adenoma)是最常见的甲状腺良性肿瘤。按组织学类型分为滤泡性腺瘤、乳头状腺瘤和非典型腺瘤。其中滤泡状腺瘤较常见,半数以上可发生退行性病变,包括软化、囊性变、出血、坏死、纤维化、钙化等。而乳头状腺瘤有较大的恶性倾向。临床大部分患者无任何不适感。

[超声表现]

甲状腺内部实质性肿块,呈圆形,边界清楚,包膜光滑完整;内部可为强回声、弱回声、无回声或混合性回声,瘤体后方无回声衰减;肿瘤周边多有声晕或透声环;瘤内可有钙化,典型的为壳状钙化,后方有声影;肿瘤周边为正常的腺体组织;彩色多普勒显示肿块有丰富的血流信号环绕,并有小分支伸入瘤内。肿瘤周边可伴有动脉及静脉频谱,动脉可为高速高阻或高速低阻。

[鉴别诊断]

结节性甲状腺肿:甲状腺腺瘤较少见于结节性甲状腺肿流行地区,经过数年,仍保持单发;结节性甲状腺肿的单发结节经过一段时间后,多演变为多发结节。组织学上腺瘤有完整的包膜,周围组织正常,分界明显,而结节性甲状腺肿的单发结节包膜常不完整。结节性甲状腺肿的结节在甲状腺弥漫性病变的基础上产生,甲状腺回声不均,内部血流信号丰富,呈"火焰状"表现。

三、甲状腺癌

[临床与病理]

甲状腺癌(thyroid carcinoma)占甲状腺肿瘤的3.8%~15.5%,可发生于各个年龄阶段,以女性为多。病理分为乳头状腺癌、滤泡状腺癌、髓样腺癌和未分化癌四类。临床表现为甲状腺结节明显增大,质硬,腺体在吞咽时的上下移动减少,可伴有颈部及气管旁淋巴结肿大。晚期出现耳、枕部和肩部的疼痛,声音嘶哑,继而发生压迫症状如呼吸困难、吞咽困难和Horner综合征。

[超声表现]

甲状腺实质内边界不清、形态不规则的低回声实性肿块,后方可有声衰减,罕见声晕,可见点状或粗颗粒状钙化,很少囊性变。在甲状腺周围和颈部出现肿大的低回声淋巴结,淋巴结可以融合成团。彩色多普勒表现多样化,许多肿瘤内部无明显增多的血流信号,有的肿瘤周边可有环绕的血流,少数见动脉血流直接进入肿瘤内部,阻力指数较低。

[鉴别诊断]

甲状腺腺瘤:甲状腺癌<1 cm 时与甲状腺腺瘤很相似。甲状腺癌肿瘤边缘不清,无明显包膜,内部回声减低,后方回声衰减,伴有钙化灶,可作为鉴别点。颈部淋巴结有无肿大有助于甲状腺良、恶性肿瘤的鉴别诊断。

(组稿:方彦鹏　审核:赵南义)

第四篇　心电图检查

第一章
心电图基本知识

心脏是维持血液循环的动力泵,也是能自行产生电激动的器官。心肌细胞的电激动过程是触发心脏机械性收缩反应的始动因素。在电激动过程中所产生的微小生物电流(心电)可经人体组织传导到体表。心电图是利用心电图机将测量电极放置在人体的一定部位,把每一心动周期的心脏电活动变化描记成连续的曲线图形。心电图能反映心肌的电生理特性,即兴奋性、自律性和传导性,但不能反映心肌的收缩性。

第一节 心电图各波段的组成和命名

正常心电活动始于窦房结,在兴奋心房的同时经结间束传导至房室结(激动在此延搁0.05~0.07 s),然后沿希氏束、左右束支、浦肯野纤维顺序传导,直至兴奋心室肌。这种先后有序的电激动的传导,引起一系列的电位变化形成心电图的相应的波和段。

一般每个心动周期包括四波(P 波、QRS 波群、T 波、U 波)、三段(PR 段、ST 段、TP 段)、二间期(PR 间期、QT 间期)和一 J 点(即 QRS 波群终末与 ST 段起始的交接点)。

P 波:为心房除极波,反映左、右心房除极过程中的电位和时间变化。

PR 段:主要反映心房复极过程及电激动过程在房室交界区,以及其后的希氏束、束支及浦肯野纤维网所产生的微弱电位变化,一般呈零电位而显示为等电位线(基线)。

PR 间期:反应激动从窦房结发出后经心房、房室交界、希氏束、束支及浦肯野纤维网传到心室肌所需要的时间,即自心房开始除极至心室开始除极的时间。

QRS 波群:左、右心室除极波的总称,反映左、右心室除极过程中电位和时间的变化。

ST 段:反映心室早期缓慢复极过程的电位和时间变化。

T 波:为心室复极波,反映心室晚期快速复极过程的电位和时间变化。

QT 间期:QRS 波群起点至 T 波终点,代表左、右心室除极和复极全过程的时间。

U 波:为 T 波后的一个小波,代表心室复极结束后的电机械现象,产生机制未完全明了。推测它是心室乳头肌或心室中浦肯野纤维的复极波(图 4-1-1)。

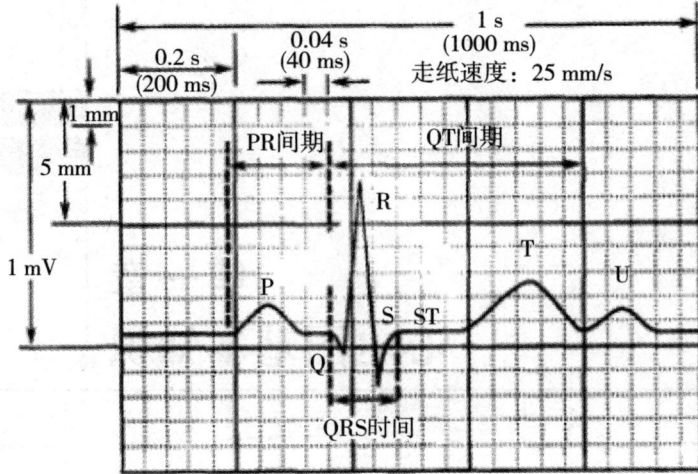

图 4 - 1 - 1　心电图各波段及间期示意图

QRS 波群的命名原则:QRS 波群中第一个向上的波,称为 R 波;R 波之前向下的波,称为 Q 波;R 波之后向下的波,称为 S 波;S 波之后再出现向上的波,称为 R′波;R′波之后再出现的向下的波,称为 S′波;如整个 QRS 波完全向下者,称为 QS 波。心电图上 QRS 波群形态可为单相(如 R、QS 型)、双相(如 QR、qR、rs、Rs 型)或三相(如 qRs、rSR′型)。大小写字母的表示,是根据各波振幅的大小(通常 0.5 mV 为界)而定(图 4 - 1 - 2)。

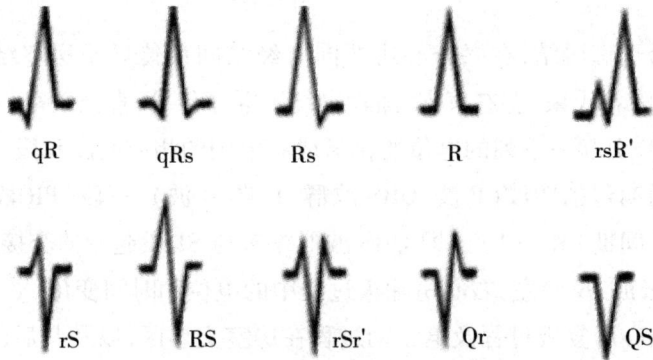

图 4 - 1 - 2　QRS 波群命名示意图

第二节　心电图导联与导联轴

将两个电极放置在人体表面任意两点,分别用导线与心电图机相连接,即能记录出心电变化的曲线。为了不同病人或同一病人不同时间的心电图比较,统一规定安放电极的位置及心电图机的连接线路。这种记录心电图电路连接方式,称为心电图的导联。

一、常规导联

1.标准肢体导联

标准肢体导联是双极肢体导联,反映两个肢体之间的电位差,包括Ⅰ、Ⅱ、Ⅲ导联(图4-1-3)。

Ⅰ导联:心电图机正极接左上肢(L),负极接右上肢(R)。

Ⅱ导联:心电图机正极接左下肢(F),负极接右上肢(R)。

Ⅲ导联:心电图机正极接左下肢(F),负极接左上肢(L)。

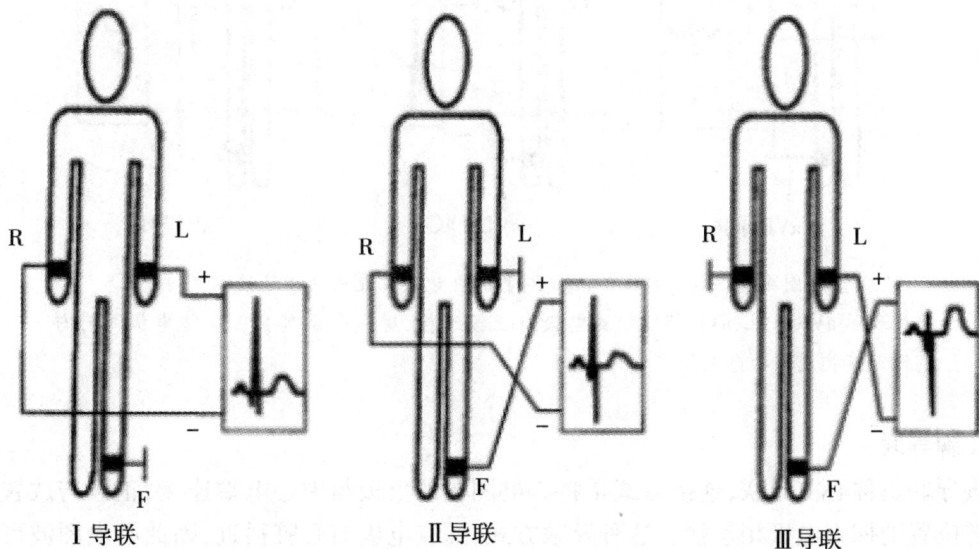

图4-1-3 标准双极导联的电极位置及正负极连接方式

Ⅰ导联:左臂(正极)、右臂(负极);Ⅱ导联:左腿(正极)、右臂(负极);Ⅲ导联:左腿(正极)、左臂(负极)

2.加压肢体导联

如左、右上肢和左下肢的3个电极,分别通过5000Ω电阻再连接到一点,此点称为中心电端。中心电端的电位在整个心脏的激动过程的每一瞬间始终稳定接近于零。把心电图机的负极与中心点段相连接,构成无关电极(保持零电位);探查电极与心电图机正极和人体任意一点相连,构成单极导联,即可测得该点的实际电位。加压肢体导联时,构成中心电端的只有两个肢体,这样构成的导联体系,可使电压增加50%。

加压右上肢导联(aVR):探查电极置于右上肢并与心电图机正极相连,左上、左下肢连接构成无关电极并与心电图机负极相连。

加压左上肢导联(aVL):探查电极置于左上肢并与心电图机正极相连,右上肢与左下肢连接构成无关电极并与心电图机负极相连。

加压左下肢导联(aVF):探查电极置于左下肢并与心电图机正极相连,左右上肢连接构成无关电极并与心电图机负极相连。

标准肢体导联Ⅰ、Ⅱ、Ⅲ和加压肢体导联 aVR、aVL、aVF，统称为肢体导联。其中，aVR 导联反映右心室的电位变化，其余导联反映左心室的电位变化(图4-1-4)。

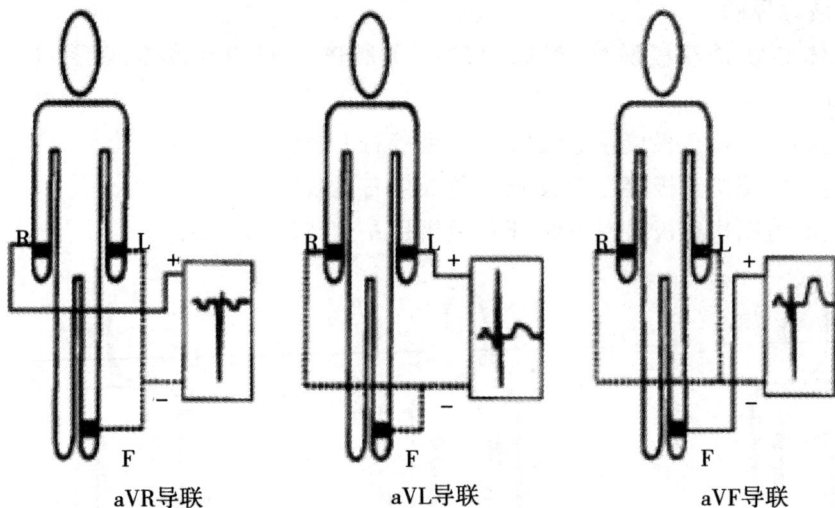

aVR导联　　　　　　　aVL导联　　　　　　　aVF导联

图4-1-4　加压单极肢体导联的电极位置及电极连接方式

实线表示 aVR、aVL、aVF 导联检测电极与正极连接，虚线表示其余二肢体电极同时与负极连接构成中心电端

3. 胸导联

胸导联也称心前导联，连接方式是将心电图机的负极与中心电端连接，正极与放置在胸壁一定位置的探查电极相连接。这种导联方式，探查电极与心脏很近，因此心电图波形振幅较大。胸导联探查电极安放位置与主要作用如下(图4-1-5)。

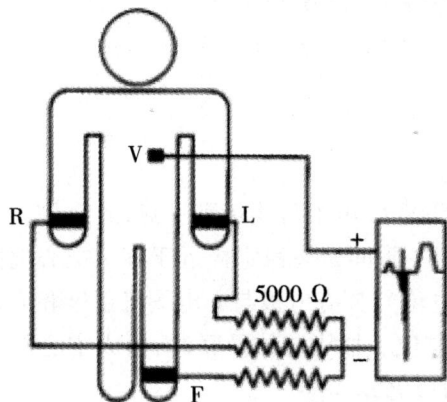

图4-1-5　胸导联电极的连接方式

V 表示胸导联检测电极并与正极连接，3 个肢体导联电极分别通过 5000 Ω 电阻与负极连接构成中心电端

V_1 导联：胸骨右缘第 4 肋间，主要反映右心室的电位变化。

V_2 导联：胸骨左缘第 4 肋间，作用同 V_1。

V_3 导联：V_2 与 V_4 与连线的中点，反映室间隔及其附近的左、右心室的电位变化。

V_4 导联：左锁骨中线与第 5 肋间相交处，作用同 V_3。

V_5 导联：V_4 与 V_6 连线的中点，主要反映左心室的电位变化。

V_6 导联：左腋中线 V_4 水平处，作用同 V_5。

在某些情况下，还需附加某些选用的胸导联，以弥补常规胸导联之不足。如：临床诊断右心病变常需选用 $V_3R \sim V_6R$ 导联，探查电极置于右胸部与 $V_3 \sim V_6$ 对称处；诊断后壁心肌梗死，常选用 V_7(左腋后线 V_4 水平处)、V_8

(左肩胛线 V_4 水平处)和 V_9(左脊旁线 V_4 水平处)导联。

各导联电路的选择安置都安装在心电图机内,只要把电极安置妥当,导线连接正确,按动导联选择键,即可接通该导联电路。心电图机上的导联电极一般均以固定颜色表示,惯例是红色者接右上肢,黄色者接左上肢,绿(或蓝)色者接左下肢,黑色者接右下肢,连接胸壁各点的电极从 $V_1 \sim V_6$ 分别为红、黄、绿、棕、黑、紫色。

二、导联轴

某一导联正、负电极之间假想的连线,称为该导联的导联轴。导联轴的方向,就是从该导联的负极指向正极的方向。

1. 肢导联轴

根据 Einthoven 提出的等边三角形学说,假定人体是一个大而均匀的容积导体,右上肢、左上肢、左下肢为等距离的三个点,而且这三个点与心脏的距离也相等,连接这三个点即成为躯干额面上的一个等边三角形,其三条边就代表三个标准导联(Ⅰ、Ⅱ、Ⅲ)的导联轴。再从三角形的中心点 O(相当于心电偶中心,及零电位点或中心电端)画三条分别垂直于三条边的直线,则将三个导联轴都平分为二:Ⅰ 导联轴左侧为正,右侧为负;Ⅱ、Ⅲ 导联轴下方为正,上方为负。

在同一等边三角形内也可作三条分别垂直于三条边的对角线来代表三个加压肢体导联的导联轴。aVR 导联轴右上方为正,aVL 导联轴左上方为正,aVF 导联轴下方为正。

以上六个肢体导联的导联轴都位于人体额面,为了更清楚地表示其相互之间的方向关系,将三个标准导联的导联轴平行移动,使之与 aVR、aVL、aVF 的导联轴一并通过三角形的中心"O"点,就构成了额面六轴系统,常简称六轴系统。次坐标采用 ±180° 的角度标志。每一导联轴从中心"O"点处分为正负两段(正极段以实线表示,负极段以虚线表示),相邻两轴之间的夹角均为30°(图 4 – 1 – 6)。

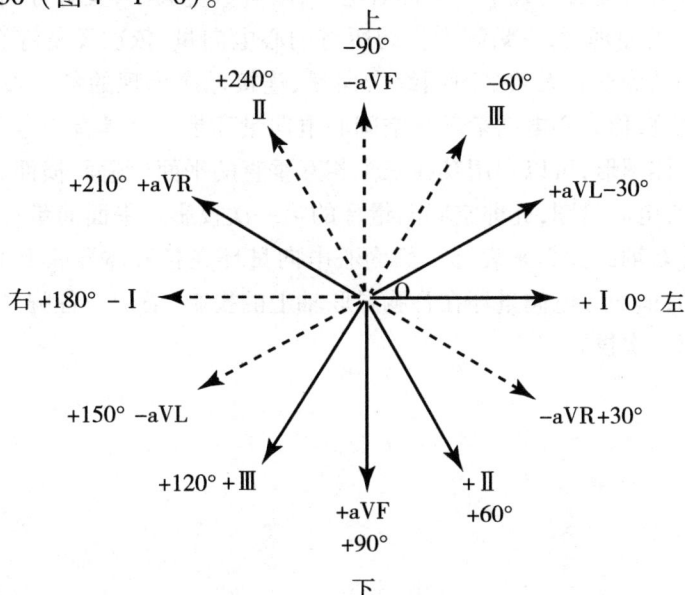

图 4 – 1 – 6　额面六轴系统

2. 胸导联轴

胸导联各探查电极所放置的部位基本上在心脏的同一水平面（即横面）上，按上述方法也可画出各胸导联的导联轴，即横面六轴系统，近探查电极侧为正，以实线表示，另一侧为负，用虚线表示。V_2 与 V_6 之间的夹角为 $90°$，V_1、V_2、V_4、V_5、V_6 各轴之间的夹角均为 $30°$，V_3 平分 V_2 与 V_4 的夹角（图 4 − 1 − 7）。

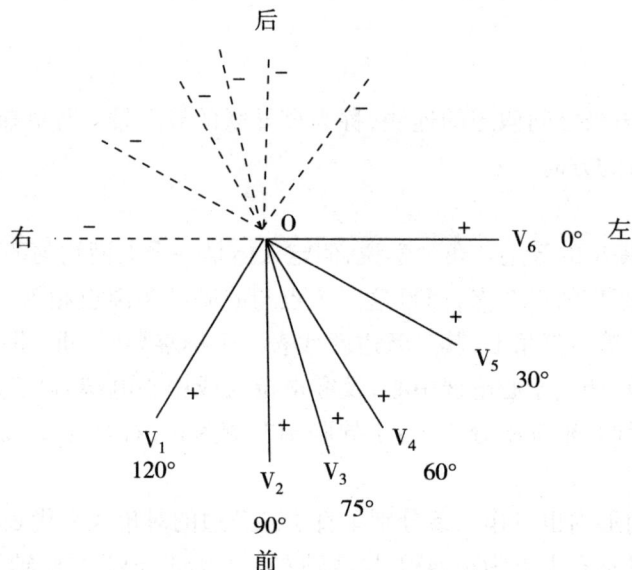

图 4 − 1 − 7 胸导联的导联轴

常规心电图导联中，六个肢体导联反映心脏在额面（上下、左右）的电位变化，而六个胸前导联则反映心脏横面（左右、前后）的电位变化。导联轴的用途就在于它可以使我们运用几何学投影的原理来确定心电向量在各导联产生电位变化的规律。

心肌细胞在除极与复极过程中产生的心电位，既有数量大小，又有方向，称为心电向量。按照物理学"合力"的原理，每一瞬间产生的所有的心电向量，依次反复综合，形成瞬间综合心电向量。每一心动周期有无数个瞬间综合向量，连接循序出现的各个瞬间综合向量的顶端所构成的环形轨迹，称为心电向量环。空间心电向量环是一个具有一定大小、一定空间方位和运行方向的立体图形，可以利用其在三个相互垂直的平面（额面、横面和右侧面）上的投影来表达，描记为心电向量图，此即空间向量环的第一次投影。平面向量环这样的平面图形又可以通过向各导联轴的投影来表达。额面心电向量环在各肢体导联上的投影，描记为各肢体导联的心电图；横面心电向量环在各胸导联轴上的投影，描记为各胸导联的心电图。此即心电向量环的第二次投影。

第二章
心电图测量

一、心电图记录纸组成

心电图记录纸是由纵线和横线交织而成的正方形小格(边长为 1 mm)组成。横向距离代表时间,用以计算各波和各间期的时间。常规心电图纸速为 25 mm/s,所以每小格(1 mm)代表 0.04 s。纵向距离代表电压,用以计算各波振幅的高度和深度。输入定准电压使曲线移位的距离决定每小格的电压,如定准电压 1 mV 使曲线移位 10 mm 时,则每小格(1 mm)代表 0.1 mV。若在描记时发现波形过大,可将定准电压调整为 1 mV 等于 5 mm,此时每小格则代表 0.2 mV(图 4 - 2 - 1)。

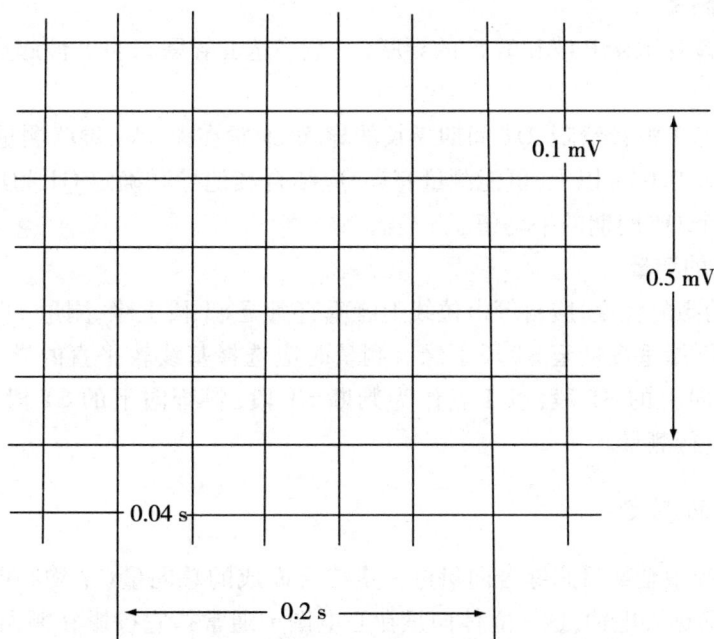

图 4 - 2 - 1   心电图记录纸的组成及标准电压曲线

二、心率计算

测量 PP 或 RR 间距,以秒(s)为单位,被 60 除即可求出心率。若有心律不齐者,则需连续测量 5~10 个 RR 或 PP 间距,取其平均值,然后算出心率,即:

$$心率(次/min) = 60 / RR(或 PP)间距平均值(s)$$

为简便起见,临床上经常测出 RR(或 PP)间距平均值后查表求得心率。

三、心电图各波段的测量方法

1. 各波振幅(电压)的测量

测量向上的波应自等电位线(基线)上缘垂直量到波的顶端。若为双向 P 波,上下振幅的绝对值之和为其电压数值。

2. 各波时间的测量

选择波形比较清晰的导联,从波的起始部的内缘量到终末部的内缘。若为双向 P 波,应测量该波两个方向总的时间。P 波及 QRS 波群时间,应选择 12 个导联中最宽的 P 波及 QRS 波进行测量。

3. R 峰时间的测量

从 QRS 波群的起点量到 R 波顶点与等电位线的垂直线之间的距离。如 R 波有切迹或有 R′波,则以最后的 R′波顶点为准。一般只测 V_1 和 V_5 导联。R 峰时间代表心室肌除极时,激动自电极下局部心内膜面到达心外膜面所需的时间。

4. 各间期的测量

PR 间期:选择有明显 P 波和 R 波的导联(一般多选 II 导联),自 P 波起点量至 QRS 波群的起点。

QT 间期:选择 T 波较清晰、QT 间期最长的导联,通常在 V_2、V_3 导联测量;但如果 V_2、V_3 导联比其他导联长 0.04 s 以上,可能测量有误,应结合其他导联确定 QT 间期值。若心律不规则时,取 3~4 个 QT 间期的平均值。

5. ST 段偏移的测量

测量 ST 段抬高的程度,应自等电位线上缘垂直量至 ST 段上缘;测量 ST 段压低的程度,应自等电位线的下缘垂直量至 ST 段下缘。测量时应选择基线较平直的导联,一般应与 TP 段相比较。斜行向上的 ST 段,以 J 点作为判断 ST 段;斜行向下的 ST 段,则应在 J 点后 0.06~0.08 s 处进行测量。

四、心电轴的测定

心室除极过程中全部瞬间综合向量进一步综合而成的总向量(平均心电向量),称为平均 QRS 心电轴,简称心电轴,这一立体向量在心电图中通常指它投影在额面上的心电轴,用额面平均心电轴与 I 导联正侧段所构成的夹角的度数来标记心电轴的方向。

1. 测定方法

（1）目测法。根据 I 与 III 导联 QRS 波群的主波方向，可估计心电轴的大致方位：若 I、III 导联 QRS 主波均向上，为心电轴不偏；若 I 导联的主波向上，III 导联的主波向下，为电轴左偏；若 I 导联主波向下，III 导联主波向上，则电轴右偏（图4-2-2）。

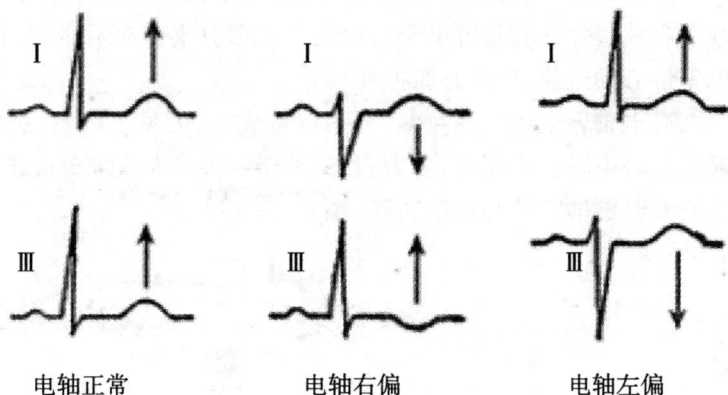

图4-2-2　平均 QRS 电轴简单目测法
箭头示 QRS 波群主波方向

（2）振幅法。分别算出 I、III 导联的 QRS 波群的振幅代数和（R 波为正，Q 与 S 波为负），然后将其标记于 I、III 导联轴的相应位置，并由此分别作 I、III 导联的垂直线，两垂直线相交点与电偶中心的连线，即为所求的心电轴。测出该连线与 I 导联轴正侧段的夹角，即为心电轴的度数（图4-2-3）。

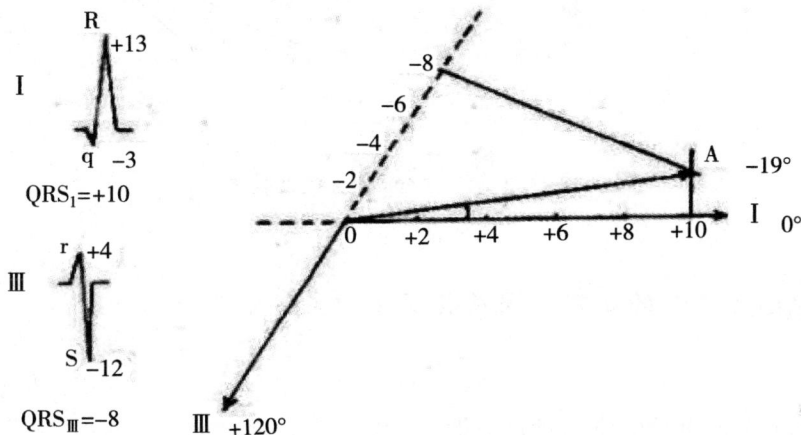

图4-2-3　振幅法测定心电轴

（3）查表法。较上述作图方法更为简便、准确的是根据计算出来的 I、III 导联 QRS 振幅代数和直接查表，即得出心电轴的度。此法为临床广泛使用。

2. 临床意义

心电轴在 +30°～+90° 之间，表示电轴不偏。正常心电轴在 0°～90° 之间（国外已规定 -30°～+90°），-30°～0° 为中度电轴左偏，-90°～-30° 为电轴显著左偏，+90°～+120° 为电轴轻度或中度右偏，+120°～+180° 为电轴显著右偏，-180°～-90° 既往称为极度电轴右偏，近年被定义为不确定电轴。

心电轴轻度右偏不一定是病态,可见于正常婴幼儿、垂位心脏和轻度右室肥大。心电轴显著右偏,多为病态,可见于右束支及左后分支传导阻滞、右心室肥大,也可见于左心室起源的室性心动过速、广泛心肌梗死等。

心电轴轻度或中度左偏,不一定是病态,可见于妊娠、肥胖、腹水、横位心脏和轻度左室肥大。心电轴显著左偏,多为病态,见于左束支及左前分支传导阻滞、左心室肥大,也可见于右心室起源的室性心动过速等(图4-2-4)。

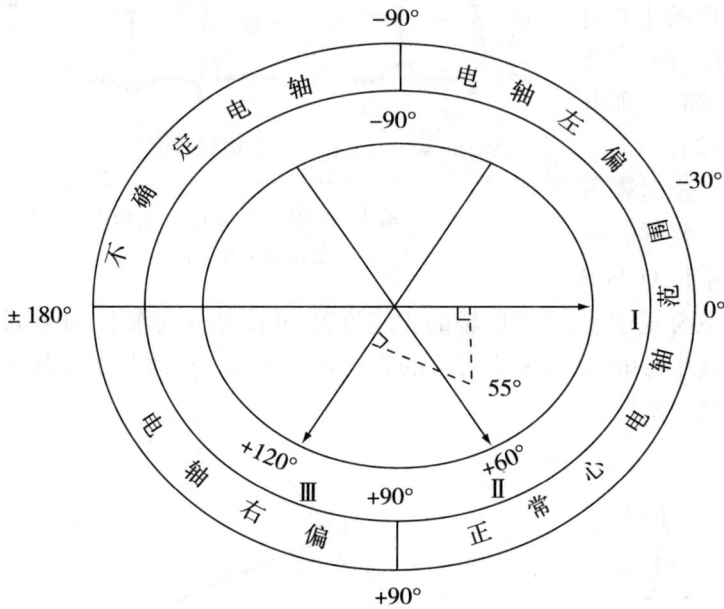

图4-2-4 正常心电轴及其偏移

五、心电图各部分的正常范围及其变化的主要意义

1.P波

反映左右心房除极的电位和时间变化。

(1)形态。正常P波在多数导联呈钝圆形,可有轻微切迹,但双峰间距<0.04 s。

(2)方向。窦性P波在aVR导联倒置,Ⅰ、Ⅱ、aVF和$V_3 \sim V_6$导联直立,其余导联(Ⅲ、aVL、V_1、V_2)可以直立、低平、双向或倒置。若P波在aVR导联直立,Ⅱ、Ⅲ、aVF导联倒置,称为逆行P波,表示激动起源于房室交界区或心房下部。

(3)时限。≤0.11 s。P波时间>0.11 s,且切迹双峰间距≥0.04 s,表示左心房异常。心房内传导阻滞是心房异常的一种,表现为P波增宽,而不伴左心房(P波后半部分)或右心房(P波前半部分)的振幅增高。

(4)振幅。肢体导联<0.25 mV,胸导联<0.20 mV。P波振幅在肢导联≥0.25 mV,提示右心房异常。P波低平一般无病理意义。

2. Ta 波

心房复极波。正常 Ta 波的电压较 P 波显著减小,方向与 P 波相反。由于电位很低,时间上又与 QRS 波群及 ST 段重叠,故不易察觉。仅在房室传导阻滞、心房肥大等情况下方可见到。心动过速时 Ta 波可加深,致使 PR 段下斜或 ST 段的 J 点压低。

3. PR 间期

又称房室传导时间,代表从心房开始激动到心室开始激动的一段时间。成人心率在正常范围时,PR 间期为 0.12 ~ 0.20 s。PR 间期随心率及年龄而异,年龄小或心率快时 PR 间期较短,反之较长。小儿 7 岁以后 PR 间期趋于恒定(0.10 ~ 0.17 s),老年人的 PR 间期可长达 0.21 ~ 0.22 s。

PR 间期超过正常最高值,称为 PR 间期延长,见于一度房室传导阻滞或房室结慢性传导。PR 间期 < 0.12 s,称为 PR 间期缩短,见于预激综合征或房室交界性心律。

4. QRS 波群

QRS 波群反映左、右心室除极电位和时间的变化。

(1)时限:正常成人 QRS 波群时限为 0.06 ~ 0.10 s。R 峰时间:正常成人,V_1 导联 < 0.035 s,V_5 导联 < 0.05 s。QRS 波群与 R 峰时间的延长,见于心室肥大、心室内传导阻滞及预激综合征。

(2)形态与振幅。胸导联:正常胸导联,V_1、V_2 导联多呈 RS 型,R/S < 1,RV_1 < 1.0 mV,超过此值提示右心室肥大;V_5、V_6 导联以 R 波为主(可呈 qR、RS、qRS 或 R 型),R/S > 1,RV_5 < 2.5 mV,超过此值提示左心室肥大。V_3、V_4 导联呈 RS 型,R/S 接近于 1,称为过渡区图形。正常成人胸导联自 V_1 ~ V_5,R 波逐渐增大,而 S 波逐渐变小。

若过渡区图形(RS 型)出现于 V_5、V_6 导联,提示心脏沿长轴发生顺钟向转位(从心尖往上看),此时右心室向前、向左旋转;若过渡区图形出现于 V_1、V_2 导联,提示心脏沿长轴发生逆钟向转位,此时左心室向前、向右旋转。顺钟向转位见于右心室肥大,逆钟向转位可见于左心室肥大。但这种转位图形亦可见于正常人。

肢体导联:aVR 导联的 QRS 波群主波向下,可呈 Qr、rSr′ 或 QS 型,RaVR < 0.05 mV,超过此值提示右室肥大。aVL 和 aVF 导联 QRS 波群形态多变,可呈 qR、qRS 或 RS 型,也可呈 RS 型,RaVL < 1.1 mV、RaVF < 20 mV,如超过此值提示左心室肥大。Ⅱ 导联常表现为 QRS 波群主波向上,Ⅰ、Ⅲ 导联上 QRS 波群形态则随 QRS 平均电轴而变化。

若 6 个肢体导联中,每个 QRS 波群正向波与负向波电压的绝对值之和均小于 0.5 mV,和(或)每个胸导联的 QRS 波群电压的绝对值之和均小于 1.0 mV,称为低电压,前者又称为肢导联低电压。常见于肺气肿、心包积液、全身水肿、心肌梗死、心肌炎、心肌病、缩窄型心包炎、胸腔积液、气胸等,也可见于少数正常人。个别导联 QRS 波群振幅小并无病理意义。

(3)Q 波。正常时,aVR 导联可呈 QR 或 QS 型,有时 Ⅲ 导联 Q 波时限可达 0.04 s,V_1、V_2 导联不应有 Q 波,但可呈 QS 型,其余导联 Q 波的时间 ≤ 0.03 s,深度 ≤ 同导联 R 波振幅的

1/4。超过正常范围的 Q 波,称为病理性 Q 波,常见于心肌梗死等。

5. J 点

QRS 波群终末部分与 ST 段起始部的交接点,称 J 点。J 点大多在等位线上,但常随 ST 段偏移而发生移位。有时可因心室除极尚未完全结束而部分心室肌已开始复极,致使 J 点上移。还可因心动过速等原因,使心房复极与心室除极同时进行,导致心房复极波(Ta 波)重叠于 QRS 波后段而引起 J 点下移。

6. ST 段

正常 ST 段多为等电位线,可有轻度偏移。任何导联 ST 段压低应 <0.05 mV。ST 段抬高常发生在 $V_2 \sim V_3$ 导联,V_2 导联更常见,但男性应 <0.20 mV,女性应 <0.15 mV,其他导联均不应超过 0.10 mV。某些正常年轻人,部分导联 J 点上移,ST 段呈凹面向上抬高,其后有直立的 T 波,通常称之为早期复极,属正常变异。

ST 段压低超过正常范围时有心肌缺血、心肌损害的征象,也可见于低血钾、洋地黄作用、预激综合征、心室肥大及室内传导阻滞等。ST 段上抬超过正常范围且弓背向上,常见于急性心肌梗死、变异性心绞痛、室壁瘤;若为弓背向下的抬高,则见于急性心包炎。

7. T 波

(1)形态。正常 T 波是一个不对称的宽大而光滑的波,前支较长,后支较短。

(2)方向。T 波的方向大多与 QRS 波群主波的方向一致。正常情况下,aVR 导联 T 波倒置,Ⅰ、Ⅱ、$V_3 \sim V_6$ 导联 T 波直立,其余导联 T 波可直立、双向、低平或倒置。但若 V_1 导联 T 波直立,则 $V_2 \sim V_6$ 导联 T 波不应倒置。

(3)振幅。在以 R 波为主的导联中,T 波不应低于同导联 R 波的 1/10。胸导联的 T 波有时可高达 $1.2 \sim 1.4$ mV($V_2 \sim V_3$)

在以 R 波为主的导联中,T 波低平、双向或倒置常见于心肌缺血、心肌损害、低血压、洋地黄作用、心室肥大及束支传导阻滞等。巨 T 倒置常见于肥厚型心肌病、非 ST 段抬高型急性心肌梗死、神经系统疾病(尤其是颅内出血)等。T 波轻度增高无临床重要性,若显著增高,则见于急性心肌梗死早期(超急期)与高血钾等。

ST-T 共同反映心室复极情况。ST-T 改变可分为原发性与继发性两种,凡心室除极程序正常而 ST-T 异常者,称为原发性 ST-T 改变,多提示心肌损害;心室除极程序异常而 ST-T 随之发生相应改变者,称之为继发性 ST-T 改变,不一定有心肌损害。

8. QT 间期

QT 间期代表心室除极与复极所需要的总时间。心率 $60 \sim 100$ 次/min 时,QT 间期的正常范围在 $0.32 \sim 0.44$ s 之间。女性的 QT 间期略较男性长。

QT 间期受心率影响大,常用矫正的 QT 间期(QTc 间期),Bazett 公式:$QTc = QT / \sqrt{RR}$。式中 QT 为实测的 QT 间期值,RR 以秒(s)为单位。线性回归函数法计算心率校正的 QTc 间期,优于 Bazett 公式计算。QT 间期延长的半段标准:女性 QTc 间期 ≥0.46 s;男性 QTc 间期≥0.45 s。QTc 间期缩短的半段标准:男性或女性均≤0.39 s。

QT 间期延长有重要意义,常见于心肌缺血、心肌损害、心室肥大、心室内传导阻滞、低血钙、低血钾及胺碘酮、奎尼丁等药物影响。QT 间期显著延长伴 T 波异常可出现严重心律失常(如长 QT 综合征)。QT 间期缩短,见于高血钙和洋地黄效应等。

9. U 波

U 波是 T 波后 0.02~0.04 s 时出现的一个振幅很小的波,U 波方向与 T 波方向一致,电压低于同导联的 T 波。一般以胸导联(尤其 V_3)较清楚。心率快时 U 波振幅降低或消失,心率减慢时 U 波振幅增高。T 波与 U 波之间有等电位线(TU 段),但在病理情况下 U 波可与 T 波连接或融合,以至于不易与双向或有切迹的 T 波区别。

U 波明显升高见于血钾过低,也可见于服用奎尼丁、洋地黄、肾上腺素等药物之后。V_2~V_5 导联 U 波倒置属于异常,可一过性出现于急性心肌缺血和高血压时。

第三章
心房异常和心室肥大

第一节　心房异常

正常情况下,心房激动起源于窦房结,先引起右心房除极;再通过房间束达左心房,此时两心房同时除极;最后左心房剩余部分除极。

心房异常与左右心房的解剖、生理异常有关,如心房肥大、容量或负荷过度、劳损、心房内或心房间传导障碍等,都可在心房(或P波)异常中起作用,这些因素常联合在一起而无法区别。因此,采用心房异常是更贴切的。

心房异常时,心房除极向量增大,传导延迟,表现为 P 波电压增高与时间延长(图 4 - 3 - 1)。

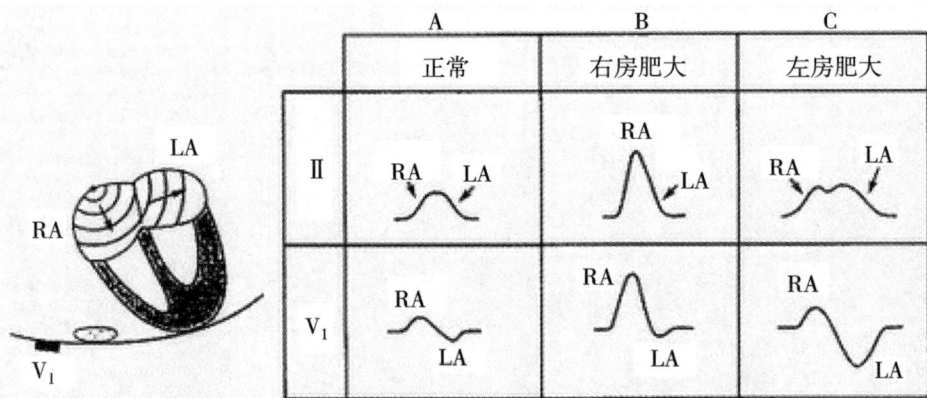

图 4 - 3 - 1　心房除极顺序及心房肥大的心电图表现示意图

一、右心房异常

右心房异常时,右心房除极电压增高,时间延长。当两心房同时除极时,增高的右心房除极电压重叠到正常左心房除极电压之上,导致 P 波电压明显增高。右心房除极时间虽然延长,但一般与稍后除极的左心房除极时间重叠,不会延迟到左心房除极终止之后,故右心房肥大常仅表现为 P 波电压增高,而无时间延长。V_1 导联上,首先见到右房除极所致的起始正向部分,其高度与宽度的乘积,称为起始 P 波指数(IPI)(图 4 - 3 - 2)。

(1)肢体导联上 P 波≥0.25 mV,Ⅱ 导联出现高尖 P 波是右心房异常的特征性表现。

(2)V_1 或 V_2 导联的起始部分 P 波显著直立,≥0.15 mV。

(3)P 波电轴右移超过 75°。

(4)P 波时限正常。

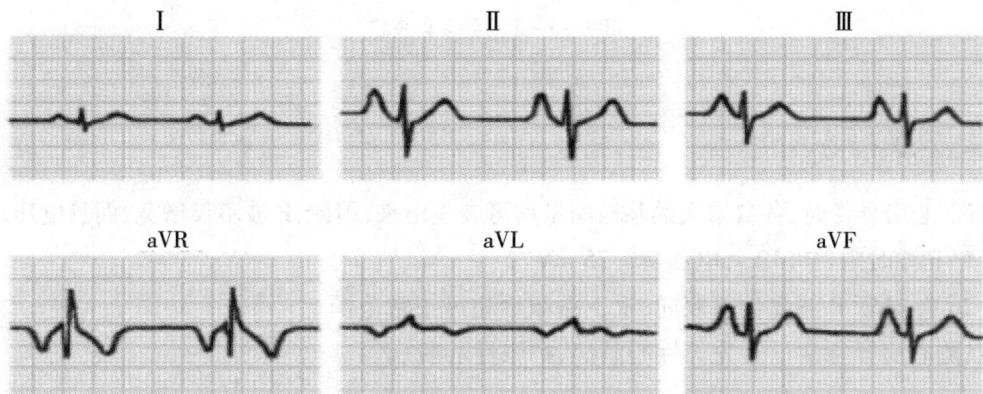

图 4 - 3 - 2　右心房异常

引起右心房异常的病因,见于法洛四联症、房间隔缺损等先天性心脏病。肺心病引起 P 波高尖,传统称为"肺型 P 波"。

二、左心房异常

正常情况下,左心房开始和结束除极的时间都晚于右心房。左心房异常时除极时间延长,电压增高,表现为 P 波时间延长及后半部分电压增高。延后除极的左心房导致几乎重叠的右、左心房双峰分离,形成 P 波双峰或切迹(图 4 - 3 - 3)。

(1)P 波增宽,时限≥0.12 s。P 波顶端常有切迹,呈双峰型,峰间距≥0.04 s,第二峰大于第一峰。以 Ⅰ、Ⅱ、aVL 导联明显。

(2)PR 段缩短,P 波时间与 PR 段时间之比 >1.6。

(3)V_1 导联上 P 波电压增高,呈先正后负双向 P 波,终末部分明显增深。终末负向波的振幅与时间乘积,称为 V_1 导联 P 波终末电势($P_t f_{V_1}$),左心房肥大时 $P_t f_{V_1} \leqslant -0.04$ mm·s。

风湿性心脏病二尖瓣狭窄所致的左心房异常,称为"二尖瓣型 P 波"。左心房异常亦可见于左心衰竭、主动脉病变、原发性高血压等。

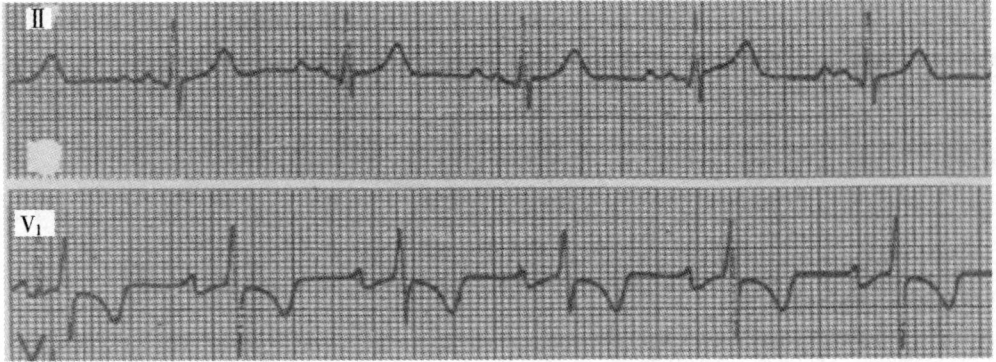

图 4 - 3 - 3　左心房异常

三、双侧心房异常

双侧心房异常时,各自增大的除极向量均可表现出来,因此,P 波不仅增宽,而且电压增高。

(1)P 波时限≥0.12 s,电压≥0.25 mV。

(2)V₁ 导联 P 波高尖呈双向,上下振幅均超过正常范围。

双侧心房异常常见于先天性心脏病、扩张性心肌病等。

第二节　心室肥大

心室肥大使心脏至胸壁的距离变近,心电图上表现电压增高。肥大侧心室除极向量增大,心电轴偏向肥大侧。心室肥厚、心腔扩大及心肌纤维受损,影响传导功能,使心室除极时间延长,心电图上表现为 QRS 波群时间增宽,QT 间期延长。心室肥大时除极时间延长,心外膜下心肌除极尚未结束,心内膜下心肌开始复极,导致继发性 ST-T 改变;当伴有冠心病心肌缺血,或严重心肌肥大、心肌纤维化引起相对性心肌缺血时,又可导致原发性 ST-T 改变。心电图上表现为 ST 段压低和 T 波倒置。

上述心电图表现是左右心室电激动的综合表现,存在两者抵消而失去各自心电图特征的可能。此外,类似心电图表现也可由其他因素所致。因此,心电图诊断心室肥大存在局限性,需结合临床资料综合分析判断。

一、左心室肥大

左心室肥大时,心室除极综合向量增大而顺序正常,心电图各导联 QRS 波群图形和正常大致相同,面向左心室的导联(I 、aVL、V₅ 和 V₆)R 波振幅增加,而面向右室的导联(V₁ 和 V₂)则出现较深的 S 波。由于左心室壁肥厚,从心内膜到达心外膜的除极时间延长,当除极尚未到达外模时复极即先从心内膜开始并向外膜扩展,复极方向与正常时相反,产生继发性 ST-T 改变。心肌肥大的同时心肌内的毛细血管数量不增加,每单位体积心肌组织内毛细血管数量减少,引起相对性心肌缺血,产生原发性 ST-T 改变。左室肥大时,心电图可出现如下改变。

1. QRS 波群电压增高

(1)胸导联。RV_5 或 $RV_6 > 2.5$ mV,SV_1 或 $SV_2 > 2.9$ mV,RV_5 或 $RV_6 + SV_1 > 3.5$ mV(女)或 4.0 mV(男)。

(2)肢体导联。$R_I > 1.5$ mV,$R_{II} > 2.5$ mV,$RaVL \geqslant 1.1$ mV,$RaVF > 2.0$ mV。

(3)Cornell 电压标准。$RaVL + SV_3 > 2.0$ mV(女)或 2.8 mV(男)。

临床使用的众多诊断左心室肥大的心电图电压标准,敏感性较低(常低于 50%),但特异性高(85% ~90%)。

2. QRS 波群时限

QRS 波群时限轻度延长达 0.10 ~0.11 s,V_5 或 V_6 导联 R 峰时间延长 $\geqslant 0.05$ s。Cornell 电压 – 时间测量:QRS 波群时限 × Cornell 电压 >2440 mm · ms。

ST-T 异常:在 R 波为主的导联(如 V_5 或 V_6)ST 段下斜型压低 $\geqslant 0.05$ mV,T 波低平、双向或倒置;而以 S 波为主的导联(如 V_1)T 波反而直立。

3. 左心房异常 P 波

常见于高血压的病人,可能是高血压心脏病的最早表现。

4. 额面 QRS 电轴

额面 QRS 电轴轻度或中度左偏,一般不超过 $-30°$。

5. QT 间期延长

左心室肥大的 6 项指标中,以电压增高最重要,是左心室肥大心电图诊断不可缺少的条件。其他 5 项可作为辅助指标。上述指标阳性的项目越多,超过正常的范围越大,则诊断的准确性越高。

左心室肥大常见于高血压性心脏病、二尖瓣关闭不全、主动脉瓣病变、心肌病(图 4 – 3 – 4)。

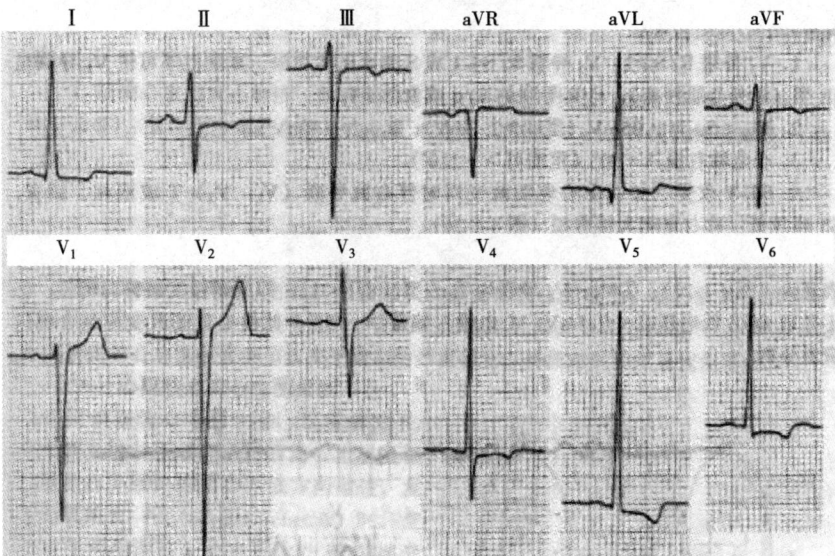

图 4 – 3 – 4　左心室肥大

二、右心室肥大

正常右室壁只为左心室壁厚度的 1/3,只有右心室肥大达到相当程度时,才会使综合向量由左心室优势转为右心室优势,使位于右心室面导联(V_1、aVR)的 R 波增高,而位于左心室面导联(Ⅰ、aVL、V_5)的 S 波加深。

右心室肥大时,心电图可出现如下改变(图 4 - 3 - 5)。

(1)QRS 电轴右偏 ≥ + 90°,重度可 > 110°。

(2)QRS 波群电压增高。RV_1 或 $RV_3R > 1.0$ mV,$RaVR > 0.5$ mV。$RV_1 + SV_5 > 1.05$ mV(重度 > 1.2 mV)。

(3)QRS 波群形态改变。V_1 导联 R/S ≥ 1,呈 R 型或 RS 型,重度右室肥大可使 V_1 导联呈 QR 型(除心肌梗死外)。V_5 导联 R/S < 1 或 S 波加深。aVR 导联以 R 波为主,R/q 或 R/S > 1。

(4)继发性 ST-T 改变:V_1 ~ V_2 或 V_3R 导联 ST 段压低,T 波倒置。

(5)右心房异常 P 波。

(6)V_1 导联 R 峰时间 > 0.035 s。

诊断右心室肥大的心电图指标敏感性普遍偏低,但可见电轴右偏、QRS 波群的电压增高和形态改变的特异性高。心电图诊断右室肥大准确性最高的是先天性心脏病,其次是获得性心脏病和成人原发性肺动脉高压,慢性肺心病最低。一般说来,阳性指标越多,诊断准确性越高。

右心室肥大常见于慢性阻塞性肺疾病、二尖瓣狭窄、肺动脉狭窄、动脉导管未闭、室间隔缺损等。

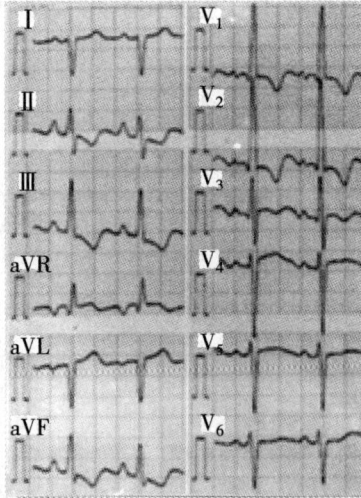

图 4 - 3 - 5　右心室肥大

三、双侧心室肥大

双侧心室肥大的心电图表现有以下 3 种:①大致正常心电图,双侧心室的电压同时增高,互相抵消所致。②单侧心室肥大的心电图,只表现出占优势侧心室肥大,以左心室肥大图形出现的机会多。③双侧心室肥大的心电图,心电图同时显示左、右心室肥大的心电图证据。

(1)胸导联 QRS 波群同时出现典型左、右心室肥大图形。

(2)在诊断左心室肥大的基础上,伴有下列 1 项或多项改变者:①V_5 或 V_6 导联R/S<1。②QRS 电轴右偏。③几个导联出现高振幅的 RS 图形。④右心房异常。

(3)有先天性心脏病和右心室肥大的患者,$V_2 \sim V_4$ 导联出现高 R 波以及深 S 波,且两者电压之和>6.0 mV,则提示有左心室肥大存在。

双侧心室肥大常见于二尖瓣狭窄合并关闭不全、二尖瓣合并主动脉瓣病变、扩张型心肌病、先天性心脏病如室间隔缺损等(图 4 - 3 - 6)。

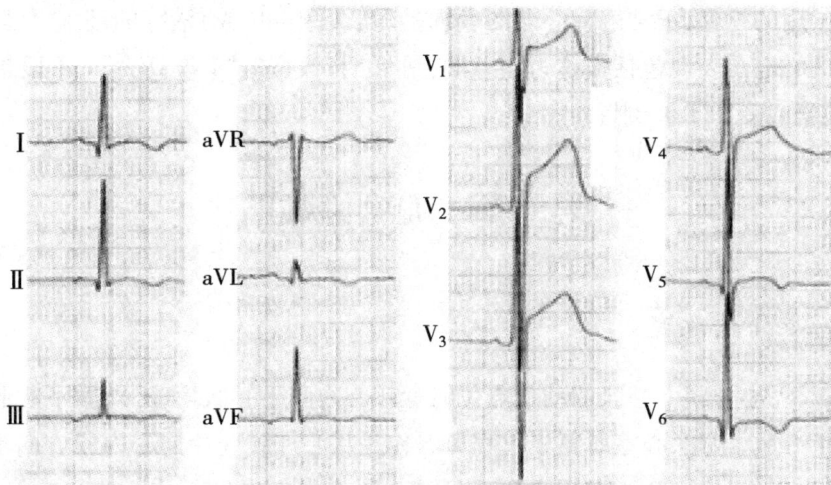

图 4 - 3 - 6　双侧心室肥大

第四章
心肌缺血与心肌梗死

心肌缺血和心肌梗死是指冠状动脉粥样硬化使管腔狭窄或阻塞,或(和)冠状动脉痉挛所导致的心肌病理性改变,称为冠状动脉性心脏病,简称冠心病。心电图是临床诊断心肌缺血和梗死最常用的检查,正常解释心电图表现是随后检查和(或)治疗的基础,伴随急性心肌缺血和梗死的心电图表现包括被称为超急期(进展期)改变的"T波高尖"、ST段抬高和(或)压低、QRS波群改变和 T 波倒置。

第一节 心肌缺血

一、缺血性 T 波改变

正常情况下,心外膜下心肌的动作电位时程较心内膜下心肌短,心外膜下心肌完成复极早于心内膜下心肌,因此,心室肌复极过程可看作是从心外膜开始向心内膜方向推进。心肌缺血时,复极过程发生改变,心电图常出现 T 波改变。

心肌缺血缺氧早期,细胞能量供给锐减,细胞膜损害导致离子通透性改变,K^+外流增多,复极时间延迟。通常缺血最早出现在心内膜下,而复极仍从心外膜下开始,电位差明显增大,形成面对缺血区的导联出现双支对称的"高耸 T 波",其特点是增高速度快、幅度大,可达 0.50 mV 以上。

若发生心外膜下(或透壁性)心肌缺血,心外膜下心肌整个除复极时间明显延迟,复极由心内膜下向心外膜下进行,发生复极顺序异常,面对缺血区的导联出现"T 波倒置"。倒置 T 波尖深,双支对称,称"冠状 T 波"。

二、损伤型 ST 段改变

心肌缺血时间延长、程度加重,将进一步发生心肌损伤,心电图出现面对损伤区导联 ST 段抬高,即损伤型 ST 段改变。损伤型 ST 段改变的产生机制常用"损伤电流"学说来解释。

急性心肌缺血通过降低静息膜电位水平导致心室动作电位变化,即降低 0 期除极速度并缩短动作电位时间(病理性早期复极)。这些电生理改变在缺血心肌和正常心肌之间产生电收缩期与电舒张期的电位差,形成损伤电流。电收缩期与体表心电图的 QT 间期相当,而电舒张期与体表心电图的 TQ 段相当。

舒张期损伤电流。电舒张期,缺血心肌部分除极,损伤电流向量背离部分除极的损伤缺血区,导致原发性 TQ 段下移(心电图上低于基线)。阅读心电图时,是以 TQ 段作为基线来比较的,原本正常的 ST 段显得抬高(代偿性 ST 段抬高)。

收缩期损伤电流。损伤区心肌细胞因为早期复极和(或)不完全除极而相对带正电荷,以及动作电位上升速度降低,引起动作电位幅度和除极速度降低。损伤电流指向损伤区,导致原发性 ST 段抬高。

发生透壁性心肌缺血时,心电图往往表现为心外膜下缺血(T 波深倒置)或心外膜下损伤(ST 段抬高)类型。有学者把引起这种现象的原因归为:透壁性心肌缺血时,心外膜缺血范围常大于心内膜;由于检测电极靠近心外膜缺血区,因此透壁性心肌缺血在心电图上主要表现为心外膜缺血改变。

三、ST-T 异常判读

1. ST 段异常判读

ST 段压低或抬高,应出现在相邻的两个或两个以上的导联。

(1)ST 段压低。压低的 ST 段与 R 波顶点的垂线形成的夹角 =90°者,称为水平型 ST 段压低;夹角 > 90°者,称为下斜型 ST 段压低。原有 ST 段压低者,在原有基础上压低≥0.10 mV。原有 ST 段抬高者,ST 段可暂时回到基线,或压低≥0.10 mV(图 4 - 4 - 1)。

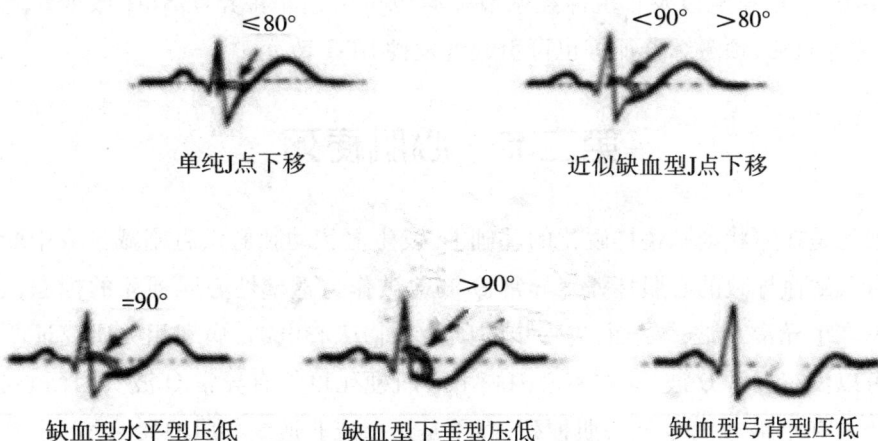

≤80°   <90°   >80°

单纯J点下移   近似缺血型J点下移

=90°   >90°

缺血型水平型压低   缺血型下垂型压低   缺血型弓背型压低

图 4 - 4 - 1 ST 段下移改变的形态

(2)ST 段抬高。ST 段弓背向上型抬高超过正常范围,且常有对应区域的 ST 段下移,见于变异型心绞痛,如持续时间长可发展为急性心肌梗死(图4－4－2)。

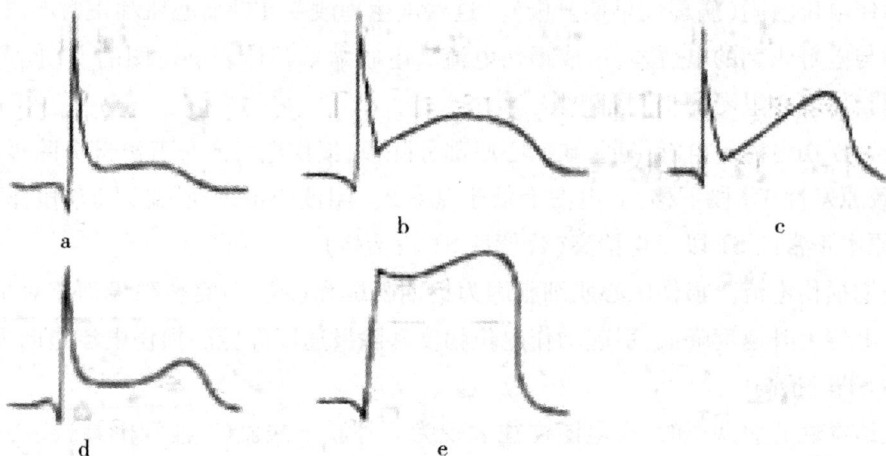

图4－4－2　ST段抬高改变的形态

2. T波异常判断

Ⅰ、Ⅱ、aVL、$V_2 \sim V_6$导联:①T波振幅 $-0.5 \sim -0.1$ mV,为T波倒置。②T波振幅 $-0.5 \sim -1.0$ mV,为T波深倒置。③T波倒置振幅(绝对值) >1.0 mV,为巨大倒置T波。④T波振幅低于同导联R波振幅的1/10,为T波低平。⑤T波平坦:Ⅰ、Ⅱ、aVL、$V_2 \sim V_6$导联T波振幅在 $-0.1 \sim 0.1$ mV,而Ⅰ、Ⅱ、aVL导联R波振幅 >0.3 mV。

ST-T改变只是非特异性心肌复极异常的共同表现。除冠心病外,其他心血管疾病如心肌病、心肌炎、瓣膜病、心包炎等,均可出现此类ST-T改变。低钾、高钾等电解质紊乱,药物(洋地黄、奎尼丁等)影响以及自主神经调节障碍也可引起非特异性ST-T改变。此外,心室肥大、束支传导阻滞、预激综合征等也可引起继发性ST-T改变。

第二节　心肌梗死

心肌梗死是在冠状动脉粥样硬化的基础上,发生冠状动脉血供急剧减少或中断,使相应心肌严重持久缺血导致的心肌坏死。异常Q波曾被作为透壁性心肌梗死的标志,心内膜下心肌梗死不产生异常Q波。然而,进一步的试验和临床心电图、病理相关研究证明,透壁性心肌梗死可以没有异常Q波,而右室心内膜下心肌梗死可伴有异常Q波。因而心肌梗死心电图分类变为有Q波或无Q波心肌梗死,而不是透壁或非透壁心肌梗死。

坏死型Q波出现表示心肌细胞已经坏死。人们希望在此之前进行再灌注治疗,挽救濒临坏死的心肌细胞,从而提出了急性冠脉综合征(ACS)的概念。ACS包括不稳定型心绞痛(UA)、非ST段抬高心肌梗死(NSTEMI)和ST段抬高心肌梗死(STEMI)。STEMI如不及时再灌注治疗,多数演变为Q波型心肌梗死;NSTEMI如不及时治疗,多数演变为无Q波型心肌梗死,但不宜溶栓治疗。3 种病征的共同病理基础均为不稳定的粥样斑块,都表现为突然发作的心前区疼痛,只是伴发了不同程度的继发性病理改变。由于坏死型 Q 波尚未出现,急性心肌梗死的诊断更大程度上依赖敏感性和特异性更高的心肌坏死标志物——肌钙蛋白(cTn)的检测。

一、基本图形及机制

1. ST 段抬高心肌梗死

(1)"缺血型"T 波改变。是冠状动脉急性闭塞后,最早出现的改变。

(2)"损伤型"ST 段改变。心肌缺血时间延长,程度加重,将进一步发生心肌损伤,心电图出现面对损伤区导联 ST 段抬高,即损伤型 ST 段改变。

(3)QRS 波群改变。急性心肌梗死时,QRS 波群(心室除极)改变常伴随 ST-T(心室复极)异常。心肌组织充分坏死可导致 R 波振幅降低,梗死部位的电动势丢失可在前、侧或下壁导联出现异常 Q 波。急性缺血还可引起局部传导延迟。

异常 Q 波:严重而持久的缺血导致心肌变性、坏死,坏死的心肌细胞丧失了电活动,坏死区心肌不产生心电向量,正常心肌仍照常除极,致使产生一个与梗死部位相反的综合向量。因心肌梗死主要发生于室间隔及左心室壁内膜下心肌,引起起始 0.03 ~ 0.04 s 的心室除极向量背离坏死区,坏死型图形改变主要表现为面向坏死区的导联出现异常 Q 波(时限≥0.03 s,深度≥R/4),R 波振幅降低,甚至 R 波消失而呈 QS 型(图 4 - 4 - 3)。

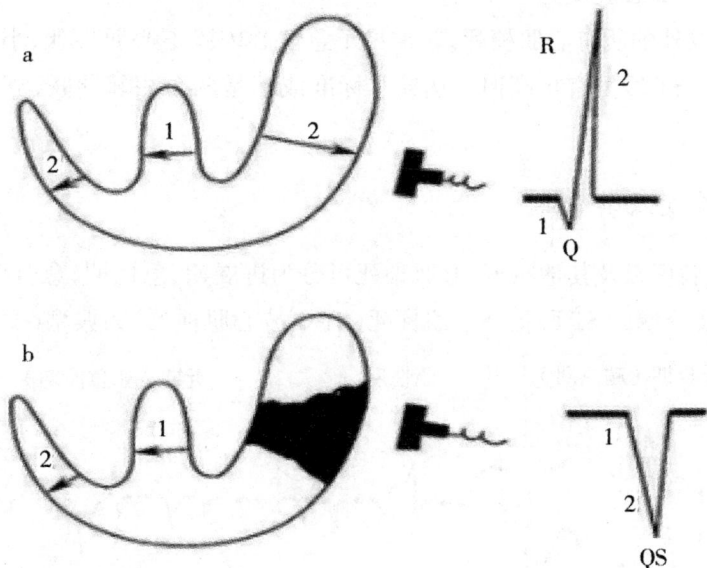

图 4 - 4 - 3　坏死型 Q 波或 QS 波发生机制

a. 正常心肌除极顺序:室间隔向量(1)产生 Q 波,左右心室综合除极向量(2)产生 R 波;b. 心肌坏死后,电极透过坏死"窗口"只能记录相反的除极向量,产生 QS 波冠状动脉的某一分支发生闭塞,相应区域的心肌表现为中心部位坏死(异常 Q 波),坏死的周围是损伤区域(损伤型 ST 段抬高),损伤周围是缺血区域("缺血型"T 波),电极在梗死区可同时记录到上述 3 种图形改变。临床上,以上 3 种类型的心电图改变常综合反映在面对梗死室壁的导联上,构成具有急性心肌梗死特征性的心电图图形上。而在背离梗死区的导联上,则表现为大致相反的图形,R 波增高而无异常 Q 波,T 波高大直立,一般称为"对应性"改变(图 4 - 4 - 4)。

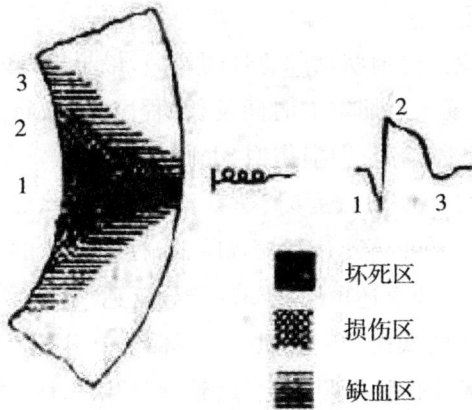

坏死区

损伤区

缺血区

图 4 - 4 - 4 典型急性心肌梗死模拟图

2. 非 ST 段抬高心肌梗死

是 STEMI 以外的所有心肌梗死,较常见于急性心内膜下心肌梗死、小灶性心肌梗死等。心电图表现包括 ST 段虽有抬高但未达异常标准或不是两个相邻导联、ST 段压低、T 波倒置或完全没有异常。

二、图形演变及其分期

根据临床、病理以及其他特征,心肌梗死可分为进展期、急性期、愈合期和陈旧期。心肌梗死图形演变及分期以 ST 段抬高心肌梗死(有 Q 波心肌梗死)为典型(图 4 - 4 - 5)。

| 正常 | 早期(超急期) | 急性期 | 近期(亚急性期) | 陈旧期 |

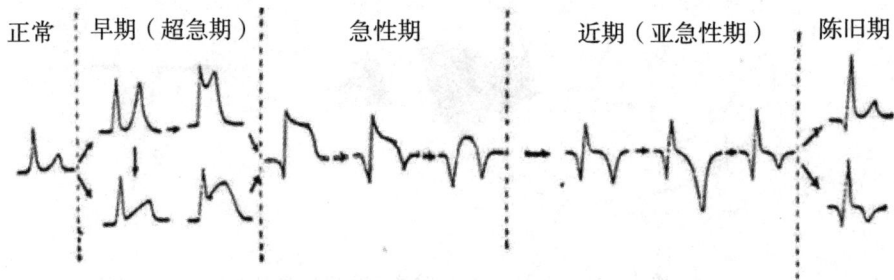

图 4 - 4 - 5 急性心肌梗死的图形演变与分期

1. 进展期(<6 h)

也称为超急性期(早期),冠状动脉阻塞后数分钟,首先出现短暂心内膜下心肌缺血,心电图记录到高耸直立 T 波,迅速出现上斜型或弓背向上的 ST 段抬高,与高耸直立的 T 波相连。因急性损伤阻滞,QRS 振幅增大并略增宽,但尚未出现异常 Q 波。损伤区心肌处于严重的电生理紊乱状态,易发生恶性心律失常。此期若能及时干预和治疗,可避免进展为心肌坏死或使已发生坏死的区域缩小。

2. 急性期

此期持续时间6 h 至 7 天,心电图出现动态演变过程。ST 段逐渐升高呈弓背型,并可与 T 波融合成单向曲线,继而逐渐下降至等电位线;心肌坏死后面向坏死区域导联 R 波振幅降低甚至消失,出现异常 Q 波或 QS 波;直立 T 波开始倒置并逐渐加深。坏死型 Q 波、损伤型 ST 段抬高和缺血型 T 波倒置可同时并存。

3. 愈合期

出现于梗死后 7～28 天。抬高的 ST 段基本恢复到基线,异常型 Q 波持续存在,倒置的 T 波又逐渐变浅。

4. 陈旧期(≥29 天)

ST-T 恢复正常或 T 波倒置、低平,残留下异常型 Q 波。理论上异常 Q 波终身存在,但因瘢痕组织缩小和周围心肌代偿性肥大,异常 Q 波可变小或消失。

随着对急性心肌梗死诊治水平的提高,通过对 STEMI 的早期治疗(如溶栓、抗栓或介入治疗等),已经显著缩短心肌梗死的病程,并改变急性心肌梗死的心电图表现,前述典型演变过程可不存在(图 4 –4 –6)。

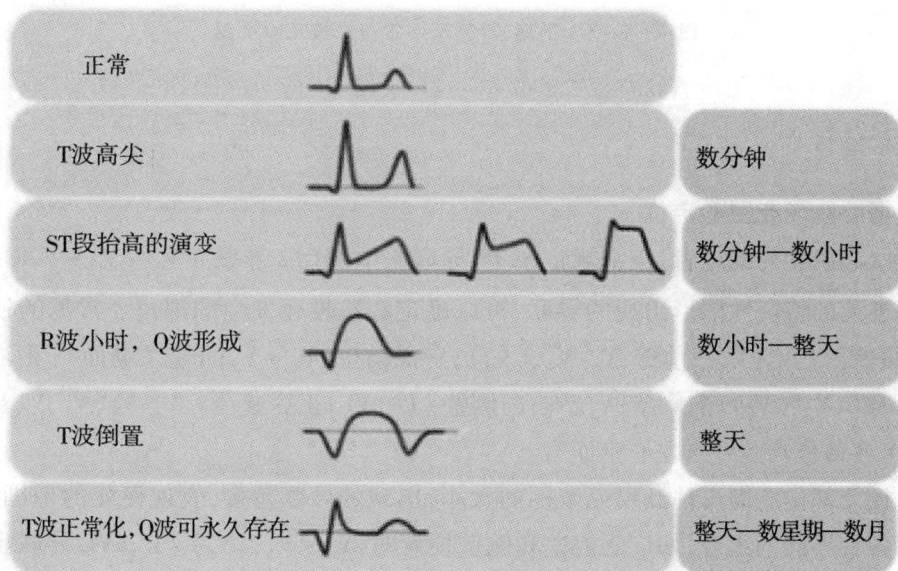

正常		
T波高尖		数分钟
ST段抬高的演变		数分钟—数小时
R波小时,Q波形成		数小时—整天
T波倒置		整天
T波正常化,Q波可永久存在		整天—数星期—数月

图 4 –4 –6 非再灌注心肌梗死的心电图演变

三、右心室梗死

右心室梗死很少单独发生。因为右心室工作负荷小；收缩期和舒张期均供血，而左心室仅舒张期供血；右心室壁薄，血液供应容易直接从心腔内得到补充。由于右冠状动脉同时供应右心室、左心室下壁和后壁血液，故右心室梗死多与下壁、后壁心肌梗死并存。心电图表现：右胸导联 $V_3R \sim V_6R$ 任一导联出现 ST 段抬高 >0.1 mV 即有诊断意义，以 V_4R 导联 ST 段抬高更有价值。右胸导联 QRS 波形改变为 $V_3R \sim V_6R$ 多呈 QR 型或 QS 型。此外，需注意有无右心衰竭等临床表现（图4－4－7）。

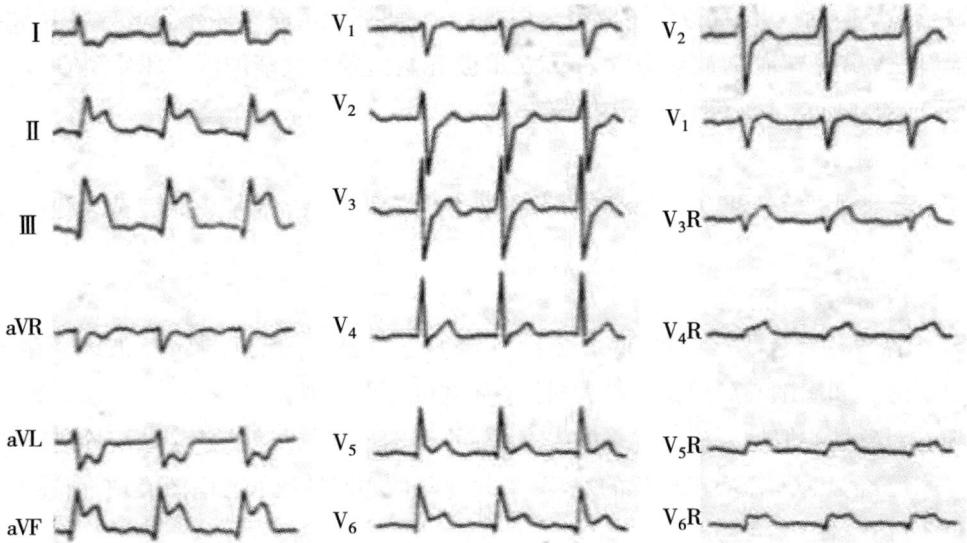

图4－4－7　下壁、后壁及右室心肌梗死心电图

四、定位诊断

1. 根据心肌坏死图形定位

对怀疑心肌梗死的患者，应常规记录 18 导联心电图（12 导联 $+ V_7 - V_9 + V_3R - V_5R$）。根据心肌梗死的特征性图形出现的导联，可以确定心肌梗死发生的部位。常见的梗死部位包括：前间壁：V_1、V_2（V_3）；前壁：V_3、V_4、（V_5）；广泛前壁：$V_1 \sim V_5$；下壁（膈面）：Ⅱ、Ⅲ、aVF；侧壁：Ⅰ、aVL、V_5、（V_6）；前侧壁：V_5、V_6；高侧壁：Ⅰ、aVL；正后壁：V_7、V_8、V_9（V_1、V_2 出现高 R 波）。以上各部位均是针对左心室而言。

确定梗死部位后尚可估计梗死范围的大小，出现的导联越多，表现梗死的范围越广泛。梗死可有各种不同的组合，如广泛前壁和侧壁梗死时，$V_1 \sim V_5$、（V_6）、Ⅰ、aVL 导联出现梗死图形；后下壁梗死时，Ⅱ、Ⅲ、aVF、$V_7 \sim V_9$ 导联出现梗死图形（图4－4－8）。

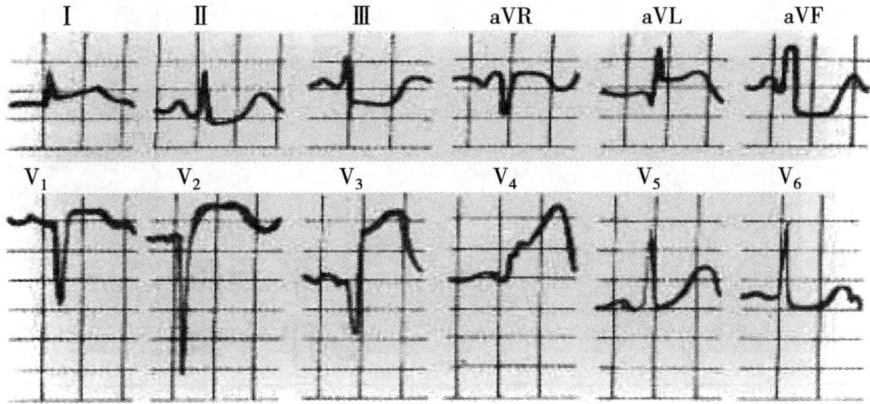

图 4 - 4 - 8　急性前壁心肌梗死的心电图

女,44 岁,突然发作心前区疼痛 2 h 而急诊入院,这是疼痛发作后 4 h 的心电图:QRS_1、aVL 呈 qR 型,$V_1 \sim V_5$ 呈 QS 型,ST_1、aVL、$V_1 \sim V_4$ 呈单向曲线型升高 $0.2 \sim 0.85$ mV,尤以 V_2、V_3、V_4 为显著,ST II、III、aVL、V_6 下降 $0.15 \sim 0.3$ mV

2. ST 段定位梗死区及相关动脉

(1) I 、aVL、$V_1 \sim V_4$(V_6)导联 ST 段抬高, II 、III 、aVF 导联 ST 压低,提示广泛前壁或前壁基底部缺血或梗死,梗死相关动脉闭塞部位为前降支近端。

(2) $V_3 \sim V_6$ 导联 ST 段抬高,不伴 II 、III 、aVF 导联 ST 段压低,提示前壁缺血或梗死,梗死相关动脉闭塞部位为前降支中或远段。

(3) II 、III 、aVF 导联 ST 段抬高,提示下壁缺血或梗死。伴 $V_1 \sim V_3$ 导联 ST 段压低,梗死相关动脉闭塞部位为右冠脉或左回旋支;不伴 $V_1 \sim V_3$ 导联 ST 段压低,梗死相关动脉闭塞部位为右冠脉。

(4) II 、III 、aVF 导联 ST 段抬高时 ST II > ST III ,伴或不伴 I 、aVL 导联 ST 段抬高,提示下壁缺血或梗死,梗死相关动脉闭塞部位为左回旋支。

(5) II 、III 、aVF 导联 ST 段抬高时 ST III > ST II , I 、aVL 导联出现 ST 段压低,提示下壁缺血或梗死,梗死相关动脉闭塞部位为右冠脉。

(6) II 、III 、aVF 导联 ST 段抬高,V_3R、V_4R(V_1)导联 ST 段抬高,提示下壁和右室缺血或梗死,梗死相关动脉闭塞部位为右冠脉近段。

(7)静息心电图 8 个或以上导联 ST 段压低 >0.10 mv,伴 aVR 或(和)V_1 导联 ST 段抬高,而其他方面表现不明显时,提示多支冠脉或左主干狭窄。

(8)$V_2 \sim V_4$ 导联 T 波深倒伴 QT 间期显著延长,提示前降支近段严重狭窄或近期发生颅内出血。

第五章
心律失常

正常情况下,心脏的激动起源于窦房结,经窦房交界处传向结间束与房间束激动心房,引起心房收缩,再沿房室交界、希氏束、左右束支、浦肯野纤维下传激动心室,引起心室收缩。心脏激动的起源、频率、节律,激动传导的顺序、速度,其中任意一项发生异常,都称为心律失常。器质性心脏病患者90%以上有心律失常,在正常人群中心律失常也十分常见。按心律失常的发生原理,可分为激动起源异常和激动传导异常两大类(图4-5-1)。

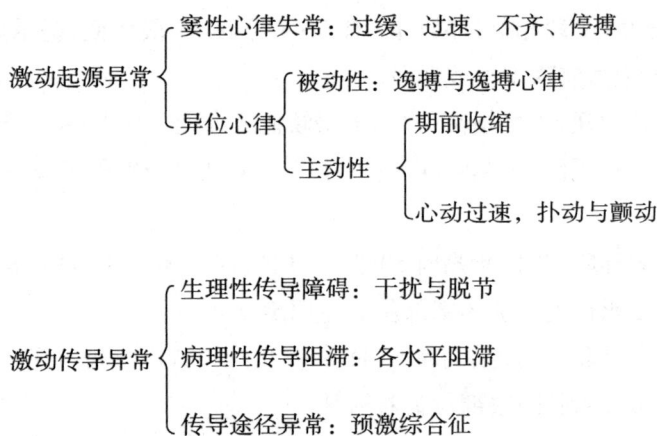

激动起源异常
　窦性心律失常:过缓、过速、不齐、停搏
　异位心律
　　被动性:逸搏与逸搏心律
　　主动性
　　　期前收缩
　　　心动过速,扑动与颤动

激动传导异常
　生理性传导障碍:干扰与脱节
　病理性传导阻滞:各水平阻滞
　传导途径异常:预激综合征

图4-5-1　心律失常分类

第一节　窦性心律失常

由窦房结发出的激动所形成的心脏节律,称为窦性心律。正常窦性心律必须满足:①激动起源于窦房结(心电图上表现为P波在aVR导联倒置,Ⅰ、Ⅱ、aVF、$V_3 \sim V_6$导联直立);②频率为60~100次/min(PP或RR间距为0.6~1.0 s);③节律基本规则(相邻心动周期 PP 或 RR 间期的差异≤0.12 s);④激动从窦房结发出后,经过正常途径,以正常速度传导到心室(PR 间期为 0.12~0.20 s);⑤激动在心室内的传导也是正常的(QRS 波群时间≤0.10 s)。

一、窦性心动过速

成人窦性心律的频率>100 次/min 时,称为窦性心动过速。

(1)心电图表现。①具有窦性心律的心电图特点。②PP 或 RR 间期<0.60 s,心率多在100~160 次/min 之间。窦性心动过速时,PR 间期及 QT 间期相应缩短,有时可伴有继发性ST 段轻度压低和 T 波振幅降低。

(2)原因。①生理性,正常人在运动、精神紧张、饮茶、饮酒时发生。②病理性,常见于发热、甲状腺功能亢进症、贫血、失血、心力衰竭等。③药物性,阿托品、肾上腺素等药物作用(图 4-5-2)。

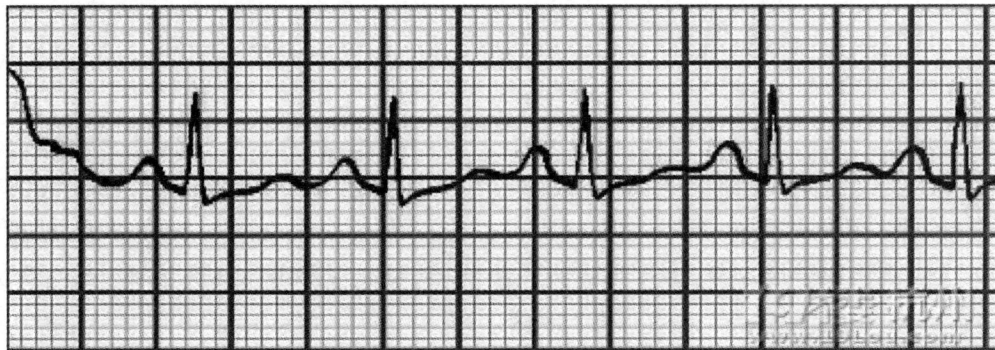

图 4-5-2 窦性心动过速

二、窦性心动过缓

成人窦性心律的频率<60 次/min 时,称为窦性心动过缓。

(1)心电图表现。①具有窦性心律的心电图特点。②PP 或 RR 间期>1s,心率低于60 次/min,通常不低于 40 次/min。

(2)原因。①生理性,正常人安静及睡眠时,老年人及运动员。②病理性,窦房结功能障碍、颅内压增高、阻塞性黄疸、甲状腺功能减退症等。③药物性,β 受体阻滞剂、洋地黄、钙通道拮抗剂、胺碘酮等药物作用(图 4-5-3)。

心率：56 次/min

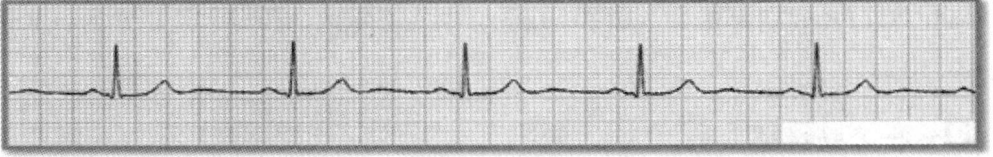

心率：46 次/min

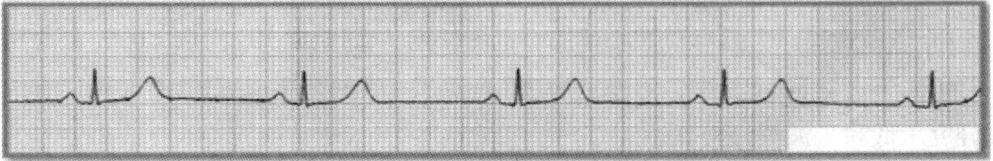

图 4 - 5 - 3　窦性心动过缓

三、窦性心律不齐

窦性心律的起源未变,但节律显著不匀齐,称为窦性心律不齐。窦性心律不齐常与窦性心动过缓同时存在。

(1)心电图表现。①具有窦性心律的心电图特点。②相邻心动周期 PP 或 RR 间期差异≥0.12 s。

(2)原因。常见的窦性心律不齐有 3 种类型:①呼吸性窦性心律不齐,与呼吸周期有关,吸气时心率增快,呼气时减慢,屏住呼吸时心律整齐,常见于青少年及自主神经功能不稳定者。②呼吸性窦性心律不齐,心率快慢与呼吸无关,可见于心脏病患者或服用洋地黄药物有关。③心室时相性窦性心律不齐,见于高度或完全性房室阻滞时,夹有心室搏动的 PP 间距较无心室搏动的 PP 间距为短(图 4 - 5 - 4)。

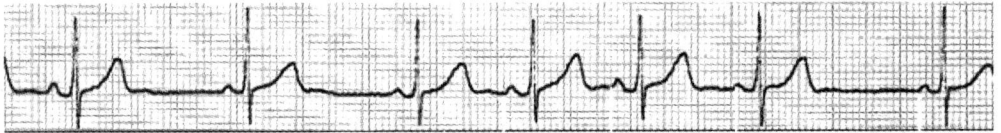

图 4 - 5 - 4　窦性心律不齐

四、病态窦房结综合征

窦房结病变导致其功能减退,产生多种心律失常,并引起头昏、黑蒙、晕厥等临床表现,称为病态窦房结综合征(sick sinus syndrome,SSS)。凡能引起窦房结缺血、纤维化、炎症、退行性变者,均可能是病因,如冠心病、心肌炎、窦房结退行性变、心肌淀粉样变性等。主要表现有:

(1)持续而显著的窦性心动过缓。心率＜50 次/min,且不易用药物纠正。

(2)窦性停搏。指窦房结不能产生激动。长时间的窦性停搏若无逸搏出现,则可致长时间心脏停顿,病人可出现头昏、晕厥,甚至阿-斯综合征发作。心电图表现为在一段较正常PP间期显著延长的时间内无P波,且长PP间期与正常PP间期无整数倍关系。长PP间距中可有逸搏(图4-5-5)。

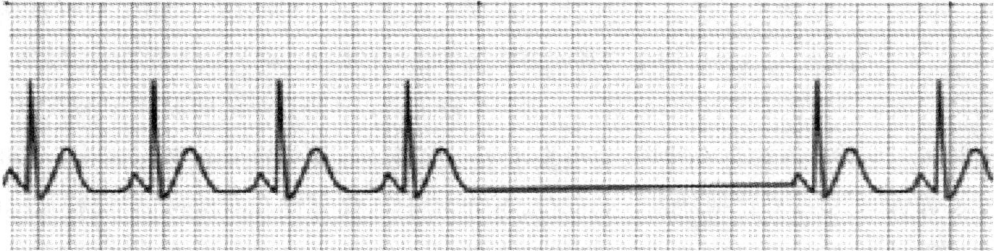

图4-5-5 窦性停搏

(3)窦房阻滞。体表心电图不能显示窦房结电活动,而因无法确立一度窦房阻滞的诊断;三度窦房阻滞与窦性停搏鉴别困难。二度窦房阻滞分为两型:二度Ⅰ型即文氏型阻滞,表现为PP间期进行性缩短,直至出现一次长PP间期,该长PP间期短于基本PP间期的2倍。二度Ⅱ型阻滞时,长PP间期为基本PP间期的整倍数。窦房阻滞后亦可出现逸搏(图4-5-6)。

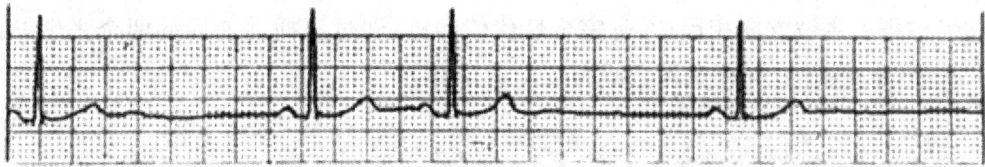

图4-5-6 二度Ⅱ型窦房阻滞

(4)心动过缓-心动过速综合征(BTS)。显著窦性心动过缓与室上性快速心律失常(房速、房扑、房颤等)交替出现(图4-5-7)。

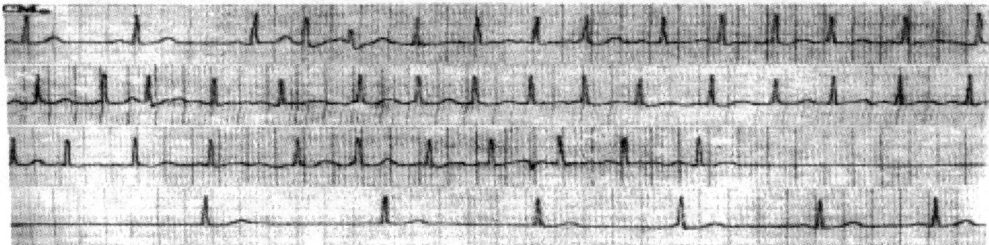

图4-5-7 心动过缓-心动过速综合征

(5)双结病变。若病变同时累及房室交界区,可出现窦房阻滞与房室阻滞并存,或发生窦性停搏时长时间不出现交界性逸搏,称为双结病变。

第二节 过早搏动

过早搏动是指起源于窦房结以外的异位起搏点提前发出的激动所引起的一次(或两次)心脏搏动,又称期前收缩。异位搏动与其前窦性搏动之间的时距,称为联律间期。提前出现的异位搏动代替了一个正常窦性搏动,其后出现一个较正常心动周期长的间歇,称代偿间歇。

过早搏动常发生在窦性心律中,也可发生于心房颤动或其他异位心律的基础上,是临床常见的心律失常,根据异位搏动发生的部位,可分为房性、交界性和室性过早搏动,其中以室性过早搏动最为常见,房性次之,交界性比较少见。

如每个窦性心搏后均跟着一个过早搏动,连续发生 3 次或 3 次以上,称为二联律;每两个窦性心搏后出现一次过早搏动或一个窦性心搏后出现 2 次过早搏动,如此连续发生 3 次或 3 次以上,称为三联律。一个窦性心搏后出现 2 次过早搏动,称为成对过早搏动。

一、室性过早搏动

发生在束支分叉以下的异位起搏点所引起的过早搏动,称为室性过早搏动。心电图表现:①提前出现的、宽大畸形的 QRS 波群,时限常 ≥0.12 s,其前无相关 P 或 P′波;②T 波方向与 QRS 波群的主波方向相反;③有完全性代偿间歇,即过早搏动前后的两个窦性 P 波间距等于正常 PP 间距的 2 倍(图 4 – 5 – 8)。

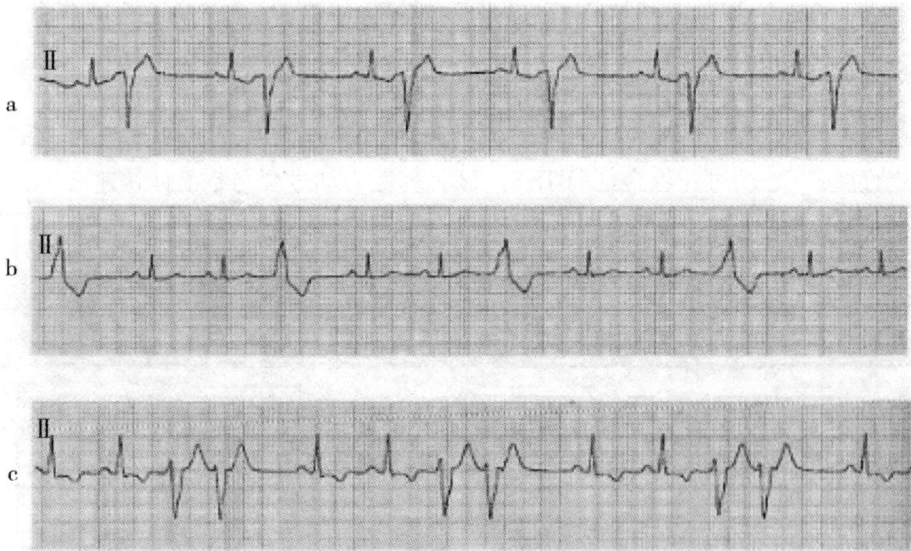

图 4 – 5 – 8 室性过早搏动

a. 室性早搏呈二联律;b. 三联律;c. 成对过早搏动

室性过早搏动在心室内的除极顺序与正常明显不同,且在心室内传导缓慢,故 QRS 波群形态宽大、畸形。QRS 波群前无相关 P 或 P'波,是由于激动起源于心室,故首先出现 QRS-T 波群;室性异位激动很少能逆传至心房,即使能逆传至心房,产生的逆行 P 波也出现在 QRS 波群之后。室性期前收缩的复极往往从先除极的异位节律点处开始,即复极过程也与正常不相同,故 T 波方向与 QRS 波群主波方向相反。

室性异位起搏点距窦房结远,且激动逆向传导困难,因而提早发生的室性异位激动很难逆传到心房并侵入窦房结,故窦房结仍按其固有节律发放激动,从而形成完全性代偿间歇。但有时在心率较慢的情况下,可能在相邻的两个窦性激动之间插入一个室性过早搏动,称为间位性(或插入性)室性过早搏动,此时便不再有代偿间歇(图 4 - 5 - 9)。

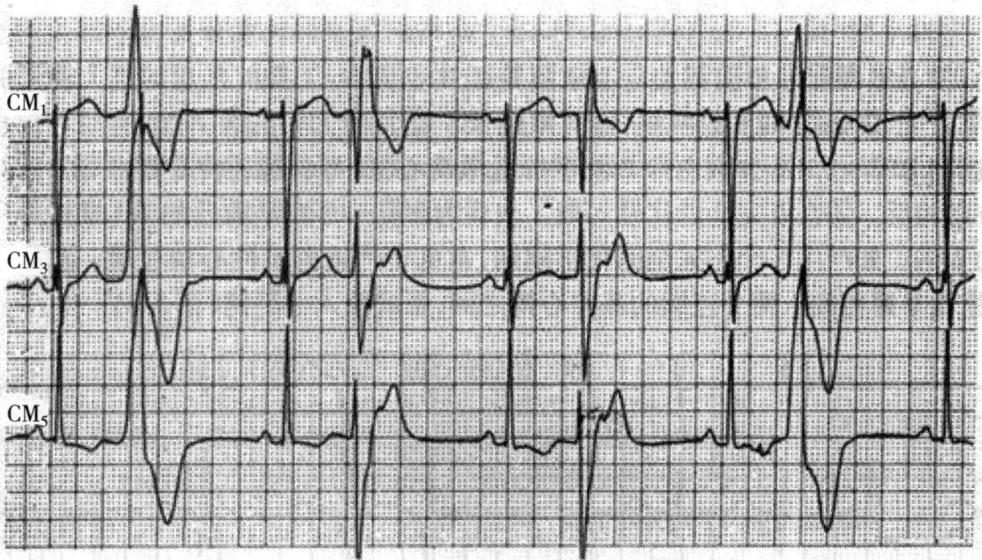

图 4 - 5 - 9　插入性室性过早搏动

在同一导联中,过早波动的形态及联律间期均相同,表示过早搏动来自同一异位起搏点,称为单源性过早搏动。同一导联中,出现两种或两种以上形态不同且联律间期不等的过早搏动,表明激动来自两个或两个以上异位节律点,称为多源性过早搏动。若过早搏动形态虽异,但联律间期相等,则称多形性过早搏动,其临床意义与多源性过早搏动相似。若过早搏动的形态相同而联律间期不等,则应考虑并行收缩性室性期前收缩。如果室性过早搏动恰好落在前一窦性心搏的易损期(T 波顶点及其附近),称为"RonT"型室性过早搏动。"RonT"型室性过早搏动与多源性室性过早搏动,均易引发阵发性室性心动过速或心室颤动,临床应引起注意(图 4 - 5 - 10)。

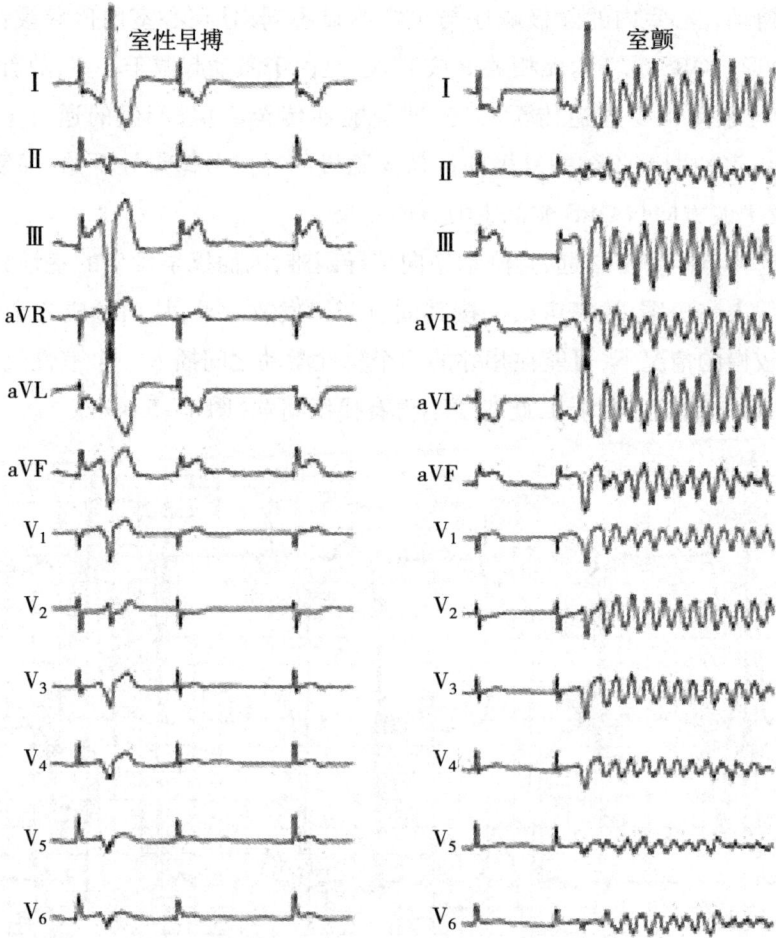

图 4 – 5 – 10　室性早搏与室颤

二、房性过早搏动

起源于除窦房结外的心房任何部位的过早搏动,称为房性过早搏动。心电图表现:①提前出现的异位 P′波,其形态与窦性 P 波不同,P′R 间期≥0.12 s;②房性 P′波后有正常形态的 QRS 波群;③代偿间歇不完全,即过早搏动前后两个窦性 P 波的间距小于正常 PP 间距的 2 倍(图 4 – 5 – 11)。

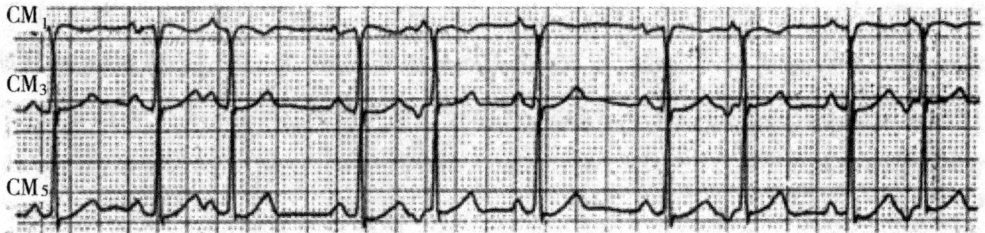

图 4 – 5 – 11　房性过早搏动

P'波形态与窦性P波不同,是因为房性异位激动使得心房除极过程与正常窦性时不一样所致。房性异位激动必须经过传导速度最慢的房室结下传心室,其房室传导途径与窦性激动相同,故 P'R 间期≥0.12 s。由于房性异位激动常易逆传侵入窦房结,使其提前释放激动,引起窦房节律重整,因此房性过早搏动为不完全性代偿间歇。

房性异位激动下传时,如恰逢房室交界区或心室处于绝对不应期,可使房性P'波后没有 QRS 波群,称为未下传的房性期前收缩。如果恰逢房室交界区处于相对不应期,则可使激动在房室交界区的传导延缓,出现 P'R 间期延长。如果恰逢心室处于相对不应期,则可使激动在心室内的传导出现延缓及途径的改变,从而产生 QRS 波群的畸形与增宽,称为房性期前收缩伴心室内差异性传导。

在同一导联中,如果房性期前收缩的 P'波形态不一,联律间期不等,则称为多源性房性期前收缩,往往是心房颤动的先兆(图 4 – 5 – 12)。

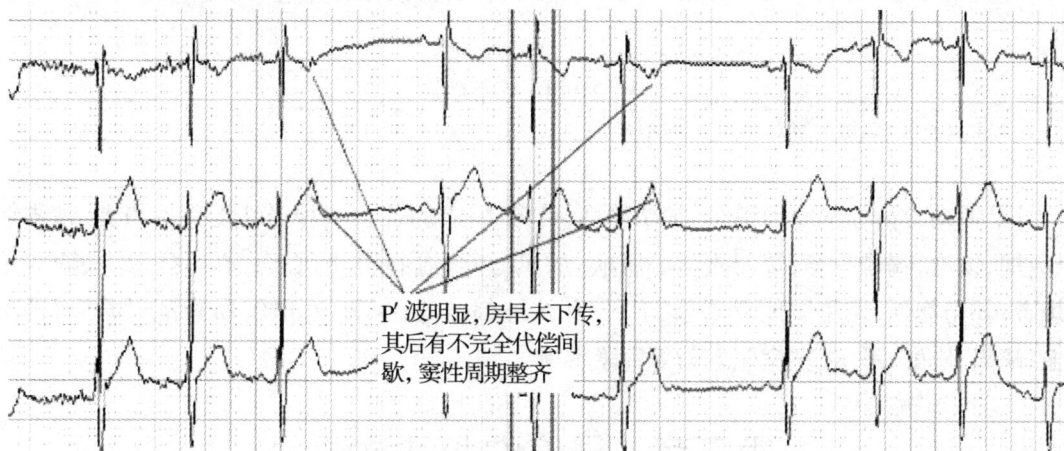

P' 波明显,房早未下传,其后有不完全代偿间歇,窦性周期整齐

图 4 – 5 – 12　房早未下传

三、交界性过早搏动

发生在房室交界区(房室结与希氏束)的过早搏动,称为交界性过早搏动。心电图表现:①提前出现的 QRS 波群与窦性下传者基本相同。②提前出现的 QRS 波群之前或之后可有逆行 P'波,也可见不到逆行 P'波。逆行 P'波与 QRS 波群的关系取决于激动传入心房、心室速度。激动先上传至心房,则逆行 P'波在 QRS 波群之前,P'-R 间期 <0.12 s;激动先下传至心室,则逆行 P'波在 QRS 波群之后,R-P' <0.2 s;激动同时传至心房与心室,心房与心室同时除极,则逆行 P'波可被 QRS 波群掩盖。③大多为完全代偿间歇(图 4 – 5 – 13)。

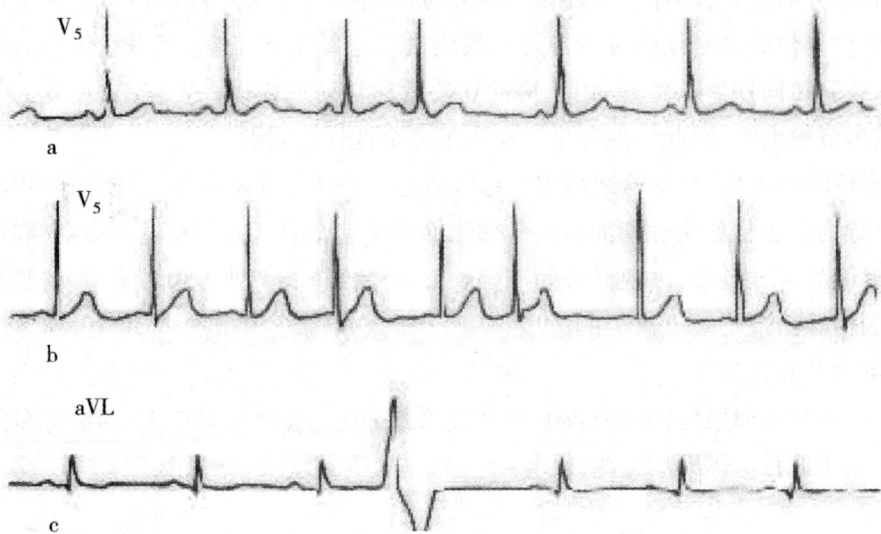

图 4－5－13　过早搏动

a．房性早搏；b．交界性早搏；c．室性早搏

过早搏动常由如下原因引起：①功能性，可见于正常人、自主神经功能失调患者、精神刺激、吸烟、饮酒、喝咖啡等；②器质性心脏病，如风心病、冠心病、肺心病、心肌病、二尖瓣脱垂等患者；③药物性，应用洋地黄、奎尼丁、三环抗抑郁药等；④其他，电解质紊乱，如低血钾及缺血、缺氧、麻醉、手术、左室假腱索等因素影响。

第三节　异位性心动过速

异位性心动过速是指异位节律点兴奋性增高或折返激动引起的快速异位节律（过早搏动连续出现 3 次或 3 次以上），常见以下两种。

一、阵发性室上性心动过速

阵发性室上性心动过速（PSVT）是指希氏束或希氏束以上组织参与所形成的快速规则的心动过速，该类心动过速有突发突止的特点。阵发性室上性心动过速包括阵发性房性心动过速和阵发性交界性心动过速，当心动过速 P′波重叠于前面的 T 波上而无从辨认时，则统称为阵发性室上性心动过速。

临床心脏电生理研究证实，折返激动是阵发性室上性心动过速的主要发生机制。折返是指心脏激动进入环形传导途径，并又回到或指向激动的起始部位的现象。折返激动的形成与持续，一般需要以下基本条件：①心脏至少两个部位的传导性与不应期各不相同，相互连接形成一个闭合的折返环；②折返环的一条通道在一定条件（如适时的过早搏动）下发生单向阻滞；③折返环的一条通道传导减慢，使原先发生阻滞的通道有足够的时间恢复兴奋性;④原先阻滞的通道再次激动,从而完成一次折返。

临床上常见的是房室结双径路引发的房室结内折返性心动过速(AVNRT),发生机制如图4-5-14。这类心动过速患者多无器质性心脏病,由于解剖学定位比较明确,可通过导管射频消融术根治。

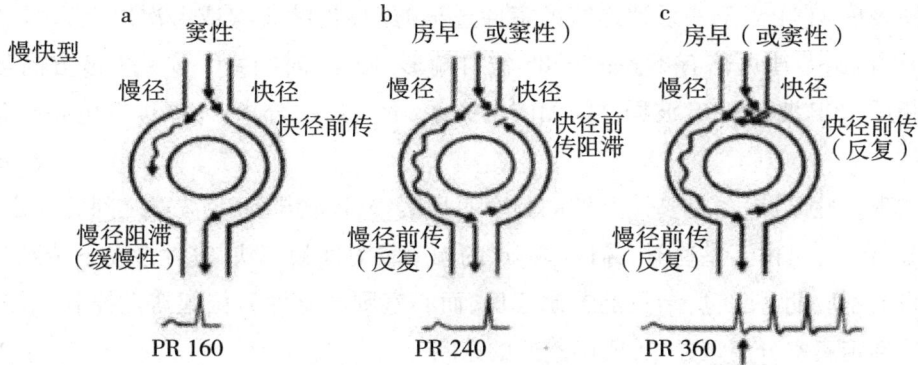

图4-5-14 房室结内折返性心动过速发生机制

a. 窦性心律时冲动沿快路径前传至心室,PR间期正常。冲动同时循慢路径前传,但遭遇不应期未能抵达希氏束;b. 房性期前收缩受阻于快路径,由慢路径缓慢传至心室,PR间期延长。由于传导缓慢,快路径有足够的时间恢复兴奋性,冲动经快路径逆向传导返回心房,完成单次折返,产生一个心房回波;c. 心房回波再循慢路径前传,折返持续,引起房室结内折返性心动过速。

心电图表现:①心率150~250次/min,节律规整;②QRS波群形态与时限均正常,有时可因室内差异传导或原有束支阻滞而使QRS波群畸形、增宽;③P'波为逆行性,常埋于QRS波群内或位于其终末部分,P'波与QRS保持固定关系;④起始突然,通常由一个房性过早搏动诱发,其下传的P'R间期显著延长,随之引起心动过速发作。

同一导联中如异位P'波呈多种形态(至少3种),P'R间期>0.12 s且多变,心房率>100次/min,有时伴有不同程度的房室阻滞,则称为多源性房性心动过速(MAT)。常由多源房性过早搏动发展而来,并为心房颤动的前奏,常见于肺源性心脏病和洋地黄中毒(图4-4-15)。

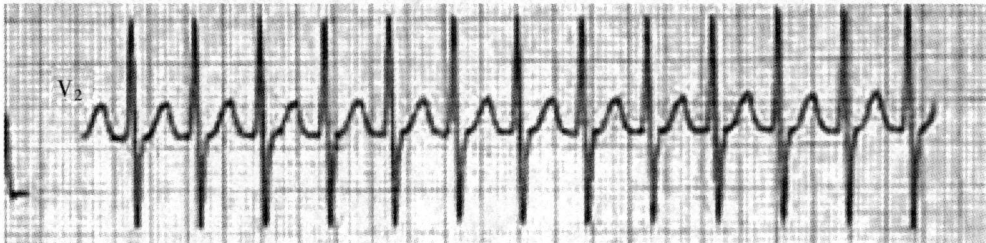

图4-5-15 阵发性室上性心动过速

二、室性心动过速

3 个或 3 个以上室性过早搏动连续出现，频率 > 100 次/min，即为室性心动过速（VT）。室性心动过速的发生机制与心室自律性增高、折返激动、后除极及触发活动有关。

心电图表现：①相当于一系列连续的室性过早搏动（连续 3 次或 3 次以上），频率多在 100 ~ 250 次/min，节律可略有不齐；②QRS 波群畸形、增宽、时间≥0.12 s，T 波方向与 QRS 主波方向相反；③P 波与 QRS 波群之间无固定关系，形成房室分离；④偶可发生心室夺获或室性融合波。

如能发现窦性 P 波，可见窦性 P 波的频率明显缓慢，P 波与 QRS 波群之间无固定关系，此即房室分离。这是由于室速时，异位起搏点的频率较窦性频率快，窦性激动下传到心室时常遇到心室的不应期，使窦房结只能控制心房，而心室则由室性异位起搏点控制，形成房室分离。如能确定房室分离现象，可明确室速的诊断。

心室夺获是指从心房传下来的激动（常为窦性激动），偶可落在心室的反应期引起的正常形态的 QRS 波群，心电图表现为形态正常的 QRS 波群提早出现，其前有相关的 P 波。如果心室夺获时室性异位激动又几乎同时激动心室的另一部分，则产生室性融合波（又称不完全性心室夺获），心电图表现为 QRS 波群提早出现，其前有相关的 P 波，QRS 波群形态介于心室夺获与室性异位 QRS 波群之间。心室夺获或室性融合波，是判断室性心动过速的可靠依据。

室速历时短于 30 s 且自发终止者，称为非持续性室速；室速持续时间超过 30 s，或虽未到 30 s 但已导致严重血流动力学障碍者，称为持续性室速。QRS 波群形态单一者，称为单形性室速；QRS 波群呈多种形态者，称为多形性室速；伴有 QT 间期延长的多形性室速，QRS 波群围绕基线不断扭转其主波方向者，又称为尖端扭转型室速（TDP）。

室性心动过速绝大多数发生于器质性心脏病患者，最常见于冠心病，也可见于其他心脏病、代谢障碍、药物毒性及 QT 间期延长综合征等，偶可见于无心脏病者。室速频率快（160 ~ 200 次/min）、多形性室速、持续性室速、有基础器质性心脏病、QT 间期延长、伴有严重的血流动力学障碍者，预后较差，应立即电复律治疗。室速如诱发室颤，将立即危及患者生命（图 4 - 5 - 16）。

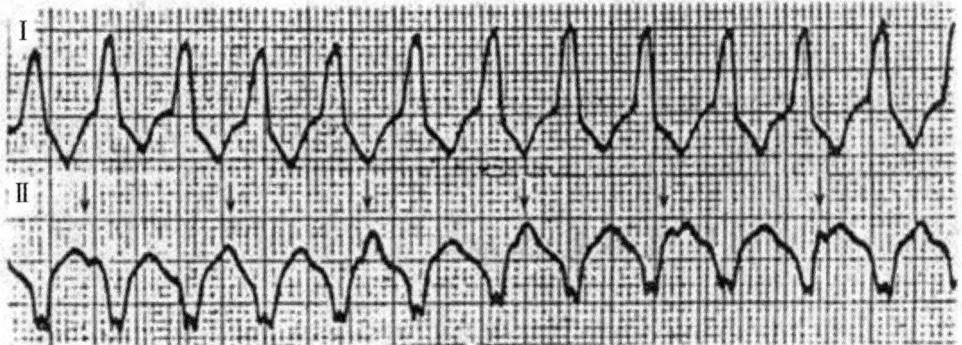

图 4 - 5 - 16　室性心动过速伴房室分离

第四节　扑动与颤动

扑动与颤动发生于心房或心室的较异位性心动过速频率更为快速的主动性异位心律。扑动波快而规则,颤动波更快且不规则。起源于心房者称心房扑动或心房颤动;起源于心室者称心室扑动或心室颤动。扑动与颤动发生的主要电生理基础为心肌兴奋性增高,不应期缩短,同时存在一定的传导障碍,形成环形激动与多发微折返激动。

一、心房扑动

心房扑动简称房扑。典型房扑的发生机制已比较清楚,属于房内大折返环路激动,房扑大多为阵发性,少数可呈持续性。总体而言,心房扑动不如心房颤动稳定,常可转为心房颤动或窦性心律。

心电图特点:①P波消失,代之以间距匀齐、波形一致、连续呈锯齿状的心房扑动波(F波),F波间无等电位线,频率250～350次/min,在Ⅱ、Ⅲ、aVF导联上明显;②心室节律可规则也可不规则,与房室传导的比例是否固定有关,心室率随不同的房室传导比例(常为2:1或4:1)而定;③QRS波群形态和时限正常,也可因室内差异性传导而畸形。

心房扑动绝大多数见于心脏有显著病变者,如风湿性心脏病、冠心病、高血压性心脏病、甲状腺毒症性心脏病等,少见于无器质性心脏病者,也常见于房颤用奎尼丁、胺碘酮或普鲁卡因胺治疗过程中(图4-5-17)。

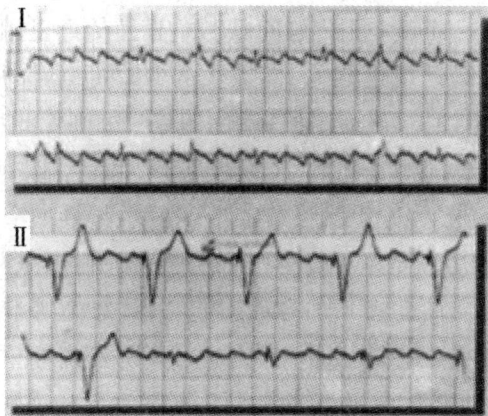

图4-5-17　心房扑动

P波消失,代之大小、间隔相等的F波(或称锯齿波),频率250～350次/min,多数房室比例为2:1。前6个QRS为心室起搏,后4个为4:1传导

二、心房颤动

心房颤动简称房颤,是临床上很常见的心律失常。发生心房颤动的机制比较复杂,多数可能系多个小折返激动所致,近年的研究发现一部分房颤可能是局灶触发机制(起源于肺静脉)。心房颤动可以是阵发性或持续性。

心电图特点:①P波消失,代之以一系列大小不等、间距不均、形态各异的心房颤动波(f波),频率为350~600次/min,通常在V_1导联最清楚,其次为Ⅱ、Ⅲ、aVF导联;②RR间距绝对不匀齐,即心室律完全不规则;③QRS形态正常或因室内差异性传导而增宽畸形(图4-5-18)。

P波变成极快频率为350~600次/min、杂乱无章的"f"波。

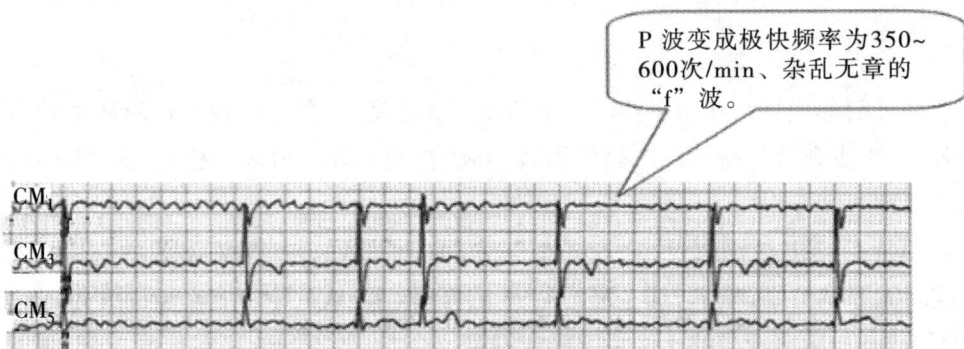

图4-5-18 心房颤动

房颤伴心室内差异性传导,则QRS波群增宽、畸形,此时应与房颤合并室性过早搏动相鉴别。一般说来,室内差异性传导多发生在比较长的RR间距之后,绝大多数呈右束支阻滞图形(即V_1导联呈rSR′型),其后多无代偿间歇。差异性传导是因为室率过快,心室内传导组织尚未脱离相对不应期,激动就已到来,而在长的RR间距后的相对不应期又略有延长,激动极易落在其中而发生室内差异性传导。室性期前收缩则无此特点。

心房颤动绝大多数见于器质性心脏病变,最常见于风湿性心瓣膜病,其中二尖瓣狭窄居首位,其次是高血压性心脏病、冠心病、甲状腺毒症性心脏病、慢性缩窄性心包炎、洋地黄中毒等。少数病例有阵发性或持续性房颤而无器质性心脏病的证据,临床称为孤立性心房颤动。

心房颤动的危害:①心室波动极不匀齐而引起心悸、乏力等症状;②心房失去协调一致的收缩,使左室舒张末期容量及心输出量明显减少,可诱发或加重心力衰竭;③长期的心房颤动还可导致心房内附壁血栓形成,血栓脱落往往造成动脉栓塞尤其是脑栓塞。

三、心室扑动与心室颤动

心室扑动与心室颤动为极严重的致死性心律失常,是发生在心室许多微小折返中的、极快速的折返激动形成的心律。

心室扑动常为一过性,如未能及时恢复正常,便会迅速转为心室颤动。心电图表现:连续、快速而相对规则的大振幅波形,不能将QRS波与ST段及T波区分,形态类似正弦波,频率为 200～250 次/min(图 4 - 5 - 19)。

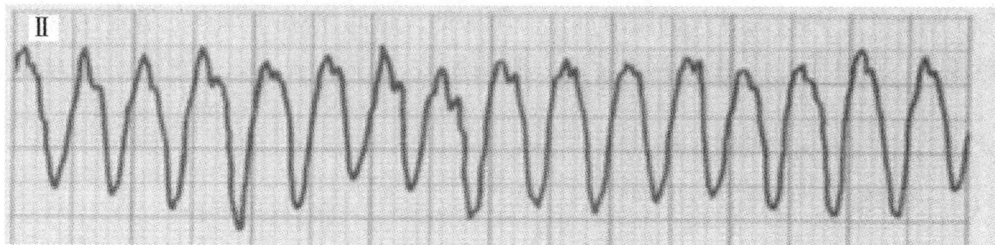

图 4 - 5 - 19　心室扑动

心室颤动心电图表现为:QRS-T 波完全消失,代之以形状不一、大小不等、极不规则的低小波,频率为 250～500 次/min。最初的颤动波常较粗大,以后逐渐变小,如抢救无效最终将变为等电位线,提示心脏电活动停止(图 4 - 5 - 20)。

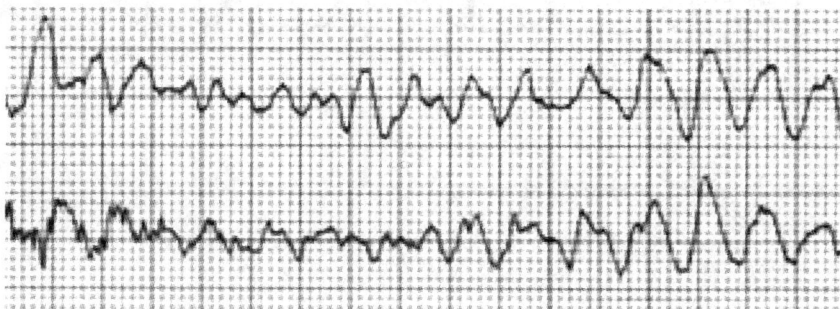

图 4 - 5 - 20　室颤心电图

心室扑动发生时,心室肌可能有快而微弱的收缩,但心脏实际已基本失去泵血功能;心室颤动时则心室肌发生更快而不协调的乱颤,致心脏泵血功能完全丧失,患者迅速出现意识丧失、心音及大动脉搏动消失、血压测不到、全身抽搐、呼吸停止,抢救不及时则迅速死亡。常见于冠心病尤其是急性冠脉综合征,以及其他器质性心脏病,也可见于触电、药物中毒、严重酸碱平衡失调和电解质紊乱等,各种器质性心脏病与其他疾病临终前循环衰竭所发生的心室颤动,称为继发性室颤,一般难以逆转。而突然意外地发生于无循环衰竭基础的原发性室颤,经积极的抢救则可能恢复。

第五节　房室阻滞

心脏任何部位的心肌不应期延长所引起的激动传导延缓或阻断,统称为心脏阻滞。根据发生部位分为窦房阻滞、房内阻滞、房室阻滞和室内阻滞;按阻滞程度可分为一度(传导延迟)、二度(部分激动传导发生中断)和三度(传导完全中断)。传导阻滞的病因可以是传导系统的器质性损害,也可能是迷走神经张力增高或是药物作用引起。

房室阻滞(AVB)是临床上常见的心脏传导阻滞,可发生在不同水平,房室结和希氏束(常统称为房室交界区)是常见的阻滞部位。阻滞部位越低,潜在节律点的稳定性越差,危险性也就越大。房室阻滞多数是由器质性心脏病所致,少数可见于迷走神经张力增高的正常人。

一、一度房室阻滞

由于房室传导组织某个部位的相对不应期延长,引起房室间的传导延缓,但每次心房激动仍能传入心室。

心电图表现:每个窦性 P 波后都有 QRS 波群,PR 间期 >0.20 s;QRS 波群正常或呈束支阻滞图形(图 4 – 5 – 21)。

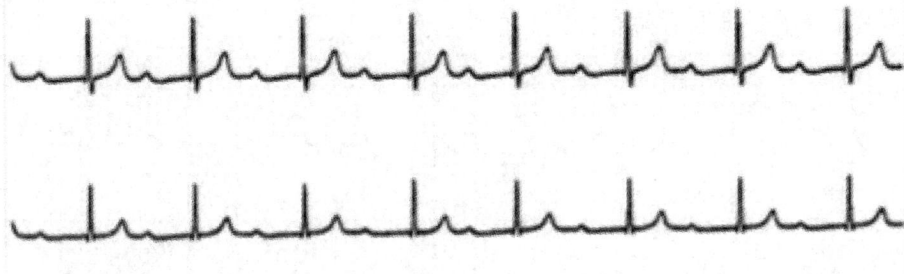

图 4 – 5 – 21　一度房室阻滞

二、二度房室阻滞

房室传导组织病变区域的不应期延长,致使心房激动的一部分落在不应期内而不能传入心室,形成心电图上部分 P 波后面 QRS 波群脱漏现象。通常用心房和心室激动次数的比例来表示房室间的传导情况,例如 3∶2 房室传导,表示 3 次心房激动只有 2 次传入心室,有 1 次未能下传。根据心电图的不同表现,二度房室阻滞通常分为两型:二度 I 型和二度 II 型,二度 I 型较 II 型常见。

(1)二度 I 型。又称莫氏型或文氏型。表现为 PR 间期逐渐延长,直到数个 P 波后脱漏一个 QRS 波群,漏搏后房室阻滞得到一定改善,PR 间期又趋缩短,之后又逐渐延长,如此周而复始地出现,称为文氏现象。

文氏型房室阻滞是由于房室传导组织绝对(有效)不应期与相对不应期均延长(但绝对不应期延长较轻)所引起。激动在绝对不应期内完全不能传布,而在相对不应期内发生递减传导,传导速度减慢。在一个文氏周期中,第一个下传的 P 波引起的不应期延长,使第二个P 波抵达房室传导组织时,后者尚处于相对不应期内,所以 PR 间期延长;第三个 P 波便落在相对不应期的更早阶段,PR 间期更延长;循此下去,直到最后一个 P 波落在前一个激动的绝对不应期内而完全不能下传,发生一次心室脱漏。经过心室漏搏的长间歇后,房室传导组织兴奋性有所恢复,故长间歇后的第一个 P 波又以最短的 PR 间期下传心室。

心电图表现:①PR 间期逐渐延长,直至下传受阻,脱落一次 QRS 波群;②RR 间期逐渐缩短,直至下传受阻;③包括受阻 P 波在内的 RR 间期小于正常窦性 P 波的 2 倍;④QRS 波群正常或呈束支阻滞图形(图 4 - 5 - 22)。

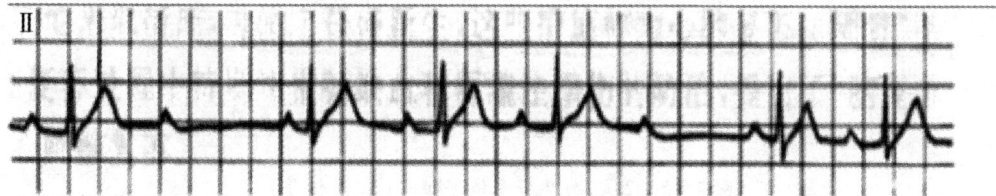

图 4 - 5 - 22　二度 I 型房室阻滞

(2)二度 II 型。又称莫氏 II 型。表现为 PR 间期恒定(正常或延长),部分 P 波后无 QRS 波群。此时,房室交界的绝对不应期显著延长,只有很短的相对不应期,对心房传来的激动只能以"完全能或完全不能"的方式进行传导。

心电图表现:①PR 间期固定(正常或延长);②数个 P 波后有一个 QRS 波群脱落,形成 3:2、4:3 等比率的阻滞;③QRS 波群正常或呈束支阻滞图形(图 4 - 5 - 23)。

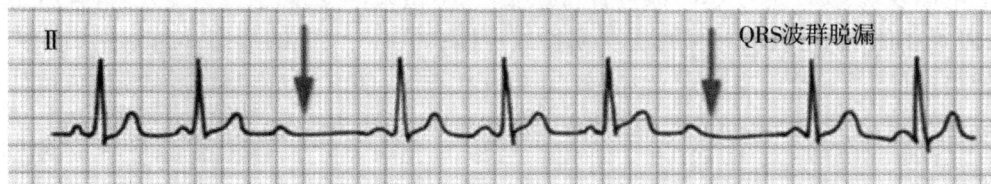

图 4 - 5 - 23　二度 II 型房室阻滞

固定的 2:1 房室阻滞是二度房室阻滞的一个特殊类型,无法根据 PR 间期的变化来区分 I 型或 II 型(图 4 - 5 - 24)。

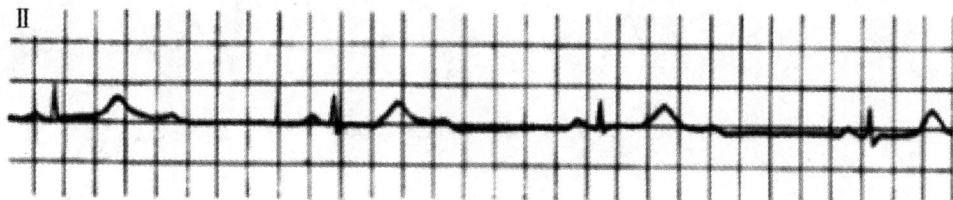

图 4 - 5 - 24　2:1 房室阻滞

二度 II 型房室阻滞中,房室传导比例呈 3:1 或 3:1 以上(连续两个或两个以上 P 波后面无 QRS 波群)者,又称为高度房室阻滞。其房室传导比例以 4:1、6:1、8:1 多见,而 3:1、5:1、7:1 少见(图 4 - 5 - 25)。

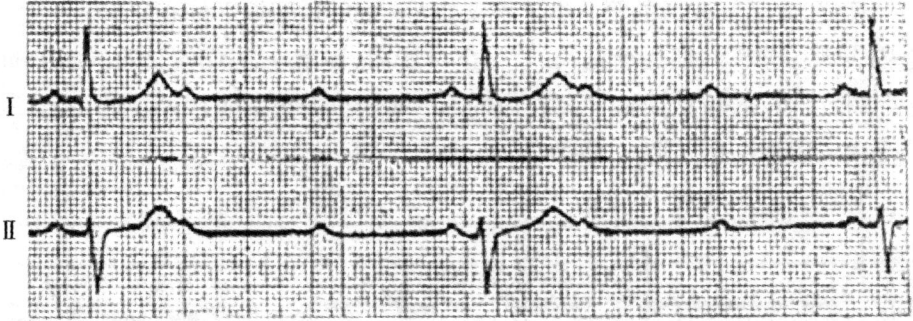

图 4 - 5 - 25　高度房室传导阻滞(3:1 传导)

三、三度房室阻滞

三度房室阻滞又称完全性房室阻滞。当来自房室交界区以上的激动完全不能通过阻滞部位时,在阻滞部位以下的潜在起搏点就会发放激动,出现交界性逸搏心律(QRS 形态正常,频率一般为 40 ~ 60 次/min)或室性逸搏心律(QRS 形态宽大、畸形,频率一般为 20 ~ 40 次/min),以交界性逸搏心律为多见。如出现室性逸搏心律,往往提示发生阻滞的部位较低。

心电图表现:①P 波与 QRS 波群各自独立,互不相关,呈现完全性房室分离;②房率大于室率,PP 间期相等,心房激动波可分为窦性或房性;③QRS 波群的形态和时间主要取决于异位起搏点的部位,如希氏束附近,心室率 40 ~ 60 次/min,QRS 波群正常,心律较稳定;如位于传导系统的远端,心室率 <40 次/min,QRS 波群畸形,心律不稳定(图 4 - 5 - 26)。

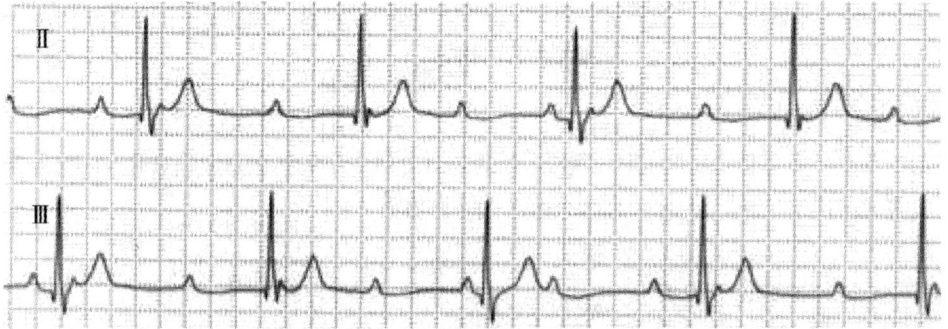

图 4 - 5 - 26　三度房室阻滞

一度和二度 I 型房室阻滞偶见于正常人迷走神经张力过高或无明显心脏病的老年人,较多见于风湿性心脏病、病毒性心肌炎、急性感染、房间隔缺损、缺氧、高血钾及洋地黄、奎尼丁、β 受体阻滞剂等药物作用,多为功能性或病变位于房室结或希氏束近端,较少引起临床症状,预后较好。二度 II 型及以上者则多为器质性损害,常见于冠心病、心肌病,也可以是先天性或原发性传导系统退行性改变,病变多在希氏束远端及其以下,预后较差,临床常有明显症状如头晕、心悸、晕厥,甚至出现阿-斯综合征发作。房室阻滞的发生部位常更具临床重要性,准确判断需要借助希氏束电图。

房室阻滞可以是暂时性的,也可以是永久性的。发生于一些急性或可逆情况(如急性感染、电解质紊乱、药物毒性反应等)的房室阻滞,往往是暂时的,当相应的病因去除后可逐渐恢复正常。而扩张型心肌病、原发性传导系统退行性变以及其他慢性器质性心脏病所导致者,常是不可逆的、永久性的,患者往往症状明显,甚至有猝死的危险,常需要安装人工心脏起搏器。

第六节　室内传导阻滞

室内传导阻滞是指室上性激动下传心室,在心室内的传导出现异常,引起 QRS 波群形态和(或)时限异常,包括右束支、左束支及左束支分支阻滞。一侧束支阻滞时,激动从健侧心室跨越室间隔后再缓慢的激动被阻滞一侧的心室,在时间上可延长。

一、右束支阻滞(RBBB)

因右束支较左束支细长且由单侧冠状动脉分支供血,故容易受损,在临床上发生右束支阻滞较多见。右束支阻滞时,激动沿左束支下传,室间隔中 1/3 处除极与正常一样,仍由左向右进行。接着通过浦肯野纤维正常快速激动左室,最后通过缓慢的心室肌传导激动右室。因此 QRS 波群前半部接近正常,主要表现在后半部的 QRS 时间延迟、形态发生改变。

完全性右束支阻滞的心电图表现:①QRS 波群时间≥0.12 s;②V_1、V_2 导联 QRS 波群呈 rsr′、rsR′或 rSR′型,R′或 r′时限通常比初始 R 波宽,少数患者可在 V_1 和(或)V_2 导联出现宽并有切迹的 R 波;③Ⅰ、V_6 导联 S 波时限 > R 波时限,或 S 波时限 >0.04 s;④V_5、V_6 导联 R 峰时限正常,但 V_1 导联 R 峰时限 >0.05 s;⑤ST-T 继发性改变(图 4－5－27)。

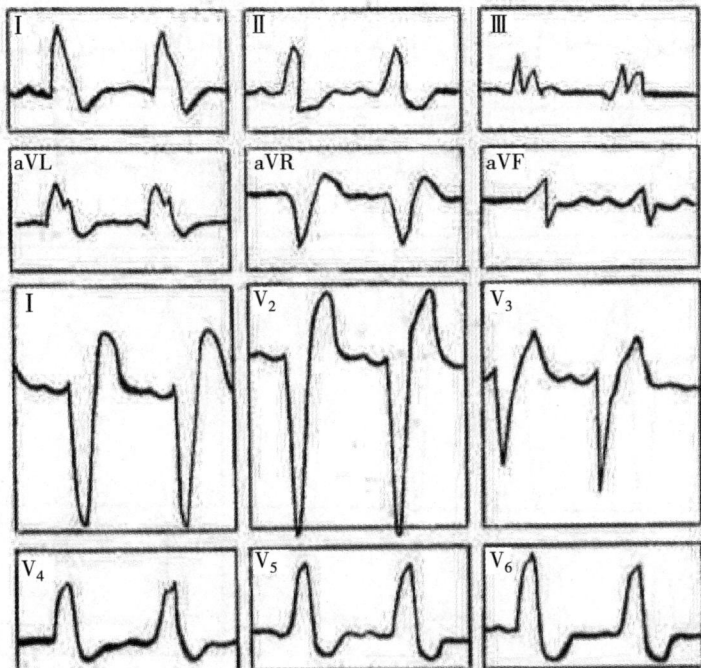

图 4－5－27　右束支传导阻滞

以上标准,诊断时前 3 条应具备,当在 V_1 导联呈显著单个 R 波、又无切迹时,应该满足第 4 条标准。

若有以上相似的图形,但 QRS 波群时间 <0.12 s 者,则为不完全性右束支阻滞。

右束支阻滞可见于正常人,但更常见于器质性心脏病患者。①儿童发生的右束支阻滞,常见于结构性心脏病。②急性冠状动脉综合征并发右束支阻滞,是第一间隔支水平以上部位闭塞的表现,提示心肌损伤或坏死面积大、预后差。③发生右束支阻滞以后,原发性 ST-T 改变部分或完全被掩盖。④右束支与左束支阻滞并存,可导致阻滞型心室停搏。⑤各种手术后突然发生的右束支阻滞,应高度警惕急性肺栓塞。⑥应用抗心律失常药物后发生的右束支阻滞,提示药物毒性反应。⑦法洛四联症根治术后发生的右束支阻滞是常见并发症。

二、左束支阻滞(LBBB)

左束支粗短,有双侧冠状动脉分支供血,不易发生阻滞,如遇发生,大多为器质性病变所致。左束支阻滞时,激动沿右束支下传至右室前乳头肌根部才开始向不同方向扩布,引起心室除极顺序从开始就发生一系列改变。由于左室壁较右室壁厚,因而激动扩布较右束支阻滞时更为迟缓。除极程序与正常不同,复极过程亦发生改变。

完全性左束支阻滞的心电图表现:①QRS 波群时间 >0.12 s;②Ⅰ、aVL、V_5、V_6 导联 R 波增宽、顶峰粗钝或有切迹;③Ⅰ、V_5、V_6 导联无 q 波,无心肌病时 aVL 导联可有窄 q 波;④V_5、V_6 导联 R 峰时限 >0.06 s;⑤V_1、V_2、V_3R 导联呈 rS 波(其 r 波极小,S 波明显加深增宽);⑥ST-T 继发性改变,ST 段与 T 波的方向常与 QRS 主波方向相反(图 4-5-28)。

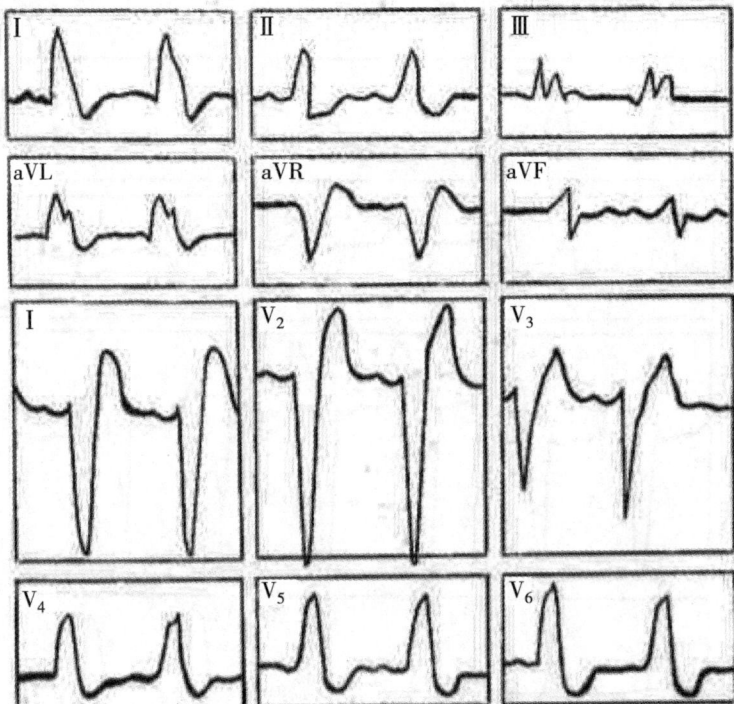

图 4-5-28　完全性左束支阻滞

若出现上述相似图形,但 0.11 s≤QRS 波群时间 <0.12 s,称不完全性左束支阻滞。因心电图表现不易与左室肥大及某些正常变异相区别,故临床很少做此诊断。

左束支阻滞的发生远较右束支阻滞少。常见于冠心病、高血压心脏病、主动脉瓣病变等所致的左心室病变,亦可见于各种心肌炎和心肌病等,仅少数不能从病理上找出原因。暂时性的左束支阻滞,可由急性心肌梗死引起,也可由洋地黄、奎尼丁等药物影响所致。

三、左前分支阻滞

左前分支阻滞时,左室激动只能通过左后分支传导,先激动室间隔后下部及左室后下壁,然后通过浦肯野纤维再激动左室前上壁,使整个心室除极。

心电图表现:①QRS 平均电轴显著左偏,达 −90° ~ −45°;②QRS 波群在 aVL 导联呈 qR 型,aVL 导联 R 峰时限≥0.045 s;③QRS 波群时间 <0.12 s(图 4 − 5 − 29)。

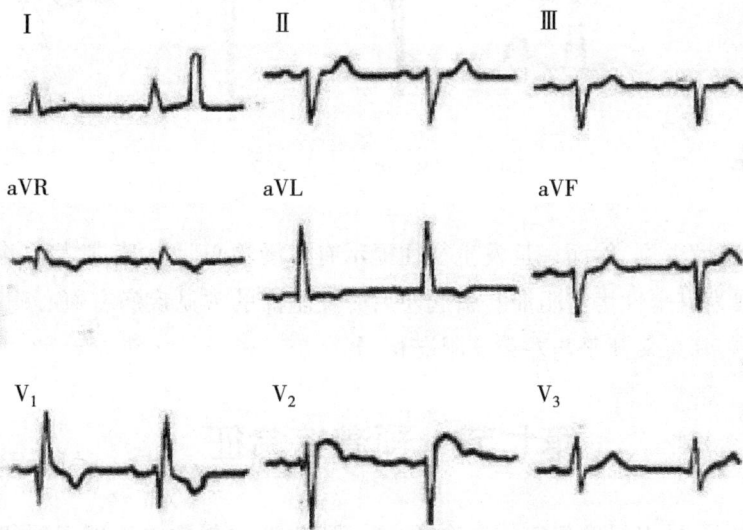

图 4 − 5 − 29 左前分支阻滞

在临床上如遇有 QRS 平均电轴显著左偏而无左室肥大时,应注意到左前分支阻滞这个诊断。左前分支阻滞若无其他部位的阻滞后器质性心脏病,预后大多良好。

四、左后分支阻滞

左后分支阻滞时,左室激动只能沿左前分支传导,首先激动室间隔左前半部及左室前侧壁,然后通过浦肯野纤维绕向左后分支的支配区,再激动左室后下壁,使整个心室除极。

心电图表现:①QRS 平均电轴显著右偏 +90° ~ +180°;②QRS 波群在 Ⅰ 、aVL 导联呈 RS 型。Ⅲ 、aVF 导联呈 qR 型;③QRS 波群时间 <0.12 s;④除肺气肿外,慢性肺源性心脏病、右心室肥大、高侧壁心肌梗死及垂位心脏等可引起电轴右偏的情况(图 4 − 5 − 30)。

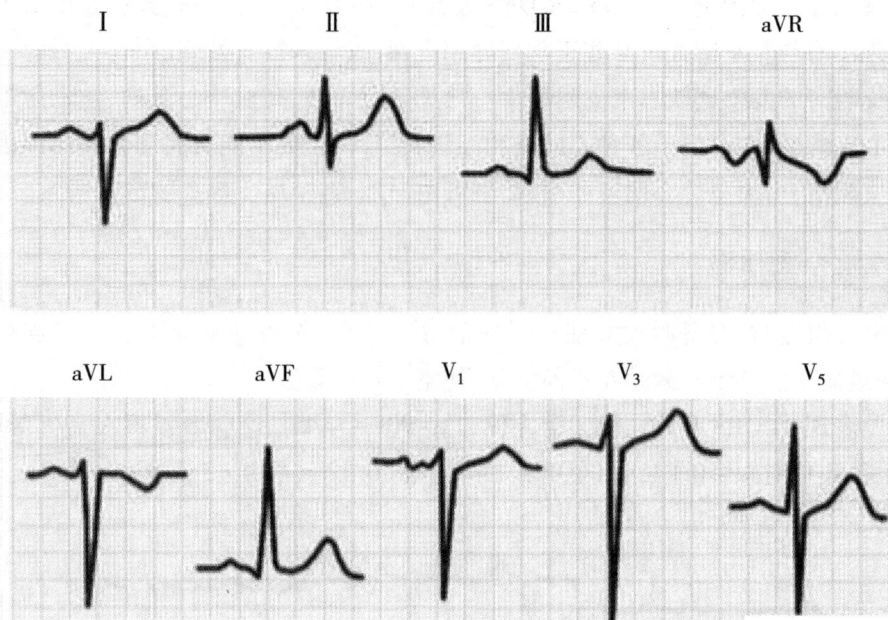

图 4-5-30 左后分支阻滞

左后分支阻滞虽少见,然而一旦发生往往提示有弥漫的心肌损害,常与右束支阻滞同时发生,并容易发展为完全性房室阻滞。引起左后分支阻滞的常见疾病有冠心病,尤其是心肌梗死、高血压病等,其意义几乎与左束支阻滞相同。

第七节 预激综合征

预激综合征是一种以异常房室传导途径为病理基础,以异常电生理表现和(或)并发多种快速性心律失常为特征的临床综合征。在正常的房室结传导途径外,还存在由普通心肌细胞组成的附加的房室传导束(旁道),此旁道具有不应期短、传导速度快的特点。当室上性激动(窦房结激动或心房激动)下传时,一部分激动沿旁道快速下传,引起部分心室肌提前激动并沿心室肌本身传导,表现为一系列的心电图异常。

常见的预激综合征称为经典型预激综合征,又叫作 WPW 综合征。解剖学基础为存在直接连接心房与心室的一束肌纤维(Kent 束),形成特殊的心电图特征。

心电图表现:①PR 间期<0.12 s;②QRS 波群时限>0.12 s;③QRS 波群起始部粗钝,有预激波(δ 波,delta 波),终末部正常;④继发性 ST-T 改变。

根据心电图上预激波和 QRS 波群主波的方向,可将预激综合征分为两型。①A 型:预激波和 QRS 波群主波方向在右、左胸导联均向上,一般为左侧旁路。②B 型:预激波和 QRS 波群主波方向在右胸导联向下、左胸导联向上,大多为右侧旁路(图 4-5-31)。

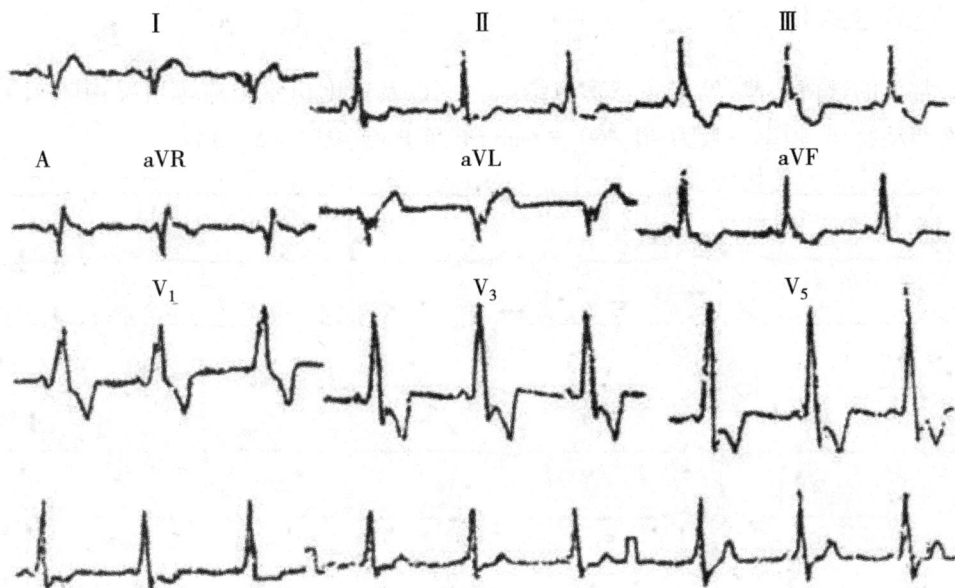

I　　　　　　　　II　　　　　　　　III

A　aVR　　　　　　aVL　　　　　　aVF

V₁　　　　　　　　V₃　　　　　　　　V₅

图4-5-31　A型预激综合征

其他不典型预激综合征可有如下表现：①部分患者的房室旁道没有向前传导功能，仅有逆行传导功能，心电图上 PR 间期正常，QRS 起始部无预激波，但可反复发作房室折返性心动过速（AVRT），此类旁道称之为隐匿性旁道；②LGL 综合征，又称短 PR 综合征，心电图上表现为 PR 间期 <0.12 s，但 QRS 起始部无预激波。

预激综合征多见于健康人，其主要危害是常引发房室折返性心动过速。WPW 综合征如合并心房颤动，心房激动沿旁道下传至心室，还可引起快速的心室率，甚至发生室颤，属于一种严重心律失常类型。近年，采用导管射频消融术已可对预激综合征进行根治。

第八节　逸搏与逸搏心律

当高位节律点发生病变或受到抑制而出现停搏或频率明显减慢时（如病态窦房结综合征），作为一种保护性措施，低位起搏点就会发出一个或一连串的激动，激动心房或心室。仅发生 1～2 个称为逸搏，连续 3 个以上称为逸搏心律。逸搏的 QRS 波群形态特点与各部位相应的过早搏动相似，两者差别是过早搏动提前发生，为主动节律，而逸搏则在长间歇后出现，属被动节律。临床上以房室交界性逸搏最为多见，室性逸搏次之，房性较少见。

一、房性逸搏心律

房性逸搏心律又称心房异位节律，频率为 50～60 次/min，略低于窦房结，P′R 间期 >0.12 s。

二、交界性逸搏心律

是最常见的逸搏心律,见于病态窦房结综合征以及三度房室阻滞等情况,其 QRS 波群呈交界性搏动特征,频率一般为 40～60 次/min,慢而规则(图 4 - 5 - 32)。

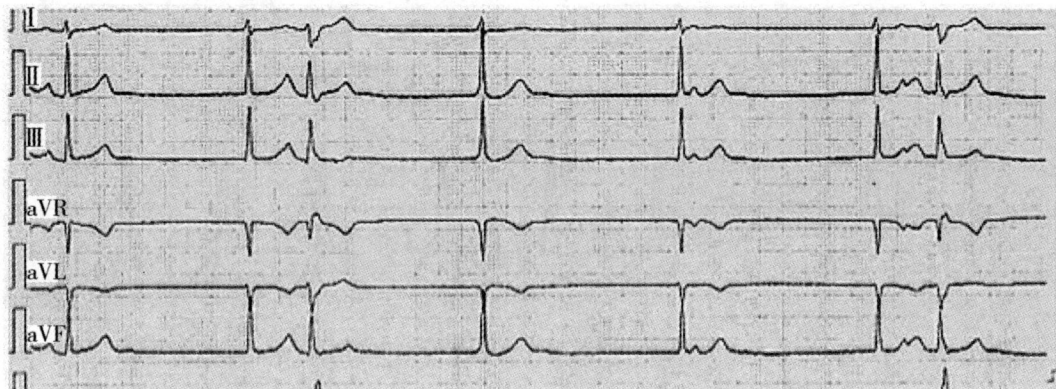

图 4 - 5 - 32　交界性逸搏心律

三、室性逸搏心律

其 QRS 波群形态呈宽大畸形,频率一般为 20～40 次/min,慢而规则,也可以不十分规则(图 4 - 5 - 33)。

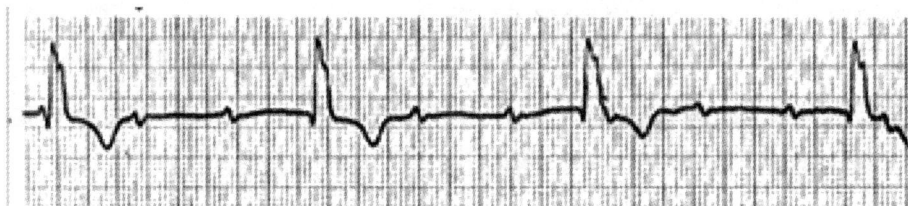

图 4 - 5 - 33　室性逸搏心律

第六章
电解质紊乱及药物所致心电图改变

第一节　电解质紊乱

电解质紊乱是指血清电解质浓度的变化超出正常范围。这种变化会影响心肌除极与复极及电激动的传导。心电图改变与血清电解质水平并不完全一致,如同时存在多种电解质紊乱时,相互之间的影响可能加重或抵消心电图改变。因此,心电图改变必须结合临床表现和实验室检查进行判断,钾离子、钙离子异常在临床常见,且心电图变化也较明显。

一、低血钾

正常血钾浓度为 3.5～5.5 mmol/L。血钾浓度 <3.5 mmol/L 时,称为低血钾。血钾浓度过低使细胞膜对钾离子的通透性降低,主要影响心室复极,由此引起 ST-T、U 波、QT 间期的改变。另外,还可使心肌自律性、兴奋性增高,传导延缓,从而引起窦性心动过速、期前收缩、异位心动过速、室内传导阻滞和房室传导阻滞等。

心电图表现:①ST 段压低,T 波低平或倒置;②U 波增高,以 V_2、V_3 导联最显著,可 >0.1 mV,有时 U>T,或重叠于 T 波顶峰以后,像 T 波有切迹呈骆驼背状(双峰),或 T、U 融合;③T 与 U 波重叠难分时,则 QT 间期实为 QU 间期而显得延长;④严重低血钾可出现各种心律失常,常见频发、多源室性期前收缩,严重时可发生尖端扭转型室速(图 4-6-1)。

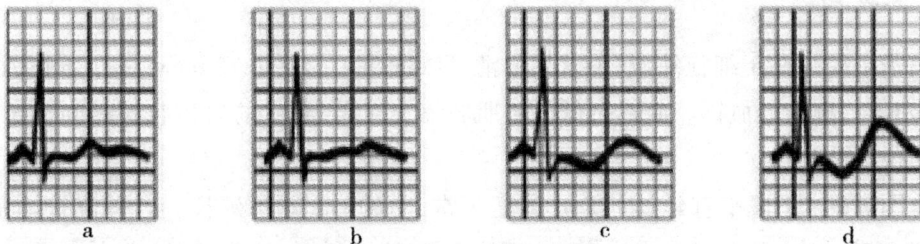

图 4-6-1　低血钾时的 ECG 演变

a. T 波低平;b. U 波增高;c. ST 段下移;d. T、U 融合

二、高血钾

血钾浓度 > 5.5 mmol/L 时，称为高血钾。高血钾时，心肌除极缓慢，心肌自律性降低，兴奋性先升高后降低，激动传导延缓，复极过程缩短。

伴随血钾升高，心电图表现：血钾 > 5.5 mol/L 时，即可出现 QT 间期缩短，T 波高尖，其升支与降支对称，基底部变窄，即所谓"帐篷状"T 波。当血钾浓度 > 6.5 mmol/L 时，可出现 QRS 波群增宽，PR 及 QT 间期延长，R 波降低，S 波加深，ST 段压低。当血钾浓度 > 7.0 mmol/L 时，QRS 波群进一步增宽，PR 及 QT 间期进一步延长，P 波增宽，振幅减小。当血钾浓度 > 8.5 mmol/L 时，P 波消失，可出现"窦室传导"，产生机制是心房肌纤维受抑制不能接受窦房结发出的激动，但激动可直接经 3 个结间束通过房室结传入心室。当血钾浓度 > 10 mmol/L 时，即可出现缓慢、规则、越来越宽大的 QRS 波，甚至与 T 波融合成正弦波状。高血钾可引起室性心动过速、室性逸搏心律、心室扑动或颤动，甚至心脏停搏（图 4 - 6 - 2）。

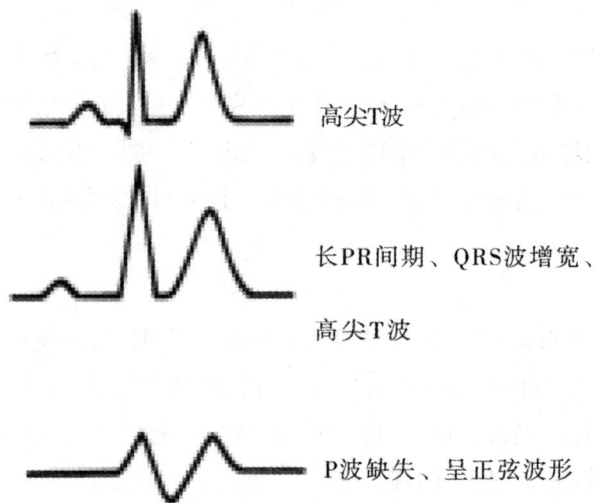

高尖T波

长PR间期、QRS波增宽、

高尖T波

P波缺失、呈正弦波形

图 4 - 6 - 2　高血钾时的心电图演变

三、低血钙

钙离子主要存在于细胞外液，正常人血清钙浓度为 2.25 ~ 2.75 mmol/L。当血钙浓度 < 2.25 mol/L 时，称为低血钙。血钙过低使心肌收缩力减弱，心室的机械收缩时间延长。心室肌动作电位 2 相延长。

心电图表现：ST 段平直延长。T 波宽度正常，总的 QT 间期延长。合并高钾血症时 ST 段延长，T 波高尖；合并低钾血症时 ST 段延长压低，T 波低平，增宽，U 波突出。伴有心肌病变的情况下 T 波低平或倒置。

四、高血钙

当血钙浓度 >2.75 mol/L 时,称为高血钙。高血钙使心室肌的动作电位 2 相缩短,心肌收缩力加强,加速心肌的复极过程。

心电图表现:ST 段缩短或消失,QT 间期缩短,严重者可出现窦性停搏、窦房阻滞、室性期前收缩或室性心动过速。高血钙对心电图 ST-T 的影响几乎与洋地黄类似,因此使用洋地黄时须避免同时使用钙剂(图 4 - 6 - 3)。

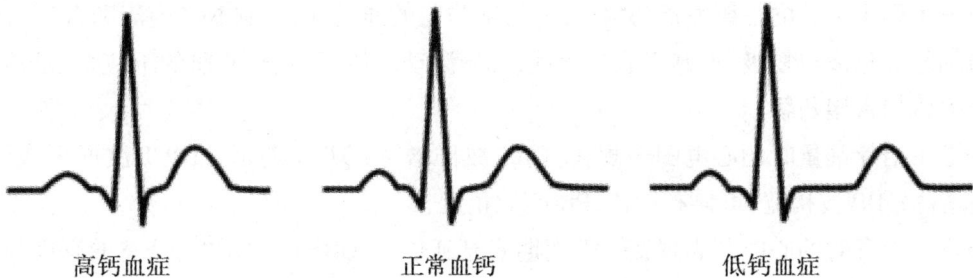

| 高钙血症 | 正常血钙 | 低钙血症 |

图 4 - 6 - 3 血钙浓度对心电图 ST-T 的影响

第二节 药物影响

一、洋地黄

洋地黄对心电图的影响可分为治疗剂量时所致的洋地黄效应和中毒时所致的心律失常表现两类。

(1)洋地黄效应。治疗剂量的洋地黄可加速心内膜心肌的复极,使心室复极程序由心内膜向心外膜,与正常复极过程相反。其特征心电图表现为:①ST-T 变化,ST 段在以 R 波为主的导联下斜型压低,T 波低平、双向或倒置,双向 T 波先负后正,斜行下垂的 ST 段与 T 波倒置部分融合成为倒置而形状不对称的特征图形,前支与后支几乎成直角而呈鱼钩状改变;②QT间期缩短(图 4 - 6 - 4)。

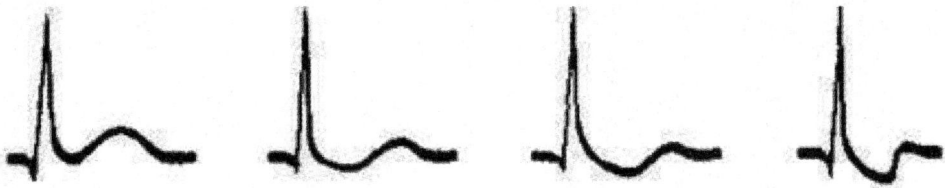

图 4 - 6 - 4   洋地黄引起 ST-T 变化,逐渐形成的 ST-T 改变(鱼钩型)

(2)洋地黄中毒。患者可有恶心、头晕等胃肠道和神经系统症状,主要在各种心律失常时表现。常见的心律失常有:频发性(二、三联律)及多源性室性前收缩。严重者可发生各种心动过速,以阵发性室性心动过速最常见,甚至室颤。阵发性房速伴不同比例的房室传导阻滞、阵发性交界性心动过速伴房室脱节,也是较常见的洋地黄中毒表现。还可以表现窦性心动过缓、窦性停搏及窦房阻滞、心房扑动、心房颤动及各种程度的房室阻滞,其中高度或完全房室阻滞是洋地黄严重中毒的表现。

二、奎宁丁

奎尼丁属ⅠA类抗心律失常药物,可降低细胞膜的通透性,抑制Na^+内流和K^+外流,延缓心肌细胞的除极与复极,抑制心肌自律性,减慢激动的传导,延长心肌的不应期,是治疗多种心律失常的常用药物。

奎尼丁治疗剂量时的心电图表现:①QRS波群增宽,QT间期延长;②T波低平或倒置;③U波增高;④P波稍宽,可伴有切迹,PR间期稍延长。

奎尼丁中毒时的心电图表现:①QT间期明显延长;②QRS时限增宽,增宽的程度与剂量成正比,QRS时限增宽25%时接近中毒,超过50%时肯定中毒;③各种程度的房室阻滞、窦性心动过缓、窦性停搏或窦房阻滞;④各种心律失常,严重者出现尖端扭转型室速,甚至室颤,导致晕厥或猝死。

三、其他药物

临床上常用的Ⅲ类抗心律失常药物如胺碘酮及索它洛尔,由于阻断钾通道与延长复极,心电图上可表现窦性心动过缓、QT间期延长。

四、抗心律失常药物的致心律失常作用

致心律失常作用是抗心律失常药物引起新的心律失常或原有心律失常的恶化。致心律失常作用与药物的正常药理作用密切相关,但不一定呈剂量依赖性。可能机制是药物引起复极延长、早期后除极致尖端扭转型室速,减慢心室内传导及易于折返等。可见于用药的早期,亦可见于长期用药的过程中。抗心律失常药物在抗心律失常的同时,也增加了致心律失常的机会,因此使用抗心律失常药物的过程中,必须定期检查心电图。

第七章
心电图的分析方法及应用价值

第一节　心电图分析方法与步骤

将各导联按Ⅰ、Ⅱ、Ⅲ、aVR、aVL、aVF及$V_1 \sim V_6$的顺序排列,标明受检者姓名、年龄、检查时间,检查各导联心电图标记有无错误,纸速、电压是否准确,有无个别导联电压减半或加倍,有无伪差,有无导线松脱或断线、导联连接错。常见的伪差有交流电干扰、肌肉震颤、基线不稳。如左右手互换,可使Ⅰ导联P-QRS-T波均呈倒置。

找出P波,根据P波有无、形态、顺序及与QRS波群的时间关系,确定基本心律是窦性心律还是异位心律。通常P波在Ⅱ、V_1导联最清楚。

测定PP或RR间距,计算心房率或心室率。在每一个P波后面均有QRS波群者,心房率等于心室率,只要计算心室率即可,而有明显心律不齐、心房率与心室率不相等者,则应分别计算心房率和心室率。

顺序观察各导联的P波、QRS波群、T波及U波,注意它们的形态、方向、电压和时间,判断ST段有无移位。

观察Ⅰ、Ⅲ导联,测量QRS平均电轴。

测量PR间期和QT间期。测量PR间期应注意,在快速心率或PR间期延长的病例中,P波常受前面一个心动周期的T波干扰,应仔细核对。没有PR间期的(如心房颤动或房室分离),PR间期一栏可以不填写。PR间期有规律性改变的(如文氏现象),可以将最短的与最长的注出。测量QT间期应注意勿将异常明显的U波误计在T波内,有时各个导联T波平坦或者很低小,不易看清其终点,应加以说明。

计算PP间距和RR间距,必要时测定V_1、V_5导联R峰时间,找出房律与室律的关系,注意有无提前、延后或不整齐的P波和QRS波群,以判定异位心律和心脏传导阻滞的部位。

综合心电图所见,结合被检查者的年龄、性别、病史、体征、临床诊断、用药情况以及过去心电图检查资料等,判断心电图是否正常,做出心电图诊断。根据临床和心电图诊断的需要,可延长、重复描记,或加做某些导联,如怀疑有右室肥大时加做 V_3R,对于心前区疼痛时 ST-T 异常者应重复描记。

熟悉梯形图的使用。梯形图以图解的方式描绘激动的发生及传导过程,是分析复杂心律失常的常用方法。在心电图下方画数条横线分别代表窦房结(S)、窦房交界(S-A)、心房(A)、房室交界区(A-V)和心室(V),另配以适当符号来分别表示激动的起源、激动的传导等。

第二节　心电图检查申请单、报告单书写要求

一、申请单

申请单由临床医师填写,轻者到心电图室检查,危重者可床边检查,并在申请单左上角注明"床旁"或"急"。申请内容包括姓名、性别、年龄、门诊号或住院号、病区及床号、原心电图号、简要病史、诊断、用药史(如洋地黄、奎尼丁等),申请医师及申请日期。各项内容均须正确填写,如有特殊要求,可另行注明。

二、报告单

一般心电图报告应包括以下几项内容:①基本心律及类别;②有无心电轴左偏或右偏及偏移的度数;③逆钟向转位时可标明;④心电图特征性改变;⑤心电图是否正常;⑥以往有记录者应作比较,结合临床提供心电图结论,必要时建议复查及复查时间。心电图报告应及时发出。报告一般两份,一份入病历,一份留心电图室存档。

心电图一般可归纳为四类。①正常心电图。②大致正常心电图。如仅在个别导联上出现 QRS 波群切迹,ST 段轻微压低或 T 波稍低平等改变。③可疑心电图。指在若干导联上出现轻度异常改变,或有一项特殊改变而不能肯定异常者,应说明可疑之处,如疑有左室肥大等。④不正常心电图。指心电图肯定异常者,应写出具体心电图诊断,如左室肥大、急性前壁心肌梗死、完全性右束支传导阻滞等。

三、心电图存档

心电图室应建立登记本,对诊断有价值的心电图,按检查次序每人编一号,多次检查者,在检查号后依次编联号以便汇集归档。建立姓名、病名及心电图分类卡片,以利资料整理、检索及查阅。如向心电图室借阅有关资料、应办理借阅手续,妥善保管,及时归还。

第三节　心电图的临床应用

一、心电图的主要应用范围和价值

心电图是检查心律失常最常用的方法,不但可确诊体格检查中所发现的疾病,且可确诊体格检查无法发现的疾病。

诊断心肌梗死及急性冠状动脉供血不足,并能估计梗死部位、范围及相关动脉,观察其演变过程、分期及预后,心肌缺血的有无、部位及持续时间。

判定有无心房异常、心室肥大,从而协助某些心脏病的诊断,如瓣膜心脏病、肺源性心脏病、高血压心脏病及先天性心脏病等。

协助诊断心肌损伤、心肌炎及心肌病。

协助诊断心包疾病,包括急性及慢性心包炎。

协助诊断电解质紊乱,如血钾、血钙及血镁浓度的过高或过低。

观察某些药物对心脏的影响,包括治疗心血管疾病的药物(如洋地黄)、抗心律失常药物,以及对心肌有损害的药物如抗肿瘤药物等。

心电图已广泛应用于心脏外科手术、心导管检查、人工心脏起搏、电复律、心脏复苏及其他危重病症的监护,以便及时发现心率及心律的变化、心肌缺血情况,从而做出相应处理。

心电图作为一种电信息的时间标记,又是做其他一些检查所不可缺少的,如描记超声心动图、心音图、阻抗血流图等。进行心功能测定和心脏电生理研究时,常需与心电图同步描记,以利于确定时相。

二、心电图诊断的局限性

某些心电图改变并无特异性。同样的心电图改变可见于多种心脏病,只能提供诊断参考,如左心室肥大可见于高血压心脏病、主动脉瓣疾病、二尖瓣关闭不全,也可见于冠心病。

某些心血管疾病,心电图可以正常。如瓣膜病及原发性高血压的早期,可能病变未能达到一定程度;当双侧心室肥大时,因电力互相抵消心电图也可正常。故心电图正常并不能完全排除心脏病变的存在。

心电图异常也不能肯定有心脏病。因为影响心电图改变的原因很多,如电解质紊乱、药物作用等,都可引起心电图异常;有些异常心电图亦可见于健康人,如偶发早搏。

心电图对心脏病的病因不能做出诊断。例如,心电图上有明确的左心室肥大,临床医师只是多获得一项资料来发现此种病理变化或了解其程度,但左心室肥大的原因,却不能从心电图上直接得到解答。

心电图不能反映心脏的贮备功能。心电图可反映心肌的兴奋性、传导性和自律性,而与心肌机械收缩性无关。有时临床上病人已有严重心力衰竭,而心电图检查结果正常或与心力衰竭前相比并无改变;而有时心电图有显著异常,临床上却并无心脏功能减退迹象。

总之,心电图在疾病的诊断上有一定价值,但也有局限性,在出心电图诊断报告时,必须结合其他临床资料,方能做出比较正确的判断。

(组稿:邓婷　校对:黎海文　审核:许滔)